Zietzschmann

Konflikte
am Arbeitsplatz Pflege

Helga Zietzschmann

Konflikte am Arbeitsplatz Pflege

Leitfaden aus der Praxis für die Praxis

Mit 27 Abbildungen und 3 Tabellen

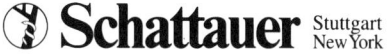 Schattauer Stuttgart New York

Dr. Helga Zietzschmann
Herzogsfreudenweg 18
53125 Bonn

Die Deutsche Bibliothek – CIP-Einheitsaufnahme
Ein Titeldatensatz für diese Publikation ist bei Der Deutschen Bibliothek erhältlich

Besonderer Hinweis:
Die Medizin unterliegt einem fortwährenden Entwicklungsprozeß, sodaß alle Angaben, insbesondere zu diagnostischen und therapeutischen Verfahren, immer nur dem Wissensstand zum Zeitpunkt der Drucklegung des Buches entsprechen können. Hinsichtlich der angegebenen Empfehlungen zur Therapie und der Auswahl sowie Dosierung von Medikamenten wurde die größtmögliche Sorgfalt beachtet. Gleichwohl werden die Benutzer aufgefordert, die Beipackzettel und Fachinformationen der Hersteller zur Kontrolle heranzuziehen und im Zweifelsfall einen Spezialisten zu konsultieren. Fragliche Unstimmigkeiten sollten bitte im allgemeinen Interesse dem Verlag mitgeteilt werden. Der Benutzer selbst bleibt verantwortlich für jede diagnostische oder therapeutische Applikation, Medikation und Dosierung.
In diesem Buch sind eingetragene Warenzeichen (geschützte Warennamen) nicht besonders kenntlich gemacht. Es kann also aus dem Fehlen eines entsprechenden Hinweises nicht geschlossen werden, daß es sich um einen freien Warennamen handelt.

© 2000 by F. K. Schattauer Verlagsgesellschaft mbH, Lenzhalde 3, D-70192 Stuttgart, Germany
Internet http://www.schattauer.de
Printed in Germany

Lektorat: Dr. Gisela Jöhnssen
Layout und Herstellung: Heidrun Rieble
Umschlagabbildung: Gerd Zimmermann, Bonn
Umschlaggestaltung: Bernd Burkart
Satz: Schreibbüro Ilchmann, Wolfschlugen
Druck und Einband: Konrad Triltsch Print und Digitale Medien GmbH, Würzburg
Gedruckt auf chlor- und säurefrei gebleichtem Papier.

ISBN 3-7945-1988-4

Vorwort

Dieses Buch ist Ergebnis einer zehnjährigen Tätigkeit im Spannungsfeld zwischen Theorie und Praxis. Sie fand in vielen berufsbegleitenden Fortbildungen und Fachseminaren statt. Ob als Thema zur Ursachenbekämpfung oder als Ausgangspunkt für dringend erforderliche Maßnahmen, Konflikte am Arbeitsplatz standen immer im Mittelpunkt der Überlegungen. Dieser unnötigen Verschwendung von Lebens- und Arbeitsenergie Einhalt zu gebieten und den Konfliktauslösern am Arbeitsplatz auf die Spur zu kommen, war Ziel der gemeinsamen Arbeit in den verschiedenen Seminaren. Meinen Seminarteilnehmerinnen und -teilnehmern verdanke ich viele wertvolle Anregungen und nicht zuletzt die anschaulichen Beispiele, anhand derer in diesem Buch versucht wird, die Theorie paßgerecht und praxistauglich zu transformieren.

Die Möglichkeit zu diesem kreativen Gedanken- und Informationsaustausch mit den Praktikern vor Ort bot mir das Erwin-Stauss-Institut in Bremen. Daher gilt mein Dank in erster Linie dem Erwin-Stauss-Institut und seinem Geschäftsführer Uwe Reuter, ohne dessen energische Aufforderung dieses Projekt nicht zustande gekommen wäre. Bedanken möchte ich mich auch bei all denjenigen, die durch aufmunternde Unterstützung meine Arbeit an dem Buch voranbrachten, so daß es Gestalt annehmen konnte. In diesem Sinne bin ich zu besonderem Dank meinem Mann, meinem „Chefdesigner" Rainer und meiner Lektorin Dr. Gisela Jöhnssen verpflichtet.

Bonn, im Frühjahr 2000   **Helga Zietzschmann**

Inhalt

1 Konflikte am Arbeitsplatz – eine kurze Einführung

Auch wenn wir es nicht zur Kenntnis nehmen wollen: die Welt ist voller Konflikte, sie gehören zu unserem täglichen Leben. Konflikte sind aber auch, zumindest zu einem großen Teil, vermeidbar. Das gilt insbesondere für Konflikte am Arbeitsplatz.

Entscheidend ist immer, wie wir mit den *Konfliktauslösern* umgehen, welche Maßnahmen wir ergreifen, um der *Entstehung* von Konflikten vorzubeugen.

Die wenigsten von uns haben zu Hause, in der Schule oder gar in der Berufsausbildung gelernt, wie sie sich in konflikthaften Situationen verhalten müssen, damit ein Konflikt sich nicht verschärft, sondern konstruktiv gelöst werden kann. So bleibt es nicht aus, daß wir uns in konflikthaften Situationen meist intuitiv – und das ist leider oft falsch – verhalten, indem wir dem mehr oder weniger zweckmäßigen Verhaltensmuster unserer Vorbilder (das können Eltern, Lehrer oder Vorgesetzte sein) folgen, die uns als *Modell* gedient haben. Denn der arbeitende Mensch erscheint nicht nur mit seinen mehr oder minder ausgeprägten Fachkenntnissen am Arbeitsplatz, sondern vor allem auch mit seinem Charakter und seiner Persönlichkeit, seinen Lebenserfahrungen und seinen Lebensbewältigungsstrategien.

Eine andere, meist unbedachte Gefahrenquelle in bezug auf Konflikte am Arbeitsplatz ist die Methode der Verdrängung. In diesem Fall neigt man dazu, Konflikte als Zeichen von Unwilligkeit oder Unfähigkeit der Mitarbeiter abzutun, sie quasi „unter den Teppich zu kehren".

Das Nicht-wahrhaben-Wollen (oder das Nicht-wahrnehmen-Können) von negativen Spannungen zwischen Menschen ist der beste Nährboden, um Mißverständnisse aller Art gedeihen zu lassen, Konflikte zu schüren und somit wertvolle Arbeitsenergie nutzlos zu binden und zu vergeuden.

So werden in den Einrichtungen durch die Folgeerscheinungen ungelöster zwischenmenschlicher Konflikte zunehmend nicht nur das Betriebsklima und die Arbeitszufriedenheit beeinträchtigt, sondern darüber hinaus wichtige Unternehmensziele in Frage gestellt. Besonders problematisch stellt sich derzeit die

Situation im Bereich der Pflege dar. Die Einführung des Pflegeversicherungsgesetzes bedeutete eine einschneidende Veränderung der Einstellungen und Werte, die bislang das Selbstverständnis der Berufsrolle Pflege definierten. Der Bewohner wird zum Kunden, Mitarbeiter in der Pflege erbringen Dienstleistungen, die festgelegt werden und abrechenbar sein müssen. Angestrebt ist letztlich die Umwandlung traditioneller Pflegeinstitutionen in wirtschaftlich ausgerichtete Dienstleistungsbetriebe, mit dem Grundsatzziel des zufriedenen Kunden. Für jeden einsichtig ist aber auch, daß zufriedene Kunden bei unzufriedenen Mitarbeitern eher unwahrscheinlich sind! Denn angestauter Ärger und Frust spiegeln sich unvermeidlich – oft von einem selbst unbemerkt – in unserem Gesicht und Verhalten wider. Wir sind „schlecht drauf", und das beeinflußt die Art und Weise, wie wir unseren Mitmenschen begegnen und mit ihnen umgehen. Unzufriedenheit und Konflikte innerhalb der Mitarbeiterschaft oder zwischen der Leitung und den Mitarbeitern wirken sich unweigerlich auf die Qualität der Dienstleitung aus und gefährden damit den Erfolg der Pflege.

Das Betriebsklima wird somit in Zukunft ein wichtiger Bestandteil für den Ruf – und damit die Empfehlung – der Einrichtungen werden. Ein nicht zu unterschätzender Pluspunkt für den immer härter werdenden Konkurrenzkampf. Denn wer von uns will seine Angehörigen nicht auch in einer Einrichtung versorgt wissen, die es sich leisten kann, mit freundlichen und zugewandten Mitarbeitern zu werben?! Aber nicht nur in der „Außenwirkung" hat das Betriebsklima an Bedeutung gewonnen. Aus einschlägigen Untersuchungen ist schon seit geraumer Zeit bekannt, daß die meisten Menschen die Qualität ihrer Arbeitsbeziehung an einem guten Betriebsklima messen. Im Extremfall kann selbst die Aussicht, woanders mehr Geld zu verdienen, einen zufriedenen Arbeitnehmer nicht von *seinem* Betrieb weglocken.

Offensichtlich geht jedoch mit der Kenntnis dieser wichtigen Funktion des Betriebsklimas bislang wenig Erkenntnis einher, wie dies in der Praxis erfolgreich zu bewerkstelligen ist. Die „Nahtstelle" zwischen Theorie und Praxis scheint einfach zu dünn! Entsprechend der für jedermann zugänglichen Fülle von Literatur und Seminarangeboten zum Thema „Management, Führung, Konflikt- und Kommunikationstheorie" müßten neben den von der Politik nach der Wiedervereinigung prophezeiten „blühenden Landschaften" nur noch zufriedene Arbeitnehmer anzutreffen sein. Daß dem nicht so ist, wissen wir alle. Das Gegenteil scheint der Fall zu sein. Nehmen wir als Beispiel das „Burn-out-Syndrom". Bezeichnenderweise wurde es zuerst in der Berufsgruppe Pflege erkannt und definiert. Mittlerweile breitet sich dieses negative Phänomen in allen Berufen aus, die mit Menschen arbeiten, wie etwa bei Lehrerinnen und Lehrern und Kindergärtnerinnen. Die Folgen sind bekannt: erhöhte Personalfluktuation, Berufsaussteiger und eine zunehmende Anzahl psychosomatischer Erkrankungen. Denn:

Frust am Arbeitsplatz macht aggressiv und/oder krank und verringert die Leistungsfähigkeit des einzelnen Mitarbeiters.

So schätzten Seminarteilnehmer aus der Altenpflege wiederholt, daß ihre persönliche Arbeitsenergie bis zu 60% durch ungelöste, schwelende konflikthafte Situationen gebunden wird. Kommt da bei Ihnen nicht auch spontan Bedauern auf über die ungenutzten Ressourcen und vergeudeten Energien? Ganz abgesehen von der Erfahrung, daß sowohl die Arbeitszufriedenheit des einzelnen als auch die erfolgreiche Zusammenarbeit im Team so nicht gewährleistet werden kann. Im Unterschied zum produzierenden Gewerbe und den üblichen Dienstleistungsbereichen befindet sich auch hier wieder die Pflege in einer außergewöhnlichen Situation, gekennzeichnet durch

- eine Neu- bzw. Umdefinition der Berufsrolle „Altenpflege" bei immer pflegeintensiveren und anspruchsvolleren Kunden,
- die Forderung von Leistungsnachweisen bei eng gesteckten finanziellen Rahmenbedingungen,
- verbunden damit neue Maßstäbe in bezug auf Führung und personale Entwicklung der Mitarbeiter (nachzuweisende Voraussetzungen für den Abschluß von Rahmenverträgen gemäß § 75),
- vor allem aber eine kalkulierbare Zunahme des Konfliktpotentials durch quasi gesetzlich sanktionierte Anspruchshaltungen von Kunden und Angehörigen.

Die Folge ist ein zu leistender Spagat, der von der effizienten Mitarbeiterführung über die knappen Ressourcen bis hin zur Befriedigung der anspruchsvollen Kunden und ihrer Angehörigen reicht. Alles soll „unter einen Hut" gebracht werden. Damit wird klar: Im Bereich der Pflege können wir uns keine Ressourcenverschwendung mehr leisten, und die wichtigste Ressource sind unsere Mitarbeiter.

Halten wir zum Schluß fest:
▶ Konflikte am Arbeitsplatz sind zu einem erheblichen Anteil vorprogrammiert.
▶ Sind die Konfliktauslöser bekannt, können durch gezielte Maßnahmen Vermeidungsstrategien entwickelt werden.
▶ Konfliktbewältigung setzt im Bereich der Personalführung Kenntnisse, Fähigkeiten und Fertigkeiten voraus, die gemeinhin den Begriff der sozialen Kompetenz und emotionalen Intelligenz ausmachen.

Theorie und komplexe Zusammenhänge lassen sich häufig schwer auf einen einfachen, besonders aber einen verständlichen Nenner bringen. Mein Ziel ist es daher, Ihnen aus der Erfahrung langjähriger Seminararbeit anhand von Schaubildern und Praxisbeispielen eine Anleitung zur Vermeidung vorprogrammierter Konflikte zu geben.

2 Ohne Bedürfnisse gäbe es keine Konflikte

2.1 Sich selbst und andere besser verstehen

Wir alle haben die unterschiedlichsten Bedürfnisse. Sie zu befriedigen, ein gesetztes Ziel zu erreichen ist der Antrieb, der Anreiz für unser Handeln, unsere Motivation, etwas zu tun. Bei dem Versuch, unsere Bedürfnisse zu befriedigen, stoßen wir aber allzu häufig an eine Grenze, die ohne Konflikte nicht überwunden werden kann: die Bedürfnisse der anderen. Halten wir zunächst fest: Ursache von Konflikten sind immer Bedürfnisse verschiedener Menschen, die in Zeit und Raum aufeinanderprallen. Dabei kann es sich um die unterschiedlichsten Bedürfnisse handeln. Besitzansprüche auf Personen, Güter und Werte, die Bedürfnisse, Hunger und Durst zu befriedigen oder Macht, Geltung und Status zu erreichen, sind nur einige wenige Beispiele. Gelingt es nicht, ein bzw. mehrere Bedürfnisse zielgerecht zu erfüllen, frustriert uns das.

Die Keimzelle jeder Frustration ist ein nicht befriedigtes Bedürfnis. Jede Frustration baut negative Frustrationsenergie auf, die man auch als „negative Rabattmarken" bezeichnen kann. Jedes unbefriedigte Bedürfnis, jeder Frust also – ob klein oder groß – ist eine negative Rabattmarke. Unbestritten ist die Tatsache, daß wir im Laufe unseres Lebens genügend Gelegenheit haben, negative Rabattmarken zu sammeln. Füllt sich unser Rabattmarkenheftchen, steigt dementsprechend unsere negative psychische Frustrationsenergie. Sammeln wir zu viele negative Rabattmarken, kann unsere Selbstwertwaage aus dem Gleichgewicht geraten. Glücklicherweise ist es uns möglich, negative durch „positive Rabattmarken", sprich befriedigte Bedürfnisse wie Erfolg und Streicheleinheiten wie Lob, Anerkennung und Zuwendung, zu tilgen. Für unser seelisches Befinden ist es von fundamentaler Bedeutung, daß unsere Selbstwertwaage im Gleichgewicht ist, das heißt, daß Frust und Bedürfnisbefriedigung in Balance gehalten werden müssen. Gelingt dieser Balanceakt nicht, droht eine Überhandnahme der negativen psychischen Frustrationsenergie. Diese Energie löst sich nicht von selbst wieder auf. „Keine Energie geht im Weltraum verloren", hat Einstein in seiner Relativitätstheorie nachgewiesen. Entsprechendes gilt natürlicherweise auch für unsere angesammelte Frustrationsenergie. Dieses gefährlich schwelende Negativpotential gefährdet die Grundfesten unserer Psyche. Zum einen wird unsere Toleranzschwelle für die Außenwelt und somit für unsere Mitmenschen spürbar herabgesetzt. Wir „gehen hoch" oder „platzen vor Wut" und reagieren bereits bei Kleinigkeiten (die allseits bekannte falsch ausgepreßte Zahnpastatube!) aggressiv. Dies kann zusätzliche Konflikte schaffen. Das bedeutet, daß sich die negative psychische Frustrationsenergie Auslöser sucht, um sich in einem – oftmals nicht nachvollziehbaren – Konflikt zu entladen. Nach Georg Büchners Theaterstück „Woyzeck" könnte man sagen, daß solch ein Mensch durch die Welt läuft wie ein offenes Rasiermesser, an dem man sich nur schneiden kann. Aufgrund unterschiedlicher psychischer Disposition besteht jedoch auch die Möglichkeit, daß wir den „Ärger in uns hineinfressen" und feststellen, „daß einen so etwas noch ganz krank macht". Damit treffen wir bereits die Weichenstellung für Resignation und ihre Folgen, die in psychosomatische Erkrankungen mündet oder, im schlimmsten Fall, mit dem weitgehenden Abbau der physischen und psychischen Gesundheit endet.

In diesem Zusammenhang stellt sich folgende Frage: Wenn Bedürfnisse eine so wichtige Rolle spielen, um welche Bedürfnisse handelt es sich dann eigentlich? Betrachtet man die Sache konkret aus der Sicht der vielfältigen menschlichen Bedürfnisse, wird klar, daß eine Systematisierung unumgänglich ist. Bestimmt haben Sie schon einmal – spätestens in einem Ihrer Fortbildungsseminare – von der berühmten Bedürfnispyramide gehört, die auf die Überlegungen des amerikanischen Psychologen Abraham Maslow zurückgeht. Um seine Motivationstheorie zu erläutern, hat er sich modellhaft vorgestellt, daß der Mensch eine Anzahl hoch differenzierter Bedürfnisse hat, die in Form einer Pyramide aufeinander aufbauen. Mit diesem Pyramidenmodell wird es möglich, das Kontinuum der Bedürfnisse in eine Hierarchie der relativen Vormächtigkeit zu gliedern. Der nächste Schritt zur Erklärung seiner Theorie ist die Annahme, daß zunächst die Bedürfnisse der untersten Stufe befriedigt oder überschaubar sein müssen, bevor Bedürfnisse der nächst höheren Stufe maßgeblich werden oder nach Befriedigung rufen.
Nach Maslow lassen sich Bedürfnisse folgendermaßen hierarchisch strukturieren (Abb. 1):

1. Die physiologischen Bedürfnisse

Die Bedürfnisse, die am Ausgangspunkt der Motivationstheorie stehen und damit die Basis der Pyramide bilden, sind die physiologischen Bedürfnisse oder Triebe. Sie gewährleisten die Funktionen und das Gleichgewicht des menschlichen Organismus. Diese grundlegenden Bedürfnisse sind uns nicht ständig bewußt. Erst bei körperlichen Mangelerscheinungen nehmen die momentan wichtigsten Bedürfnisse konkrete Ausprägung an.
Maslow unterteilt differenzierte „homöostatische Bedürfnisse", die sich vorrangig auf die automatischen Anstrengungen des Körpers beziehen, um bestimmte Funktionen aufrecht und im Gleichgewicht zu halten, z. B. eine stetige, normale Blutzirkulation. Ebenso gehören in diese Kategorie Bedürfnisse nach Aktivität, Stimu-

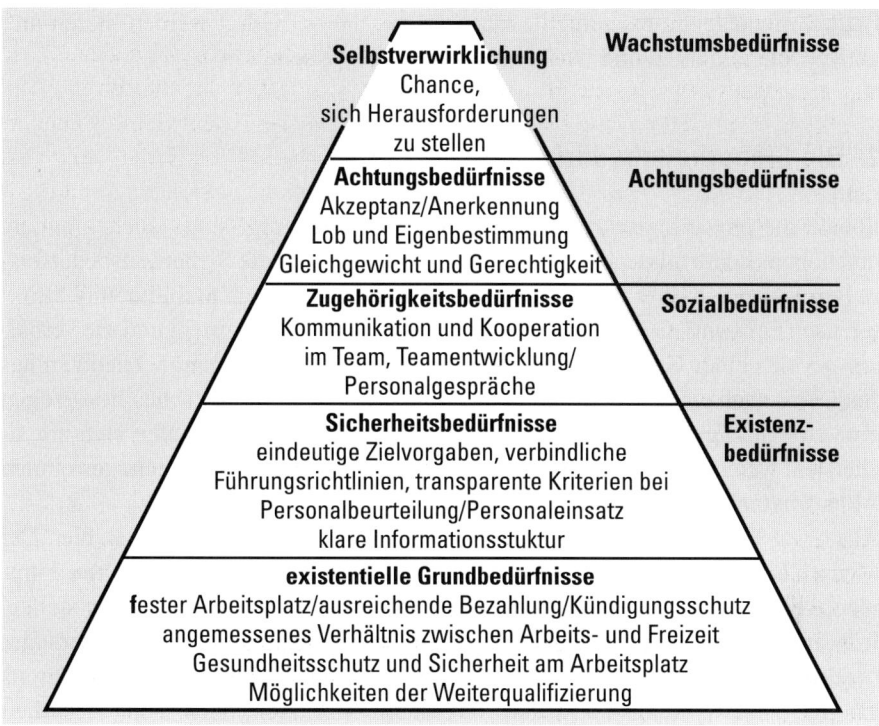

Zufriedenheit am Arbeitsplatz: Bedürfnispyramide in Anlehnung an Abraham Maslow   **Abb. 1**

lierung und Erregung wie auch Tendenzen zur Unbeweglichkeit, Faulheit und dem Minimum an Anstrengung.

Bekannter allerdings dürften diejenigen physiologischen Grundbedürfnisse sein, die eine lokalisierte, somatische Basis für den Trieb aufzeigen. Die klassischen Beispiele hierfür sind Hunger, Durst und Sexualität. Ohne Zweifel sind die physiologischen Bedürfnisse aufgrund der ihnen innewohnenden psychischen Energie die mächtigsten unter den grundlegenden Bedürfnissen. Das heißt, wenn es einem Menschen extrem an allem mangelt, werden die physiologischen Bedürfnisse vor allen anderen die Hauptmotivation zur Handlung sein. Jemand, dem es an Nahrung, Sicherheit, Schutz und Zugehörigkeitsgefühl fehlt, wird wahrscheinlich mehr nach Nahrung als nach etwas anderem hungern.

Bei einem von den physiologischen Bedürfnissen beherrschten Menschen – z. B. einem Verdurstenden in der Wüste – werden alle anderen Bedürfnisse verdrängt oder hören einfach auf zu existieren, denn das Bewußtsein wird, wie in diesem Beispiel, fast vollständig vom Durst erfüllt sein. Alle Fähigkeiten wie Intelligenz, Gedächtnis und Erfahrung werden ausschließlich in den Dienst der Durstbefriedigung gestellt. Fähigkeiten, die für diesen Zweck keinen Nutzen haben, bleiben latent oder werden in den Hintergrund gedrängt.

Fazit: Grundlegende existentielle Bedürfnisse, die befriedigt werden, hören auf, aktive Determinanten und Ordner des Verhaltens zu sein.

2. Die Sicherheitsbedürfnisse

Sobald die physiologischen Bedürfnisse relativ befriedigt sind, tauchen andere und höhere Bedürfnisse auf. Sie werden von Maslow als die Sicherheitsbedürfnisse bezeichnet. Konkret zählen zu ihnen die Bedürfnisse nach Stabilität und Struktur, nach Ordnung, Gesetz und Grenzen. Ein intaktes Wertesystem und die Verhaltensnormen einer Gesellschaft bieten Sicherheit und Schutz und befriedigen das Bedürfnis nach einer strukturierten und organisierten Welt. Menschen bevorzugen eine zuverlässige Überschaubarkeit ihres Lebensraumes; sie fühlen sich am sichersten, wenn sie in ein System mit klaren Zielen, Regeln und einem gewohnten Ablaufrhythmus gestellt sind.

Alles, was über die physiologischen Bedürfnisse gesagt wurde, gilt auch hier. Der Mensch kann genausogut von Sicherheitsbedürfnissen in seinem Verhalten dominiert werden und alle seine Fähigkeiten in den Dienst ihrer Befriedigung stellen. In extremen Notfällen oder in Kriegssituationen läßt sich mitunter das Sicherheitsbedürfnis als beherrschender Mobilisationsfaktor der Kräfte beobachten. Bereits gängige Redewendungen wie „sich in Sicherheit bringen; noch mehr Sicherheit gewinnen; sich einer Sache sicher sein" zeigen, wie dringlich Sicherheitsbedürfnisse in der Gesellschaft sind.

Fazit: Sicherheitsbedürfnisse gehören zu den elementaren Voraussetzungen, um sich in seinem Lebensraum zu orientieren. Sie entlasten, reduzieren Angst und Unsicherheit und setzen bei Befriedigung psychische Energie frei, die die nächst höhere Stufe der sozialen Bedürfnisse akut werden läßt.

3. Die Bedürfnisse nach Zugehörigkeit und Liebe

Wenn sowohl die physiologischen als auch die Sicherheitsbedürfnisse zufriedengestellt sind, tauchen soziale Bedürfnisse auf. Sie drücken die Sehnsucht nach Zugehörigkeit zu bestimmten Menschen aus, den Wunsch nach verläßlichen Freundschaftsbeziehungen wie auch das Bedürfnis nach störungsfreiem Kontakt zu vertrauten Arbeitskollegen. Diese „sozialen Netze" sind für jeden Menschen zur Aufrechterhaltung seiner Lebensenergie so wichtig, daß sein ganzes Sinnen und Trachten darauf gerichtet sein wird, auch dieses Ziel zu erreichen.

Die Frustrierung eines Menschen bei der Befriedigung der Bedürfnisse nach Zugehörigkeit, Akzeptanz und Liebe hat unter anderem weitreichende sozialpolitische Folgen. Beispiele sind die Zunahme psychosomatischer Erkrankungen, die Verdopplung der Scheidungsrate innerhalb weniger Jahre sowie die Auswirkungen von Desorientierung, wie sie sich in Gewaltakten Jugendlicher äußern.

Fazit: Maslow drückt das treffend so aus: „Jede gute Gesellschaft muß dieses Bedürfnis (nach Zugehörigkeit) befriedigen, auf die eine Art und Weise, wenn sie überleben und gesund bleiben will."

4. Die Bedürfnisse nach Achtung

Die Bedürfnisse nach Achtung zielen ganz allgemein auf die Befriedigung des menschlichen Strebens nach einem positiven Selbstwertgefühl. Das Streben nach Stärke, Leistung und Kompetenz gehört zu den Achtungsbedürfnissen, die durch Anerkennung und verdienten Respekt anderer befriedigt werden können. Sie bewirken das Gefühl des Selbstvertrauens, der Stärke und vermitteln das Gefühl, gebraucht zu werden.

Dies gilt sowohl für die eigene Wahrnehmung des Selbst als auch für die Einschätzung durch andere. Der Wunsch nach Prestige und Status, die Bedürfnisse nach Dominanz, Aufmerksamkeit und Bedeutung zeigen, wie sehr wir auch von der Meinung anderer und ihrem Urteil abhängen. Fehlende Befriedigung dieses zentralen Bedürfnisses nach Achtung bewirkt Gefühle der Minderwertigkeit, der Schwäche und Hilflosigkeit. Wie hilflos Menschen ohne Selbstvertrauen sind, geht nicht nur aus Untersuchungen von Patienten mit schweren traumatischen Neurosen hervor. Zunehmend begegnen wir auch im Arbeitsalltag überforderten und gestreßten Menschen, deren Hilflosigkeit unser Verständnis erfordert.

Fazit: Im sozialen Umfeld eines Menschen liegt die Chance zur Entwicklung eines stabilen Selbstvertrauens. Dieses Selbstvertrauen muß als grundlegende Notwendigkeit für eine erfolgreiche Lebensbewältigung angesehen werden.

5. Die Bedürfnisse nach Selbstverwirklichung

Die spezifische Form dieser Bedürfnisse wird selbstverständlich von Person zu Person unterschiedlich sein. Die Idee, die dahinter steht, besagt schlicht: „Was ein Mensch sein kann, muß er sein." Er muß letztlich das tun, wofür er geeignet ist. Diese Herausforderung an sich selbst, das Erkennen des persönlichen Potentials – das Streben nach Selbstverwirklichung – hängt ursächlich mit der Befriedigung aller vorangegangenen Stufen der Bedürfnispyramide zusammen. Eine Chance zur Selbstverwirklichung kann durchaus die Arbeit als ein wesentlicher Teil menschlicher Existenz bieten. Ziel sollte es daher sein, das individuelle Wachstum durch betriebliche Anreize zu fördern und Möglichkeiten zur Kreativität und Gestaltungsbereitschaft zu schaffen.

Fazit: Das persönliche Potential des Menschen sind seine Eignung und Fähigkeiten, sie stellen seine individuelle Chance zur Selbstverwirklichung dar. Diese Herausforderung des Menschen an sich selbst zu unterstützen, ist ein Ziel, das im Interesse aller nicht vernachlässigt werden sollte.

Nach dieser kurzen Erörterung des Ansatzes der klassischen Motivationstheorie von Abraham Maslow kehren wir zu unseren Eingangsfragen zurück:

1. Was haben Bedürfnisse mit Konflikten und Motivation zu tun?
2. Welche Bedürfnisse spielen am Arbeitsplatz eine zentrale Rolle?

Was wir bisher zur Beantwortung der ersten Frage festhalten können, ist folgendes:

- Triebfedern menschlichen Handelns sind Bedürfnisse.
- Diese Bedürfnisse lassen sich in Stufen hierarchisch unterteilen und unter einem themenzentrierten Oberbegriff bündeln.
- Bei einer zielgerichteten, ungestörten Entwicklung strebt jeder Mensch nach Befriedigung der nächst höheren Bedürfnisstufe.
- Werden Bedürfnisse *nicht* befriedigt, entsteht negative Frustrationsenergie, die zu Konflikten führt.
- Werden Bedürfnisse auf einer Stufe *nicht voll* befriedigt, eine mögliche Zielerreichung scheint jedoch realistisch, entsteht positive Motivationsenergie.
- Können Bedürfnisse auf einer Stufe *voll* befriedigt werden, ist Zufriedenheit mit mir selbst, meiner Leistung, dem Vorgesetzten und Kollegen und den glücklichen Umständen als solchen das erfreuliche Resultat.

Bedürfnisse stehen also immer im Mittelpunkt des Geschehens. Sie können bei Frustration die Keimzellen von Konflikten sein; andererseits sind sie bei Befriedigung der Bedürfnisse die Energiequelle der Leistungs- und Gestaltungsbereitschaft eines Menschen. Die grundlegenden Gedanken lassen sich mit einer schlichten Feststellung abschließen:

> Frustration hängt in einer bestimmten Art und Weise immer mit Konflikt zusammen; Motivation hat immer etwas mit Zufriedenheit zu tun.

Für die Beantwortung der zweiten Frage, welche Bedürfnisse spielen am Arbeitsplatz eine zentrale Rolle, übernehmen wir einfach die Systematik der Bedürfnispyramide und überlegen in einem ersten Schritt: Welche Bedürfnisse am Arbeitsplatz entsprechen in ihrer Gewichtigkeit den physiologischen Grundbedürfnissen bei Maslow?

Die Basis der Pyramide füllen die *existentiellen Grundbedürfnisse*. Zu ihnen zählen unter anderem

- die Sicherheit des Arbeitsplatzes bei tarifrechtlich abgesicherter, ausreichender Bezahlung,
- das geregelte Verhältnis zwischen Arbeitszeit und freier Zeit,
- Kündigungsschutz und Absicherung bei Krankheit,
- die Einhaltung spezifischer Arbeitsschutzbestimmungen.

Es ist wie beim Bau eines Hauses: Das Fundament des Hauses muß solide und verläßlich sein. Noch bis vor kurzem konnte durch eindeutige gesetzliche Regelungen tariflicher Schutz geltend gemacht werden. Das hat sich geändert, wie wir alle wissen. Teilzeitarbeit, befristete Arbeitsverträge, ein unausgewogenes Verhältnis zwischen examinierten und nicht examinierten Kräften sowie zunehmende Qualifikationsdefizite bei gestiegenen Anforderungen beschreiben eine insgesamt unbefriedigende Arbeitssituation. Kein Wunder, daß eine selbstverständliche Zufriedenstellung dieser elementaren Bedürfnisse kaum mehr gegeben ist. Die entsprechenden Auswirkungen auf Arbeitsleistung und Motivation der Mitarbeiter zeigt folgendes Beispiel:

Ein junger Mann, gelernter Krankenpfleger, ist seit kurzem in einer größeren Einrichtung mit einem zeitlich befristeten Arbeitsvertrag angestellt. Zu Beginn seiner Arbeit – alle sind mit ihm zufrieden – macht er sich Hoffnungen auf eine feste Anstellung. Bald bemerkt er jedoch, daß für ihn keine Aussicht auf einen festen Arbeitsplatz besteht. Zunehmend macht er einen erschöpften und überforderten Eindruck, den sich die Kollegen nicht erklären können. Er wird unzuverlässig in seiner Arbeitsweise, feiert krank, insbesondere stets dann, wenn für ihn ein Wochenenddienst ansteht. Obwohl ihm bekannt ist, daß die Krankmeldung umgehend abzugeben ist, findet er immer wieder einen Arzt, der ihm seinen „gelben Schein" zurückdatiert. Erst nach dem Auslaufen seines Vertrags wird bekannt, daß er an den Wochenenden regelmäßig einen anderen Job angenommen hat.

An diesem Beispiel wird klar, daß „Jobber" nur mit begrenztem Erfolg in eine Arbeitsorganisation einzubinden sind. So muß dieser Mitarbeiter seine ganze physische und psychische Energie darauf verwenden, seine existentiellen Grundbedürfnisse zu befriedigen und abzusichern. Alle aufbauenden Bedürfnisse sind für ihn in seiner derzeitigen Situation eher uninteressant geworden. Grundsätzlich bleibt zu überlegen, inwieweit bei einer Zunahme von Teilzeitkräften im Bereich der Pflege der Anspruch einer qualitätsorientierten psychosozialen Betreuung noch gewährleistet werden kann.

Auf die existentiellen Grundbedürfnisse, die in erster Linie durch einen festen Arbeitsplatz befriedigt werden, bauen die *Sicherheitsbedürfnisse* auf. Sie sind am Arbeitsplatz definiert durch Struktur, Stabilität und Orientierung. Für die meisten Menschen geht Sicherheit über alles, und sie fühlen sich am wohlsten und damit auch am sichersten, wenn sie in ein System mit klaren Zielen, Kompetenzen und Richtlinien eingebunden sind. Damit ist die notwendige Orientierung und Stabilität gewährleistet und das Sicherheitsbedürfnis befriedigt. Jeder muß seinen Platz haben und seine Aufgabe kennen, denn sonst kann folgendes vorkommen:

> In einer Einrichtung gilt die Pflegedienstleitung als hochqualifiziert. Schwierig-
> keit bereitet allerdings die Zusammenarbeit mit ihr. Böse Zungen behaupten:
> „Bereits die zweite Stationsleitung hat sie verschlissen!" Die Heimleitung
> möchte „ihre Pflegedienstleitung" nicht verlieren und zögert daher, ein Gespräch
> mit ihr anzusetzen. Erst als die mittlerweile dritte Stationsleitung kurz vor dem
> Aufgeben ist und die Stimmung im Team nahezu den Nullpunkt erreicht hat,
> entschließt sie sich zu einem Gespräch. Wie sich herausstellt, stellen nicht die
> von der Heimleitung befürchteten „zwischenmenschlichen Antipathien" den
> Grund für den Mißmut im Team dar. Es sind vielmehr die ständigen Kompetenz-
> überschneidungen und das Gerangel um Zuständigkeiten und Status, die eine
> befriedigende und reibungslose Zusammenarbeit unmöglich machen.

In der Praxis begegnen wir leider immer wieder Verantwortlichen auf der Leitungsebene, die offenkundig Schwierigkeiten haben, klar umschriebene Aufgaben
und damit Zuständigkeiten festzulegen und so das Bedürfnis ihrer Mitarbeiter
nach Struktur, Stabilität und Orientierung zu befriedigen. Gemäß dem Sprichwort
„Wissen ist Macht" wird jeweils nur soviel an Information und Befugnis abgege-
ben, wie es dem Status, der eigenen Person und ihrer übergeordneten Stellung
zuzukommen scheint. Dahinter stecken oft Unsicherheit und Angst vor Konkurrenz, manchmal allerdings auch Überheblichkeit, die von der Dummheit der anderen ausgeht. So ein Führungsverhalten bleibt nicht ungestraft in seinen Auswirkungen. Es färbt negativ auf Leistung und Stimmung der Mitarbeiter ab. Sie
werden zunehmend vorsichtiger, fühlen sich unsicher und ungerecht behandelt.
Unweigerlich kommt es zu Spannungen, Eifersüchteleien und Intrigen. Die Arbeit
macht keinen Spaß mehr, und die Zusammenarbeit leidet. Nicht umsonst wird
daher in der Sozialpsychologie von dem „entlastenden Effekt" der Sicherheit gesprochen. Sicherheit am Arbeitsplatz ist mit Angstfreiheit, Zuverlässigkeit und
Schutz vor Willkür verbunden. Der einzelne muß seine Aufgaben kennen und in
der Lage sein, sie zu bewältigen; er muß sich auf die Regeln der Zusammenarbeit
verlassen können und sicher sein, daß Richtlinien für angemessenes Führungsverhalten ihn vor der Willkür spontaner Reaktionen anderer schützen.

Halten wir zunächst fest:
Die beiden ersten Stufen der Bedürfnispyramide – das sind einmal die existentiellen
Grundbedürfnisse und zum anderen die Sicherheitsbedürfnisse – können zusammengefaßt als die **existentiellen Bedürfnisse am Arbeitsplatz** bezeichnet werden.
Diese existentiellen Bedürfnisse definieren grundlegende Muß-Anforderungen gegenüber dem Arbeitgeber, über deren Einhaltung der Gesetzgeber wacht. So muß
zum Beispiel der Nachweis einer sachgerechten Aufbau- und Ablauforganisation
vorliegen, und das bedeutet Struktur und Stabilität, wie sie in § 80 des Pflegeversicherungsgesetzes festgelegt sind. Desgleichen unterliegt die Einhaltung tarif-
rechtlicher Bestimmungen und Auflagen zu Arbeitsschutz und Gesundheit der Ob-

hut des Gesetzgebers. Für den einzelnen Mitarbeiter bedeutet das: Seine existentiellen Grundbedürfnisse werden befriedigt, wenn Gewißheit besteht, daß seine Leistung und die dafür erhaltene Entlohnung in einem vergleichbaren Verhältnis zu Lohn und Leistung der Kollegen stehen, oder einfacher ausgedrückt in der Formel:

$$\frac{\text{Leistung}}{\text{Entlohnung}} = \frac{\text{Leistung}}{\text{Entlohnung}}$$

(ich)   (Kollege)

Um die Sicherheitsbedürfnisse des Mitarbeiters am Arbeitsplatz befriedigen zu können, bedarf es einer gleichgewichtigen Stabilität und Orientierung in bezug auf seine Aufgabe und der gerechten Beurteilung seiner Leistung. Hier gilt die Formel:

$$\frac{\text{Aufgabe}}{\text{Beurteilung}} = \frac{\text{Aufgabe}}{\text{Beurteilung}}$$

(ich)   (Kollege)

Gilt diese Überschaubarkeit für einen definierten Zeitraum, bietet eine derartig organisierte und strukturierte Arbeitswelt die befriedigende Sicherheit und erwünschte Geborgenheit.

Der Mensch ist ein soziales Wesen. Sein Bedürfnis nach Zugehörigkeit zu einer Gruppe, einem Team, den Arbeitskollegen ist ein elementares **soziales Bedürfnis**, das die dritte Stufe unserer Bedürfnispyramide beschreibt. Hier gilt das Motto: „Dazugehören, darauf kommt es an!" Menschen sehnen sich im allgemeinen nach störungsfreien Beziehungen mit anderen, nach einem abgesicherten Platz in der Familie, im Freundeskreis und in der Gesellschaft. Nicht zuletzt gilt das für unseren Arbeitsplatz, an dem wir schließlich rund die Hälfte unseres Lebens verbringen. Sympathie bzw. Antipathie können aber keine grundsätzlichen und alleinigen Kriterien für die Zusammenarbeit mit den Kollegen sein. Wichtig ist aber, daß ich sicher sein kann, ich werde als Mensch respektiert und akzeptiert, die Beurteilung meiner Arbeit erfolgt sachlich und gerecht. Von Bedeutung sind außerdem eindeutige und bekannte Regeln, die die Beziehungsstruktur am Arbeitsplatz absichern. Hierzu ein Beispiel:

Ohne vorherige Absprache mit der Pflegedienstleitung wurde Schwester Ingrid als neue Stationsleitung eingesetzt. Von Anfang an hat sie das Gefühl, daß sie an ihrem neuen Arbeitsplatz „kein Bein auf die Erde kriegen wird". Nichts kann sie der Pflegedienstleitung recht machen! Dienstpläne schreiben gehört zu ihren Aufgaben, eine Stärke von ihr, wie sie meint, denn die Vorgesetzte im anderen Haus war immer sehr zufrieden mit ihr gewesen. Schwester Ingrid gibt sich besondere Mühe und hofft, endlich ein berechtigtes Lob von der Pflegedienstleitung zu erhalten.

Doch es kommt anders. Als sie der Pflegedienstleitung ihren Dienstplan vorlegt, sagt diese zu ihr, ohne einen Blick darauf zu werfen: „Bisher hat Schwester Margret die Dienstpläne geschrieben, es hat immer alles prima funktioniert, ich kann mir einfach nicht vorstellen, daß Sie das besser machen. Und außerdem, ich habe mir auch Schwester Margret als meine Stationsleitung gewünscht, aber Sie hatten ja wohl den besseren Draht nach oben!"

Ohne Frage ein schwerer Führungsfehler, der hier der zuvor selbst frustrierten Pflegedienstleitung unterlaufen ist. Die unweigerliche Folge sind Resignation und Demotivation. Die Stationsleitung fühlt sich zu Recht „ausgegrenzt", sie hat von vornherein keine Chance bekommen dazuzugehören. Ein Konflikt ist entstanden, weil die Regeln der formellen Beziehungen am Arbeitsplatz grob mißachtet wurden und unsachlich, verletzend sowie ungerecht gehandelt wurde. Der Fehler liegt jedoch nicht nur bei der Pflegedienstleitung, die übergangen wurde und damit keine Gelegenheit hatte, ihre (vielleicht) sachlich begründete Wahl für die andere Kandidatin als Stationsleitung in ihrem Verantwortungsbereich vorzutragen; auch die Heimleitung muß sich fragen lassen, ob sie nicht unkorrekt gehandelt hat. Um solchen Konflikten vorzubeugen, ist es ratsam, Führungsrichtlinien[1] zu erarbeiten, Regeln für formell begründete Verhaltensweisen aufzustellen, die für alle Leitungsebenen verbindlich sind. Ganz abgesehen davon, daß „fehlende Führungsqualitäten" ein Grund zur Abmahnung sind und man sich viel Ärger erspart, wenn eindeutig begründet werden kann, welche Regeln und Leitsätze der Führung gelten bzw. mißachtet worden sind. Die Probleme „rund um das Team" werden uns noch in Kapitel 5 beschäftigen. Im Zusammenhang mit den zentralen Bedürfnissen am Arbeitsplatz gilt es vorerst festzuhalten:

▶ Das Bedürfnis nach Zugehörigkeit und Austausch mit anderen Menschen ist ein elementares soziales Bedürfnis, auch und gerade am Arbeitsplatz.

▶ Die Beziehungsstruktur am Arbeitsplatz ist in erster Linie sachbezogen und aufgabenorientiert.

▶ Ein wichtiges Indiz für den Nachweis dieser formellen Beziehungen ist die korrekte Weitergabe von Informationen, eine Muß-Anforderung für die effiziente Zusammenarbeit.

▶ Die Bedeutung der informellen Beziehungen innerhalb einer Gruppe oder eines Teams sollte sowohl von der Leitung als auch vom Team selbst nicht unterschätzt werden.

---

1 Im Anhang findet sich ein Beispiel für Führungsrichtlinien, die mit einer Seminargruppe erarbeitet wurden.

▶ Ein bedeutsames Kriterium der Gleichbehandlung von Teammitgliedern ist das ausgewogene Verhältnis zwischen Vorteilen und Nachteilen in bestimmten Situationen, wie z. B. Dienstplangestaltung, Urlaubsplanung oder Fortbildung.

▶ Als Gedächtnisstütze hierzu empfiehlt sich die dritte Formel:

$$\frac{\text{Vorteil}}{\text{Nachteil}} = \frac{\text{Vorteil}}{\text{Nachteil}}$$

(ich) (Kollege)

Die Kunst der Menschenführung besteht in dem schlichten Wissen um die **persönlichen Achtungsbedürfnisse** des einzelnen. Wie allzu häufig im Leben wird das Naheliegende übersehen und statt dessen in einem beachtlichen Theorieangebot nach teuer bezahlter Erkenntnis gesucht. Doch wie heißt es im Volksmund weise: „Was du nicht willst, daß man dir tu', das füg' auch keinem anderen zu." Die Bedürfnisse nach Selbstwert, Anerkennung und Selbstbestätigung sind zentrale Bedürfnisse im menschlichen Leben. Jeder Mensch strebt nach der Erfüllung dieser Bedürfnisse, denn sie beweisen ihm, daß er einen gewissen Wert in seinen Augen und in den Augen anderer Menschen besitzt.

Eng verbunden mit dem positiven Selbstwertgefühl ist das Bedürfnis nach Eigenbestimmung und Eigenverantwortung. Die Feststellung, „ich kann mit meiner Leistung zufrieden sein", ist eine gewichtige Streicheleinheit für das Ego. Kommen noch das Lob und der Dank von Kollegen oder Vorgesetzten hinzu, wird dieses zentrale Bedürfnis nach Anerkennung befriedigt und gestärkt. Die Lerntheorie bezeichnet diesen Vorgang als „Lernen aufgrund positiver Verstärkung". Ausgeglichenes Selbstwertgefühl findet man häufig bei Menschen, die einem sympathisch sind, die „Ausstrahlung" besitzen, die stark, durchsetzungsfähig, stabil und kooperativ sind. Verletztes Selbstwertgefühl hingegen führt zu einer ganzen Reihe von Schwierigkeiten im Umgang mit anderen Menschen: leichte Kränkbarkeit, Zurückgezogenheit, geringe emotionale Stabilität und Angst. Wichtig ist zu wissen, daß die Bilanz positiver und negativer Seiten des eigenen Selbst nicht objektiv geführt wird. Fast durchgängig ist festzustellen, daß die positiven Seiten des Selbst eher überbetont, die negativen Seiten dagegen weniger deutlich wahrgenommen oder sogar verdrängt werden. Dadurch ergibt sich ein verzerrtes Bild des eigenen Selbst, in dem viele negative Seiten, Ereignisse und Verhaltensweisen fehlen oder nicht wahrgenommen werden wie im folgenden Beispiel:

Das Team ist einer Meinung: Dieses Mal wollen sie das bevorstehende Weihnachtsfest ganz besonders vorbereiten, nicht nur für die Bewohner, sondern auch als Überraschung für die neue Heimleitung.
Aufgaben und Arbeiten werden verteilt und sogar Freizeit für das gute Gelingen des Festes geopfert. Die Bewohner sind ja auch begeistert! Aber die Heim-

leitung...? „Na, das war doch wohl selbstverständlich", ist die schnippische Antwort, als die Stationsleitung gespannt auf das verdiente Lob wartet.

Offensichtliche Bemühungen, wie in diesem Beispiel demonstriert, verdienen Lob, gleichgültig ob das Resultat meinen persönlichen Vorstellungen oder Geschmack entspricht. Denn die unachtsamen Verletzungen der Bedürfnisse anderer nach Anerkennung und Achtung sind Motivationssperren, die sich nur mit Mühe wieder aufheben lassen. Führung im positiven Sinn hat zum einen grundsätzlich etwas mit Anerkennung, Achtung und Akzeptanz des anderen zu tun. Will ich meinen Mitarbeiter motivieren, gilt es als erstes, sein persönliches Achtungsbedürfnis zu befriedigen. Das heißt, natürlich nur dann, wenn ich die drei vorangegangenen Stufen unserer Bedürfnispyramide kritisch berücksichtigt habe!

Führung hat zum anderen aber auch etwas mit Lenkung zu tun. Ich „lenke" einen Mitarbeiter, indem ich ihn entsprechend seiner Qualifikation und Eignung einsetze, ihm Aufgaben übertrage, die er bewältigen kann, und darüber nicht vergesse, Leistung auch zu loben und nicht nur als selbstverständlich anzusehen. Zu der Sicherheit des Eingebundenseins in die formelle Beziehungsstruktur, wie sie in der dritten Stufe der Bedürfnispyramide angesprochen wurde, kann nun die Befriedigung der personenbezogenen Achtungsbedürfnisse erfolgen. Ich führe meine Mitarbeiter, indem ich sie als Person akzeptiere und entsprechend ihrer Befähigung einsetze bzw. lenke. Das oberste Prinzip der Gleichbehandlung gilt auch hier und damit die Formel:

$$\frac{\text{Akzeptanz}}{\text{Lenkung}} \quad = \quad \frac{\text{Akzeptanz}}{\text{Lenkung}}$$

(ich) (Kollege)

Menschen neigen allzu häufig dazu, sich selbst zu „begrenzen", sich etwas nicht zuzutrauen, im Vergleich die anderen höher einzuschätzen. Nicht immer steckt falsche Bescheidenheit dahinter, viel eher sind es frühe Prägungen, Bannbotschaften, die uns schon als Kinder den voreiligen Entschluß fassen ließen: „Das schaffe ich nie!" Aber da es bekanntlich auch nie zu spät ist, etwas Neues, bislang Unbekanntes auszuprobieren, möchte ich Ihr Bedürfnis zur **Selbstverwirklichung** mit dem Aufruf wecken: „Werde der, der du sein kannst!" Das bedeutet, sich Herausforderungen erfolgreich zu stellen, kreativ und flexibel zu sein, kurzum die Ressourcen der eigenen Person zu entdecken. Eher unrealistisch für den normalen Arbeitsprozeß, werden Sie vielleicht denken. Aber wir werden sehen..., denn Beruf leitet sich nicht umsonst von Berufung ab, und Ressourcen kommen nicht nur in der Pflegeplanung vor!

Die neue Hauskonzeption wurde vom Träger abgezeichnet! In der Einrichtung schwirren die wildesten Gerüchte, die Stimmung ist gedrückt. Auch die Stationsleitung macht sich Sorgen: „So viele Neuaufnahmen in letzter Zeit, und in meinem Team sind drei Leute, die noch reichlich unerfahren sind. Ich müßte mich mehr um sie kümmern, aber wann? Die Gespräche mit den Angehörigen, die ja sein müssen, nehmen einfach zuviel Zeit in Anspruch! Vielleicht sollte ich doch mal mit der Heimleitung sprechen?"

Das Telefon klingelt, die Stationsleitung wird zu einem Gespräch mit der Heimleitung gebeten. „Bestimmt kommt jetzt wieder eine neue Aufgabe auf mich zu, mir schwirrt jetzt schon der Kopf, ich kann einfach nicht mehr!" Resigniert und voll unguter Erwartung betritt sie das Büro der Heimleitung. Nach der Begrüßung eröffnet die Heimleitung das Gespräch: „Ich habe lange darüber nachgedacht, wen ich mit dieser Aufgabe betrauen könnte („Aha, wußte ich's doch", denkt die Stationsleitung und wird ganz steif vor Anspannung.), aber wenn ich mir meine Unterlagen so durchsehe, bin ich sicher, daß *Sie* die richtige sind. Selbstverständlich – und das möchte ich von vornherein sagen – kriegen Sie alle Unterstützung von mir, die Sie brauchen!" „Um was geht es denn", fragt die Stationsleitung, neugierig geworden. „Mir machen die Angehörigengespräche Sorgen. Ich weiß, daß Sie davon ganz besonders in Anspruch genommen sind. Offensichtlich kommen Sie mit den Angehörigen außerordentlich gut zurecht. Vielleicht haben Sie sich auch schon darüber Gedanken gemacht und einen Vorschlag für mich?" „Ja genau, das ist mein Problem", erwidert die Stationsleitung sichtlich erleichtert, „und ich habe mir überlegt, ob wir nicht einen Informationsabend für Angehörige anbieten sollten, unsere Einrichtung vorstellen, Ansprechpartner und vor allem feste Zeiten benennen und dann noch einige Dinge zum Datenschutz erläutern, aber da muß ich mich erst noch schlau machen." „Gut, damit wäre ich einverstanden, die Idee hört sich nicht schlecht an. Arbeiten Sie Ihren Vorschlag aus und sagen Sie mir, wie ich Ihnen dabei helfen kann. Und dann sehen wir weiter!"

Die angebotene Informationsveranstaltung wurde ein voller Erfolg. Das Team war stolz auf „seine" Stationsleitung, die Heimleitung voll des Lobes – und die Stationsleitung selbst? Sie hat die Erfahrung gemacht, daß eine Herausforderung, eine Aufgabe, der man sich stellt, Fähigkeiten freisetzt, von denen man zuvor selbst nicht wußte, das man sie hat!

Fassen wir die wichtigsten Gedanken noch einmal zusammen:
▶ Die Triebfedern menschlichen Handelns sind Bedürfnisse. Sie lassen sich – nach Maslow – hierarchisch gliedern und aufeinander aufbauend in Form einer Pyramide darstellen.
▶ Die Theorie der hierarchischen Gliederung von Bedürfnissen kann – entsprechend einer bestimmten Fragestellung – inhaltlich übertragen werden. Zum Bcispiel: Welches sind die zentralen Bedürfnisse am Arbeitsplatz?

▶ Die Systematik der Bedürfnispyramide basiert auf der Annahme, daß die Bedürfnisse der untersten Stufe zunächst befriedigt oder überschaubar sein müssen, bevor die Bedürfnisse der nächst höheren Stufe aktuell werden.

▶ Werden Bedürfnisse nicht befriedigt, entsteht negative Frustrationsenergie, die konflikthafte Auseinandersetzungen hervorrufen kann.

▶ Umgekehrt führt eine Befriedigung der Bedürfnisse zu Motivation.

▶ Das Ziel Zufriedenheit am Arbeitsplatz wird durch vier aufeinander aufbauende Bedürfniskategorien definiert:

1. Die Existenzbedürfnisse: Dieser Begriff umfaßt die beiden ersten Stufen der Bedürfnispyramide. Im wesentlichen entspricht diese grundlegende Bedürfniskategorie den gesetzlichen Muß-Anforderungen. Das gilt sowohl für die tarifrechtlichen Bestimmungen als auch für die Umsetzung der Rahmenvereinbarungen gemäß § 75 Pflegeversicherungsgesetz.

2. Die sozialen Bedürfnisse: Voraussetzung für einen störungsfreien Arbeitsablauf ist die Befriedigung der sozialen Bedürfnisse. Dazu zählt in erster Linie die Absicherung der formellen Beziehungsstruktur, die durch Arbeitsplatzbeschreibungen, Führungsrichtlinien und eine Informationsstruktur gewährleistet ist. Diese Absicherung der formellen Arbeitsbeziehungen bezieht sich wiederum auf die Erfüllung der gesetzlichen Vorgaben des § 75 Pflegeversicherungsgesetz. Die Transparenz der informellen sozialen Beziehungen liefert zusätzliche Entscheidungskriterien für einen gezielten Personaleinsatz und die Personalgespräche im Rahmen der Personalfürsorge.

3. Die personenbezogenen Achtungsbedürfnisse: Effiziente Personalführung beruht auf der Befriedigung der Achtungsbedürfnisse des einzelnen. Dieses positive Führungsmittel umfaßt nicht nur Lob, Anerkennung und Akzeptanz, sondern beachtet überdies einen positionsentsprechenden Entscheidungsfreiraum mit dem Ziel, Eigenbstimmung und Eigenverantwortung zu gewährleisten und damit das Selbstwertgefühl des einzelnen zu stärken.

4. Die Wachstumsbedürfnisse: Jeder Mensch strebt danach, sich selbst – seinen Fähigkeiten, Fertigkeiten und Eigenschaften gemäß – zu verwirklichen. Ein Ziel, das zumindest bezogen auf den Arbeitsplatz zu realisieren wäre, wenn die Qualität der Führung immer der geforderten Qualität der Leistung entsprechen würde. Menschenkenntnis, Beziehungsfähigkeit sowie eine realistische Einschätzung der eigenen Person sind wesentliche Voraussetzungen, um dem einzelnen Mitarbeiter, dem Team, letztlich aber auch sich selbst eine Chance zu geben, das zu zeigen, was wirklich „in einem steckt".

Damit Motivation gelingt und kein Frust aufkommt, hier noch einmal die vier wichtigen „Bedürfnisformeln" als Gedächtnisstütze:

1. Vergleichbare *Leistung* muß sich in gleicher *Entlohnung* auszahlen, damit die existentiellen Grundbedürfnisse befriedigt werden.

$$\frac{\text{Leistung}}{\text{Entlohnung}} \quad = \quad \frac{\text{Leistung}}{\text{Entlohnung}}$$

(ich)   (Kollege)

2. Gerechtigkeit bei der Zuweisung fest umrissener *Aufgaben* und der *Beurteilung* der Leistung befriedigt die Sicherheitsbedürfnisse.

$$\frac{\text{Aufgabe}}{\text{Beurteilung}} \quad = \quad \frac{\text{Aufgabe}}{\text{Beurteilung}}$$

(ich)   (Kollege)

3. Gleichbehandlung der Teammitglieder durch ein ausgewogenes Verhältnis von *Vorteilen* und *Nachteilen* befriedigt die sozialen Bedürfnisse.

$$\frac{\text{Vorteil}}{\text{Nachteil}} \quad = \quad \frac{\text{Vorteil}}{\text{Nachteil}}$$

(ich)   (Kollege)

4. *Akzeptanz* der Person und *Lenkung* des Personaleinsatzes entsprechend der Befähigung des Mitarbeiters befriedigen die Achtungsbedürfnisse.

$$\frac{\text{Akzeptanz}}{\text{Lenkung}} \quad = \quad \frac{\text{Akzeptanz}}{\text{Lenkung}}$$

(ich)   (Kollege)

2.2 Konflikte und Konfliktauslöser am Arbeitsplatz

Aus Erfahrung wissen wir, daß die meisten Menschen die Qualität ihrer Arbeitsbeziehung an einem störungsfreien Betriebsklima messen. Die Kunst, Spannungen zwischen Menschen rechtzeitig zu erkennen, um damit Konflikte zu vermeiden und Mißverständnissen aller Art vorzubeugen, sind Fertigkeiten, die – wie vieles andere auch – erlernbar sind.

Genau so wichtig ist es jedoch, sich Konflikten zu stellen, das Konfliktpotential konstruktiv zu nutzen und sie schließlich auch zu bewältigen. Objektiv betrachtet ist ein Konflikt an sich noch nichts Negatives. Er hat vielmehr Signalfunktion und zeigt an, daß sich „Frust" aufgestaut hat, weil Bedürfnisse nicht befriedigt worden sind. Entscheidend ist demnach die Art und Weise, wie wir mit Konflikten umgehen, welche Vorkehrungen wir treffen, um das Konfliktpotential möglichst gering zu halten, damit Konflikte letztendlich nicht immer spontan als negativ angesehen werden. Denn mit dem Wort Konflikt verbinden zwei oder mehrere Menschen sehr verschiedene Vorstellungen und Empfindungen. Der eine sieht darin nur eine Meinungsverschiedenheit, ein zweiter denkt an Streit, ein dritter befürchtet schon gar einen kriegsähnlichen Zustand mit nicht wieder gut zu machenden Schäden. Die Intensität der Empfindungen ist zwar individuell verschieden, gemeinsam ist allen Vorstellungen jedoch ein gewisses Gefühl des Unbehagens, der Belastung und teilweise sogar der Bedrohung.

> Konflikte versetzen uns in Spannung, die oft als belastend erfahren und daher negativ erlebt wird.

Es ist deshalb kaum verwunderlich, daß viele Menschen, darunter auch junge, Konflikte beiseite schieben, verharmlosen, unterdrücken und verdrängen.

> Konflikte entstehen meist dann, wenn sich Widersprüche zwischen dem Gewünschten und dem Möglichen ergeben.

Vereinfacht ausgedrückt: Einer will etwas haben, das der andere nicht hergibt. Es fehlt an Übereinstimmung in bezug auf einen bestimmten Sachverhalt, eine bestimmte Situation, einen bestimmten Menschen, bestimmten Verhaltensweisen, Erwartungen und Bedürfnissen. Ziel der Konfliktpartner ist in der Regel, mehr Anerkennung und Macht zu gewinnen, ihre Interessen durchzusetzen, um dadurch einen höheren Status und größeres Ansehen zu erreichen. Das gilt gleichermaßen bei Konflikten zwischen Menschen, Gruppen und Institutionen.

2.2.1   Interpersonale Konflikte

Die Konfliktart, die uns in diesem Kapitel beschäftigen wird, ist diejenige, die wir wahrnehmen, von der wir betroffen sind, und zwar direkt oder indirekt. Sie ist dadurch charakterisiert, daß sie außerhalb unserer Person stattfindet. Man bezeichnet sie daher auch als zwischenmenschliche, soziale oder *interpersonale* Konflikte. Diese Konflikte spielen sich vornehmlich zwischen zwei Personen, einer Person und einer Gruppe oder auch zwischen Gruppen statt. Der Rahmen, in dem sie sich entwickeln, ist festgelegt: es ist unser Arbeitsplatz. Der Grund für ihre Entstehung liegt zum einen an den Bedingungen, unter denen wir arbeiten und zusammenarbeiten müssen, zum anderen an dem Verhalten von Personen, ihren unterschiedlichen Persönlichkeiten. Unzureichende Rahmenbedingungen, und das heißt meist nicht befriedigte Existenzbedürfnisse, lösen unnötige und damit vermeidbare Konflikte aus. Wenn zum Beispiel keine verbindlichen Arbeitsplatzbeschreibungen vorhanden sind, Zuständigkeiten eher beliebig festgelegt werden und Informationen nicht fließen, kann Arbeit nicht organisiert und Zusammenarbeit schlecht erwartet werden. Typische Beispiele hierfür sind Konflikte zwischen Mitarbeitern in einem Team, die gezwungen sind, tagtäglich ihren Arbeitsablauf zu koordinieren; oder diejenigen Konflikte, die zwischen zwei Schichten entstehen, die abwechselnd denselben Arbeitsbereich abdecken müssen. In einer groben Unterteilung können wir die drei wichtigsten Formen dieser Konflikte unterscheiden und darstellen (Abb. 2). Als erstes ist die *offene Konfrontation* oder *Auseinandersetzung* zu nennen.

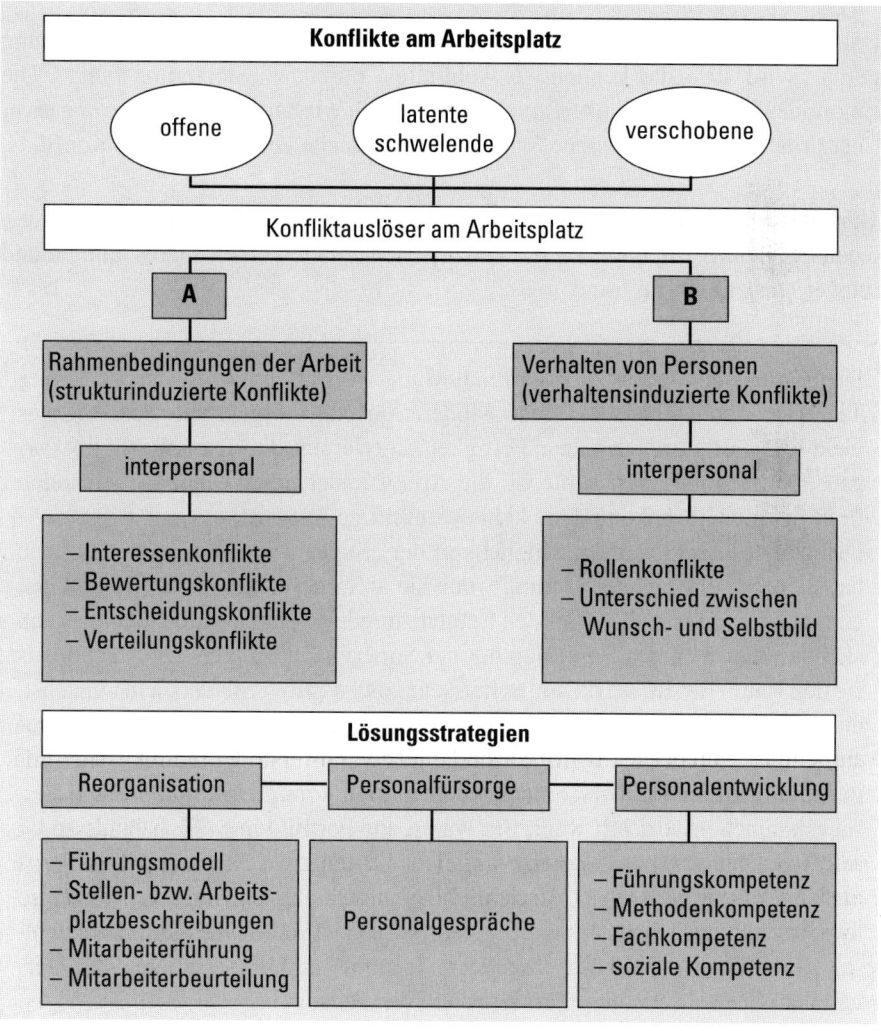

Die Arten von Konflikten am Arbeitsplatz und Lösungsstrategien   **Abb. 2**

> Die Stationsleitung schaut nervös auf die Uhr: bereits 18.30! Sie ist sich sicher, in der letzten Teambesprechung wurde 18.00 als fester Übergabetermin vereinbart. Verärgert beschließt sie, dieses Mal durchzugreifen. Endlich kommt Schwester Gudrun, ohne jedes Anzeichen von Eile oder gar schlechtem Gewissen. „Ab jetzt werden gefälligst auch Sie sich an Absprachen halten! Sie kommen eine halbe Stunde zu spät zum Übergabetermin. Schließlich habe ich mir meinen Feierabend verdient", faucht die Stationsleitung empört. „So lasse ich nicht mit mir reden", entgegnet Schwester Gudrun aufgebracht. „Ich fertige meine Patienten nicht einfach so ab wie ihr, sondern mir ist jeder einzelne wichtig, und da kann ich nicht ständig auf die Uhr sehen!"

Ein Wort gibt das andere. Der Ton, mit der eine solch offene Auseinandersetzung geführt wird, ist – das kennen wir wohl alle – durchaus „steigerungsfähig". Die Emotionen kochen hoch, überfluten den Verstand; wir bauen jede Menge negativer Energie auf. Die unweigerliche Folge ist eine deutliche Verschärfung des Konflikts.

Verdeckt schwelende Konflikte sind eine andere negative Form der sozialen Auseinandersetzung, die insbesondere das Arbeitsverhalten eines Teams lähmen und schwer „festzumachen" sind.

> Die Stationsleitung gibt sich wirklich Mühe. Sorgfältig hat sie sich auf dieses Teamgespräch vorbereitet, einen Moderationsplan ausgearbeitet, ihr eigenes Geld investiert, um diese neue Fertigkeit zu erlernen. Ihr Team macht ihr Sorgen. Die Stimmung ist schlecht, die Arbeit leidet; aber wenn sie jemanden fragt, was los ist, bekommt sie keine vernünftige Antwort.
> Der Träger bietet zwar die Möglichkeit der „Supervision" an, aber irgendwie hat sie dabei ein ungutes Gefühl, wenn sie an „ihr Team" denkt. Sie will erst einmal alleine versuchen, mit den Leuten zu reden. Wenn es nicht klappt, kann sie ja immer noch den Vorschlag mit der Supervision bringen. Doch schon als sie den Raum betritt, merkt sie, es herrscht „dicke Luft". Sie versucht zunächst, diese Wahrnehmung zu ignorieren, begrüßt ihr Team, baut den Flip-chart auf und verteilt Papier und Stifte. Bevor sie jedoch das erste Wort zum Thema sagen kann, wird sie unwirsch unterbrochen: „Ich komme mir hier wie ein Versuchskaninchen vor! Ich weiß, Sie waren auf Fortbildung, Sie haben's sogar selbst gezahlt, aber das ist noch lange kein Grund"… „Nun laß sie doch erst mal sagen, was sie vorhat!" unterbricht sie eine andere. „Wenn das wieder so losgeht, daß jeder eine andere Meinung hat! Da ist mit meine Zeit, ehrlich gesagt, zu schade!" erbost sich das älteste Teammitglied. Zustimmendes Gemurmel der übrigen Teilnehmer unterstreicht diesen Einwurf.
> Die Stationsleitung ist betroffen und ärgerlich. Sie versucht ihr Heil in der Flucht nach vorn: „Ich wollte euch den Vorschlag machen, in einem Team-

gespräch gemeinsam den Konflikten auf die Spur zu kommen. Wie ist es, sollten wir nicht einfach versuchen, offen miteinander darüber zu reden?" Ablehnendes Schweigen in der Runde ist die Antwort darauf. „Ich kann mir nicht vorstellen, daß so ein Gespräch etwas bringt", wirft jemand resigniert ein, „ehrlich gesagt, traue ich weder der Gruppe noch dir zu, mit diesem Problem alleine fertig zu werden."

Für die Stationsleitung war diese Erfahrung sehr frustrierend, ihr Selbstwertgefühl litt dabei sehr, und es ist ihr nicht zu verdenken, daß sie die Lösung des Problems „schwelende Konflikte im Team" nach oben delegiert hat. Zwar organisierte die Heimleitung daraufhin eine Supervision für das Team, aber aufgrund der absolut fehlenden Bereitschaft der Betroffenen konnte auch damit so gut wie nichts erreicht werden.

Schwelende Konflikte bedrücken und untergraben das Vertrauen in die Fähigkeiten und Fertigkeiten der Teammitglieder. Fast nie wird darüber gesprochen, aber das typische Unwohlsein der Gruppenmitglieder ist sehr wohl anhand einiger Indizien zu beobachten und festzumachen, wie an unserem Beispiel der mißlungenen Teamsitzung deutlich wird:

- Die Gruppenmitglieder sind ungeduldig miteinander und fallen sich ins Wort.
- Ideen werden angegriffen, noch bevor sie ganz ausgesprochen sind.
- Die Mitglieder ergreifen Partei und weigern sich nachzugeben.
- Sie können sich letztlich nicht über Pläne und Vorschläge einigen.
- Argumente werden mit großer Heftigkeit vorgetragen.
- Die Gruppenmitglieder greifen sich gegenseitig auf subtile Weise persönlich an,
- sie sprechen abfällig über die Gruppe und ihre Fähigkeiten,
- und widersprechen den Vorschlägen ihrer Leitung.

In Kapitel 5 „Wir in unserem Team" wird ausführlicher auf die Phasen der Teamentwicklung eingegangen und ein Vorschlag unterbreitet, wie man spielerisch und ganz anonym die „Mauer des Schweigens" durchbrechen kann.

Am irritierendsten aber sind für die meisten Menschen die sogenannten *„verschobenen" Konflikte*. Der Volksmund hat für diese Konfliktform eine einleuchtende Beschreibung: „Nach oben buckeln und nach unten treten."

Eine Heimbewohnerin bittet darum, ihr Geld im „Giftschrank" aufzubewahren. Da die Bewohnerin der Stationsleitung vertraut und außerdem Kenntnis davon hat, daß nur zwei Schlüssel zu diesem Schrank existieren, die beide im Besitz der Stationsleitung sind, weiß sie ihr Geld gut aufgehoben. Ordnungsgemäß verschließt die Stationsleitung das Geld im Medikamentenschrank. Noch am gleichen Tag beschwert sich dieselbe Bewohnerin bei dem Heimleiter, daß in seinem Haus ihrer Meinung nach gestohlen werde und sie besondere Angst um ihr Geld habe. Der Heimleiter überzeugt die Bewohnerin, aus Sicherheitsgründen ihr Geld doch lieber in die Verwaltung zu geben. Die Stationsleitung entnimmt das Geld daraufhin dem Medikamentenschrank, macht einen Eintrag in die Dokumentation und übergibt das Geld in der Verwaltung.

Am nächsten Tag kommt der Heimleiter auf die Station und behauptet, er hätte das Geld nicht zur Aufbewahrung erhalten. „Aber sehen Sie doch mal im Giftschrank nach", meint er spitz zur Stationsleitung. Und tatsächlich, da ist das Geld! Betroffen und verwirrt reagiert die Stationsleitung mit einer Entschuldigung auf diesen unerklärlichen Vorfall. Sie fühlt sich zu Unrecht beschuldigt und ist wütend, wagt aber nicht, dem Heimleiter „die Stirn zu bieten" und ihn zur Rede zu stellen. Aus Angst vor ihm „schluckt sie ihren Ärger vielmehr herunter".

Kurz nach diesem peinlichen Vorfall auf der Station ist eine Teambesprechung angesetzt. Die Mitarbeiter erkennen „ihre" Stationsleitung nicht wieder! Sie wird laut und ergeht sich in wilden Beschuldigungen, sogar Beschimpfungen. Niemand weiß, woran er ist, worum es geht. Das Team ist gründlich gefrustet, der Tag für die Teammitglieder gelaufen.

Erst Tage danach kann der wahre Hergang des Vorfalls rekonstruiert werden. Der Heimleiter selbst hatte mit seinem Generalschlüssel den Medikamentenschrank geöffnet und das Geld hineingelegt. Nach eigenem Bekunden wollte er der Stationsleitung „eins auswischen". Als Grund hierfür nannte er Ärger über sie, denn erst kürzlich hatte sie um eine längere Beurlaubung gebeten.

Ganz typisch für einen verschobenen Konflikt gibt es hier zwei Beteiligte, die sich scheuen, dem anderen ihren Ärger, ihre Enttäuschung und Betroffenheit direkt „ins Gesicht" zu sagen. Der Heimleiter hatte sich über „seine Stationsleitung" geärgert und war wohl auch gekränkt, weil „sie ihn so einfach im Stich läßt". Offensichtlich wurde ein Bedürfnis des Heimleiters nicht befriedigt – in der Seminarrunde haben wir auf persönliche Achtungsbedürfnisse getippt – und es hatte sich Frust aufgestaut. Trotz alledem hatte er der Stationsleitung den Urlaub bewilligt. Natürlich war dadurch sein Frust nicht abgebaut! Deshalb ergriff er die erstbeste Gelegenheit, „seine Stationsleitung" so richtig „vorzuführen".

Und die Stationsleitung? Bei ihr waren wir nicht auf Vermutungen angewiesen, denn sie saß ja unter uns. „Ich hatte ein Gefühl, als würde mir der Kopf platzen vor Wut! Aber ich konnte doch den Heimleiter nicht... Ich hatte auch ein schlechtes Gewissen wegen der Beurlaubung. Als ich dann in die Teambesprechung ging, war immer noch soviel Wut in mir, daß ich sie einfach ‚rauslassen' mußte! Hinterher hat es mir furchtbar leid getan, und ich habe mich für mein Verhalten bei meinem Team auch entschuldigt."

Alle drei Konfliktformen treten – genau wie im Privatleben – mit verschiedenen Themenschwerpunkten in Erscheinung. Ich gehe in eine offene Auseinandersetzung mit meinem Partner wegen leidiger Geldprobleme, orte einen schwelenden Konflikt im Kreise meiner lieben Freundinnen und entlade den aufgestauten Ärger in einer unangemessenen Überreaktion an meist völlig Unbeteiligten. Im Arbeitsalltag können zusätzlich „sensible Bereiche" abgesteckt werden, in denen unterschiedliche Konfliktursachen einen entstandenen Konflikt auch gleich mit benennen. Aus der „Hitliste" meiner Praxisbeispiele sind sie in der Reihenfolge ihres Auftretens in der linken Hälfte von Abbildung 2 aufgelistet.

Ohne meinen Seminarteilnehmern im nachhinein „zu nahe treten" zu wollen, kann ich eine kritische Anmerkung nicht unterlassen. Mir fällt auf, daß der Entscheidungskonflikt zwar genannt, aber immer mit schlechtem Gewissen kommentiert wird. Wenn wir hier aber über Konflikte in Zusammenhang mit den Rahmenbedingungen der Arbeit sprechen, dann ist der Entscheidungskonflikt an erster Stelle zu nennen. Der Entscheidungs- oder auch Normkonflikt ist im Arbeitsalltag eng verbunden mit den Begriffen Hierarchie und Norm. Das bedeutet, je höher meine Position in der Hierarchie einer Einrichtung ist, desto größer und verbindlicher sind die Entscheidungsbefugnisse, die ich wahrnehmen muß. Das gilt zum Beispiel in bezug auf Satzungen konfessioneller Gemeinschaften oder ganz aktuell in bezug auf gesetzliche Anforderungen der Pflegeversicherung. Überspitzt formuliert könnte man sagen, alle Veränderungen, die aufgrund des Pflegeversicherungsgesetzes vorgenommen werden müssen, sind bereits vorprogrammierte Entscheidungskonflikte.

Der Entscheidungskonflikt schließt jedoch immer auch Entscheidungsverantwortung mit ein, und zwar in einem doppelten Sinn: zum einen Verantwortung gegenüber den Normen, die eingehalten werden müssen; zum anderen Verantwortung gegenüber meinen Mitarbeitern, denn nur mit ihnen kann ich Entscheidungen umsetzen und Ziele erreichen. Und auch das ist klar: Je häufiger derartige von den Mitarbeitern als „praxisuntauglich" eingestufte Anforderungen diese in die Pflicht nehmen, desto größer werden auch die Widerstände sein. Das gilt insbesondere für ältere Mitarbeiter beiderlei Geschlechts, für die immer öfter das zweite Gebot der Rheinländer zu gelten scheint: „Denn et het noch emmer joot jejange!"
Zweifelsohne werden Entscheidungskonflikte um so belastender für Mitarbeiter in der Leitungsebene, je kleiner ein Betrieb oder eine Einrichtung ist, wo jeder jeden kennt. Das Wissen um die persönlichen Schwierigkeiten und Nöte einzelner Mitarbeiter führt häufig dazu, so jedenfalls meine Beobachtung, daß anstehende Entscheidungen und die damit möglicherweise verbundenen Konflikte halbherzig angegangen oder gar „ad acta" gelegt werden. Daß damit niemandem gedient ist, liegt auf der Hand.

Lassen Sie uns nochmals den Entscheidungskonflikt charakterisieren:
1. Sein Hauptmerkmal ist, daß er positionsgebunden und normorientiert ist. Verständlicher ausgedrückt heißt das: Von der stellvertretenden Stationsleitung bis hinauf zur Heimleitung bzw. dem Geschäftsführer mehrerer Häuser fallen Ent-

scheidungen an. Entsprechend den unterschiedlichen Positionen differieren die Entscheidungen in ihrer Tragweite und Bedeutung in bezug auf die Verantwortung für das Ganze.

2. Jede Position hat, zumindest sollte sie haben, die ihr eigens zugewiesene Entscheidungsbefugnis für die Umsetzung bestimmter Muß-Anforderungen. Hierzu gehören die Erarbeitung von Standards, die Einrichtung von Qualitätszirkeln, die Erarbeitung einer Pflegekonzeption, die Erstellung eines Qualitätshandbuches, die Entwicklung eines Fortbildungsplanes und, nicht zu vergessen, die Erarbeitung von Stellen- und Arbeitsplatzbeschreibungen! Dies sind nur einige Beispiele dieser „normorientierten" Anforderungen, die Liste ist bedeutend länger.

3. Alle diese Entscheidungen werden aufgrund *objektiver Vorgaben* getroffen und können damit auch mit diesen begründet werden.

4. Normorientierte Entscheidungen schließen Kompromisse aus. Es gibt natürlich Ausnahmen, aber bösartige Zungen bezeichnen diese dann als „faule Kompromisse".

> Konflikte zwischen Personen in unterschiedlichen hierarchischen Positionen, die auf Unterschiede in Zielen, Werten, Informationen und Normen zurückzuführen sind, werden als Enscheidungskonflikte bezeichnet.

Und nun das Beispiel aus der Praxis:

> Frau S., 53 Jahre alt, arbeitet seit 25 Jahren als ungelernte Pflegekraft in einer Einrichtung. Sie hat Freude an ihrer Arbeit und versieht diese auch zur Zufriedenheit der Stationsleitung. Auffällig ist nur, daß sie sich, wo immer es geht, um den „schriftlichen Kram" drückt. Dafür kann sie gut mit den Bewohnern umgehen und ist bei diesen auch sehr beliebt. Aufgrund der gesetzlichen Anforderungen – und auch, weil insbesondere in diesem Haus immer wieder Mängel auffallen – ordnet der Träger eine Fortbildung in Sachen Dokumentation an. Als Frau S. davon erfährt, bittet sie ihre Vorgesetzten eindringlich um Befreiung von dieser Veranstaltung. Ihrem Wunsch kann nicht entsprochen werden, und in einem längeren Gespräch werden Frau S. auch die zwingenden Gründen für ihre Teilnahme an dieser Fortbildung dargelegt. Doch Frau S. ist uneinsichtig, empfindet das Ganze als Schikane. „Was heißt denn hier Pflicht zur Fortbildung? Aus dem Schulalter bin ich schließlich raus!" Enttäuscht und verärgert verläßt Frau S. das Zimmer. Bereits am nächsten Tag ändert sich ihr Verhalten. Die Freude an der Arbeit und ihr Engagement scheinen verflogen, sie wird häufiger krank und kündigt schließlich.

Die Ursache für diesen Entscheidungskonflikt ist klar ersichtlich. Normen, Werte und Ziele der beiden Vorgesetzten waren andere als die von Frau S. Selbst die offensichtliche Informationslücke brachte bei Frau S. keine Einsicht gegenüber den sachlichen Anforderungen oder appellierte gar an ihre Loyalität den anderen gegenüber.

Eine andere subtile Konfliktart, die ebenfalls sehr häufig ist und sich besonders gern im Team einschleicht, ist der *Interessenkonflikt*. Subtil deshalb, weil dieser Konflikt manchmal wie der „Wolf im Schafspelz" auftritt:

In einem Heim wird ein Bewohner aufgenommen, der gelähmt ist, nur sein Hals ist noch eingeschränkt beweglich. Der Bewohner ist 39 Jahre alt und wird als attraktiv beschrieben. Durch die veränderten Anforderungen der Pflegeversicherung muß die Betreuung solch schwerer Fälle eingeschränkt werden. Dennoch konzentriert sich ein Teammitglied weiterhin ausschließlich auf die Betreuung dieses gelähmten Bewohners. Auch ihre Freizeit und Teile ihres Urlaubs verbringt die Mitarbeiterin mit dem Bewohner.
Dienstanweisungen zur Übernahme anderer Arbeiten bzw. Betreuung anderer Bewohner werden von der Mitarbeiterin trotz mehrmaliger Gespräche mit der Pflegedienstleitung und einer erfolgten Abmahnung ignoriert. Im Verhalten der Mitarbeiterin ändert sich nichts. Mittlerweile sind die anderen Teammitglieder verärgert, was zu erheblichen Spannungen im Team führt. Die Pflegedienstleitung hat jedoch resigniert, ist „mit ihrem Latein am Ende". Denn insgeheim, so stellt sich nachträglich heraus, bewundert die Pflegedienstleitung die „selbstlose" Haltung ihrer Mitarbeiterin und hat Angst, daß der Bewohner sich etwas antun könnte, wenn eine Kündigung gegenüber „seiner Betreuerin" ausgesprochen würde.

Dieses Beispiel läßt die unvereinbaren Interessen deutlich werden. Das Interesse der Pflegedienstleitung in ihrer Funktionsrolle ist eindeutig: Sie muß die objektiven Auflagen erfüllen und trägt überdies die Verantwortung für die Arbeitsfähigkeit ihres Teams. Sie hat auch folgerichtig verschärfte Schritte eingeleitet, indem sie eine Dienstanweisung gab, mehrere Kritikgespräche führte und eine Abmahnung aussprach. Bis zu diesem Punkt eine Vorgehensweise, wie sie auch einen Entscheidungskonflikt charakterisiert. Entscheidungen müssen aber auch durchgesetzt werden, insbesondere dann wenn, wie in diesem Beispiel, sämtliche Maßnahmen in einer geradezu provokativen Weise mißachtet werden. Aber laut eigener Aussage ist die Pflegedienstleitung „mit ihrem Latein am Ende". Sie gibt auf und blockiert damit ihr anfänglich zielgerichtetes Handeln. Der Konflikt ist nicht mehr positions- und normorientiert bestimmt, sondern wird durch einen unsachlichen und subjektiven Aspekt verzerrt. Denn die Pflegedienstleitung bewundert die „selbstlose Haltung" ihrer Mitarbeiterin und hat Angst, daß sich der Bewohner nach einer Kündigung seiner Betreuerin etwas antun könnte. Damit ist der Weg für die Miarbeiterin frei, ihre eigenen Interessen durchzusetzen. Welche Interessen das wohl waren, darüber haben wir im Seminar bei der Besprechung dieses Falles wild spekuliert! Ihre persönlichen Interessen hat sie jedenfalls dramatisch und gekonnt als „vorbildlich selbstlose" Haltung verkauft. Ein rücksichtsloser „Ego-Wolf" hat sich lammfromm in einen Schafspelz gehüllt und damit genau erreicht, was er wollte. Und die arme Pflegedienstleitung? Sie hat sich täuschen lassen, ein schlechtes Gewissen bekommen, mit ihren eigenen Worten: „Ich kann mir einfach keinen Bewohner vorstellen, für den ich mich so aufopfern würde!" Wie an diesem Fall demonstriert:

> Durch unvereinbare Interessen wird subjektiv zielgerichtetes Handeln blockiert. Gelingt es nicht, die Meinungsunterschiede der beteiligten Personen zu beheben, führt das letztlich zu unsachgemäßen, mitunter schmerzlichen Kompromissen.

Die Ursache für eine andere Konfliktform verbirgt sich bereits in ihrem Namen: Zwei Personen nehmen einen Sachverhalt unterschiedlich wahr, haben andere Werte, eigene Sichtweisen der Situation und individuelle Schwerpunkte, nach denen sie bewerten und urteilen. Ein *Bewertungskonflikt* kommt immer dann vor, wenn Kriterien für die Bewertung einer bestimmten Sache oder Situation nicht abgesprochen und festgelegt sind. Besonders nachteilig wirkt sich ein Bewertungskonflikt dann aus, wenn es um die Bewertung einer Person und deren Eignung für eine bestimmte Position geht, wie dieses Beispiel zeigt:

In einer großen Einrichtung wird die Stelle einer „qualifizierten und erfahrenen" Pflegedienstleitung ausgeschrieben. Aus etlichen Bewerbungen werden schließlich zwei Interessenten für ein Vorstellungsgespräch eingeladen: eine etwas reifere Kandidatin mit langjähriger Berufserfahrung und sehr guten Zeugnissen und eine etwas jüngere Interessentin, die ihre Qualifikation durch ein Studium der Pflegewissenschaft nachweist. Beim Bewerbungsgespräch sind neben der Heimleitung ein Vertreter des Personalrats und die Stationsleitung anwesend. Im Verlauf des Gesprächs, insbesondere immer dann, wenn Fachkompetenz zu „kniffligen" Alltagssituationen der Pflege zur Sprache kommt, überzeugt nach Ansicht der Stationsleitung die Bewerberin mit der langjährigen Praxiserfahrung. Die Stationsleitung kann sich jedoch mit ihrer Bewertung nicht durchsetzen, denn die Heimleitung ist anderer Ansicht. Sie verspricht sich durch die jüngere Kandidatin einen „Image-Gewinn" für ihre Einrichtung und deren Ruf. Trotz erheblicher, begründeter Bedenken macht gegen den Widerstand der Stationsleitung die Bewerberin mit „wissenschaftlichem Hintergrund" das Rennen.

Dieses Beispiel zeigt die negative Auswirkung unterschiedlicher Bewertungskriterien, die zuvor nicht diskutiert wurden oder bekannt waren. Während die Stationsleitung offensichtlich dem mehr bodenständigen Hineinwachsen in eine Position und der Praxiserfahrung den Vorzug gibt, bewertet die Heimleitung den theoretischen Hintergrund der Bewerberin höher und sieht darin einen zusätzlichen Statusgewinn für ihr Haus. Natürlich gibt es noch viele andere Beispiele für Bewertungskonflikte. Deshalb werden wir dem Bewertungskonflikt auch im nächsten Kapitel wieder begegnen. Zunächst aber sollten wir festhalten:

> Unzureichende Absprachen und das Versäumnis, für alle Sach- und Fachgebiete eindeutige Beurteilungskriterien festzulegen, führen in einer Arbeitsorganisation zu Bewertungskonflikten.

Auch bei der letzten Konfliktart, dem *Verteilungskonflikt*, gibt es charakteristische Merkmale. Zumeist tritt dieser Konflikt bei der Verteilung von benötigtem Material, Sachmitteln, Geld oder auch Personal zu Tage, wie das folgende Beispiel verdeutlicht:

> Ein großer Träger mit vierzehn Einrichtungen betreibt durch seine Zentralverwaltung eine Personalpolitik, die für die Heimleitungen schon lange nicht mehr nachvollziehbar ist. So haben sich im Laufe der letzten Jahre zwei Häuser herauskristallisiert, die sich sowohl bezüglich der fachlichen Qualifikation der Mitarbeiter als auch im Hinblick auf das Betriebsklima von den übrigen Häusern negativ unterscheiden. Insbesondere ein Haus steht im Ruf, durchweg renitente Mitarbeiter zu haben. Auf wundersame Weise vermehren sich diese, denn in der Personalabteilung hat sich die bequeme Lösung eingebürgert, „schwierige" Mitarbeiter in eines der beiden Häuser „wegzuloben", wenn es sein muß, sogar eine Stufe höher. Als Konsequenz dieser Praxis haben die Mitarbeiter Angst und äußern die Befürchtung, aufgrund von Fehlleistungen in das Haus mit dem schlechteren Ruf regelrecht „strafversetzt" zu werden.

Dieses Beispiel ist bedenkenswert, denn bei Auswertung der Zusatzinformationen stellte sich heraus, daß die gefürchteten Sanktionen der „Strafversetzung" lediglich auf der jeweils subjektiven Einschätzung der Vorgesetzten beruhten. Objektive, „veröffentlichte" Kriterien der Leistungsbeurteilung waren in keinem der Fälle vorhanden. Die Vermutung, daß Verteilungskonflikte zum Thema Personal häufig durch Ausschluß oder Bestrafung unliebsamer Mitarbeiter ausgetragen werden, wird leider des öfteren durch Verfahrensweisen der Praxis bestätigt, wie das obige Beispiel zeigt.

Halten wir fest:

> Alle Konflikte zwischen Menschen am Arbeitsplatz sind soziale Konflikte, in denen zwei oder auch mehrere Beteiligte, die zusammenarbeiten müssen, mit Nachdruck versuchen, gegensätzliche Handlungspläne zu verwirklichen.

2.2.2   Intrapersonale Konflikte

Bislang haben wir die unterschiedlichen Formen der sozialen Konflikte besprochen und an den Beispielen gesehen, daß unzureichende Rahmenbedingungen und fehlende Strukturen die Zusammenarbeit unnötig erschweren. Wir haben festgestellt, daß es erst aufgrund fehlender Strukturen möglich wird, unterschiedliche oder sogar gegensätzliche Handlungspläne zu verwirklichen. Alle diese Konflikte haben zwischen Personen stattgefunden, gleichgültig ob zwischen einer Person und einer Gruppe oder zwischen Gruppen. Deshalb wurden sie auch als *interpersonale* oder soziale Konflikte bezeichnet. In solchen Konflikten können wir, wenn Sie so wollen, unseren Gegenspieler, unseren Kontrahenten ausmachen und versuchen, uns gegen ihn zu wehren. Obwohl wir also als Person in diese Konflikte involviert sind oder sein können, finden sie außerhalb unserer Person statt, denn unsere Frustrationsenergie richtet sich gegen die andere Person. Zu allem Überfluß – oder sollte man besser sagen Überdruß! – gibt es nun aber noch Konflikte, die *innerhalb* unserer eigenen Person stattfinden. Man bezeichnet sie als *intrapersonale* Konflikte. Ihre Ursachen sind wohl uns allen bekannt. Wir unterscheiden den sogenannten *Rollenkonflikt* und den Konflikt, der entsteht, wenn das „Wunschbild" meiner Selbst und das reale Selbstbild weit differieren.

Zum besseren Verständnis des Rollenkonflikts, der gleich wie gewohnt an Beispielen demonstriert werden soll, vorab eine kurze theoretische Erläuterung. Der Begriff der „Rolle" kommt aus der Soziologie. Diese Theorie besagt, daß in jeder Kultur bzw. Gesellschaft unterschiedliche Rollen festgelegt sind. Aufgrund von Normen oder verbindlichen Regeln werden definierte Verhaltensanforderungen an die „Rollenträger" festgesetzt. Für die Mitglieder einer Gesellschaft oder Gruppe werden dadurch Orientierungspunkte markiert, an denen bestimmte Verhaltensnormen den Erwartungen entsprechen müssen (Rolle des Autofahrers bzw. des Fußgängers im Straßenverkehr). Weiterhin werden primäre oder angeborene Rollen (z. B. weiblich) von den erworbenen bzw. Funktionsrollen (z. B. Stationsleitung, Pflegedienstleitung) unterschieden. Damit wird deutlich, daß jeder von uns verschiedene Rollen zugeschrieben bekommen hat. Die Gleichzeitigkeit, mit der wir verschiedene Rollen innehaben müssen, und die damit verbundenen unterschiedlichen Verhaltensanforderungen und Erwartungshaltungen machen den sogenannten Rollenkonflikt aus. Durch Erziehung oder auch später erfolgte Prägungen entstehen die sogenannten „Rollenleitbilder", die für das Verhalten gleichsam eine Vorbildfunktion haben. Hat man zum Beispiel selbst eine liebe und zugewandte Mutter gehabt, die viel Zeit für einen hatte, so erwirbt man natürlich ein ganz anderes Rollenverständis vom Muttersein, ein anderes Rollenleitbild als jemand, der in einem Heim aufwachsen mußte. Genauso ist es auch mit den „Leitbildern" für die Funktionsrollen. Ein als vorbildlich erlebtes Verhalten von Vorgesetzten setzt den Maßstab für das eigene spätere Handeln in derselben Funktion.

Wird das Leitbild als nicht positiv erlebt, kommt man unter Umständen in die gleiche Lage wie Herr S. in unserem am Schluß darzustellenden Beispiel. Es entsteht ein intrapersonaler Konflikt zwischen dem Wunschbild und der Realität meines Selbstbildes. Wir können also definieren:

> Ein Rollenkonflikt ist ein intrapersonaler Konflikt, der zwischen den verschiedenen Bestrebungen innerhalb derselben Person ausgetragen wird.

Und nun zu den versprochenen Beispielen:

> Schwester Helma ist mit Leib und Seele Krankenschwester und liebt ihren Beruf. Da sie in dem nahegelegenen Krankenhaus keine Arbeit fand, ist sie froh, im Altenzentrum der Stadt arbeiten zu können. Als geschiedene Frau und Mutter von zwei noch nicht schulpflichtigen Kindern ist Schwester Helma auf das Geld angewiesen.
>
> Wie bei allen alleinerziehenden Müttern bedarf es großer Fantasie und noch mehr an Organisationstalent, um die Beaufsichtigung der Kinder während der Arbeitszeit sicherzustellen. Doch immer dann, wenn eines der Kinder krank ist, gerät alles durcheinander. Zwar kommt man ihr, soweit es geht, in der Einrichtung entgegen, denn sie wird als versierte Arbeitskraft geschätzt. Aber Schwester Helma weiß, daß es da Grenzen gibt. Immer häufiger geht sie mit einem unguten Gefühl zur Arbeit.
>
> „Bin ich eine schlechte Mutter, weil ich mich nicht genügend um meine Kinder kümmern kann? Was wird wohl aus ihnen werden?... Ich selbst wollte ja auch nie ein ‚Schlüsselkind‘ sein!" Diese Sorgen belasten sie sehr und machen sich zunehmend auch in ihrem Arbeitsverhalten bemerkbar. Sie wirkt gehetzt und unkonzentriert und schließt sich mehr und mehr aus dem Team aus. Ohne es zu wollen, wird Schwester Helma zu einem „Problemfall" für ihre Pflegedienstleitung.

Ein typischer, vornehmlich weiblicher Rollenkonflikt, und zwar zwischen dem selbst erfahrenen und daher prägenden Rollenverständnis einer Mutter und der Berufsrolle in ihrer Funktion als Krankenschwester. Folgendes wird an diesem Beispiel deutlich: Schwester Helma möchte einerseits eine gute Mutter sein so wie sie es versteht; zum anderen möchte sie aber auch gern, und muß vor allem, ihrem Beruf nachgehen. Sie wird diesen Rollenkonflikt durch eine „Pro-und-contra-Argumentation" mit sich selbst ausmachen müssen, denn von außen ist in solchen Fällen nur begrenzt Hilfe möglich. Die grundsätzliche Entscheidung kann ihr niemand abnehmen.

Vielleicht werden Sie jetzt sagen, das ist ja auch Privatsache, da man sich ungefragt nicht einzumischen hat. Im Prinzip ist das richtig, doch wie wir an dem Beispiel gesehen haben, wirkt sich jeder nicht behobene intrapersonale Konflikt über kurz oder lang auf unser Verhalten aus. Da aber unser Verhalten am Arbeitsplatz, der Umgang miteinander maßgeblich das Betriebsklima bestimmt, ist es wichtig, gerade auch diesen Aspekt der Rahmenbedingungen der Arbeit näher in Augenschein zu nehmen.

Ein Beispiel für den Rollenkonflikt zwischen den Funktionsrollen ist der Konflikt einer Altenpflegerin, die zugleich Teammitglied und Vorgesetzte dieses Teams ist. Hierbei ist es interessant, die Betroffen selbst zu Wort kommen zu lassen. Anhand von vier einfachen Fragen habe ich Teilnehmer eines Stationsleiterlehrgangs aufgefordert, diesen Rollenkonflikt zu beschreiben. Professionell wird dieses „Vier-Fragen-Feld" als *Problem-Analyse-Schema* bezeichnet, ein Instument aus der Moderation. Das Problem, das die Gruppe bearbeitet hat, heißt also: Rollenkonflikt der Stationsleitung. Es soll anhand von Abbildung 3 besprochen werden.

Zu Frage 1: Wie äußert sich das? (das Problem des Rollenkonflikts)

Niemand kann derart exakt beschreiben, wie ein Problem sich äußert, wie die Betroffen selbst. Man erhält eine treffende Beschreibung des *Ist-Zustandes,* wie er sich im Verhalten auswirkt. Ordnen wir die in der Reihenfolge ihrer Nennung aufgelisteten Indizien den Stufen der Bedürfnispyramide zu, ergeben sich folgende Überlegungen.

Bezeichnend ist das an erste Stelle gesetzte Kompetenzgerangel. Es steht für den Frust aufgrund der nicht befriedigten Sicherheitsbedürfnisse. Betrachten Sie die nachfolgenden Nennungen, so fällt auf, daß es sich ausschließlich um psychosoziale Indizien handelt, die allesamt etwas mit den Sozialbedürfnissen (Stufe II) und den personenbezogenen Achtungsbedürfnissen (Stufe III) der Bedürfnispyramide zu tun haben. Es wird deutlich, daß nicht befriedigte Sicherheitsbedürfnisse (Stufe I), etwa eindeutige Kompetenzen und Zielvorgaben, so demotivieren, daß sie weitreichende frustrierende Auswirkungen auf das persönliche Befinden haben. Man wird unzufrieden, vermißt Anerkennung und Zusammenhalt im Team, bis hin zur Aggressivität bezüglich der Arbeit. Als Ausweg bleibt die „Flucht in die Krankheit" offen.

Zu Frage 2: Was sind die Ursachen?

Hier wird dem Problem genauestens auf den Grund gegangen. Plastischer kann es selbst ein As unter den Organisationsberatern nicht darstellen! Die Ursache für das Kompetenzgerangel sind die fehlenden Stellen- und Arbeitsplatzbeschreibungen. Was macht mich unzufrieden? Auch hier wird die Ursache eindeutig benannt: das mitunter tägliche Wechselbad zwischen Überforderung und Unterforderung. Aber sehen Sie sich doch bitte den Zusammenhang zwi-

---

1. Wie äußert sich das?	**2. Was sind die Ursachen?**
A. Kompetenzgerangel B. Unzufriedenheit C. Unwohlsein, keine Anerkennung D. Ausgrenzung aus dem Team E. Flucht in die Krankheit F. Blockade (mangelnde Konzentrationsfähigkeit) G. Schuldgefühle H. Aggressivität bezüglich der Arbeit	A. fehlende Arbeitsplatz- und Stellenbeschreibung B. Überforderung/Unterforderung C. unpopuläre Entscheidungen D. schwindendes Vertrauen, fehlende Kommunikation E. Entschuldigung nach innen und außen F. fehlende Unterstützung und Demotivation G. Erwartungshaltungen nicht erfüllen können H. psychische Überforderung, Resignation, „Totstellreflex"
3. Was könnte dagegen unternommen werden?	**4. Was spricht dagegen?**
– Organisationsstruktur in Ordnung bringen – kollegiale Beratung – Supervision – Bereichsleiter-Workshop – Bereitstellung eines gemütlichen Pausenraums – Möglichkeit zur Delegation – Coaching – gelenkte Selbstreflexion in Seminargruppen – Entspannungsübungen – autogenes Training	– Machtverlust der Leitungsebene – mangelnde Bereitschaft der Mitarbeiter zur Veränderung – Vorurteile der Vorgesetzten – fehlende Selbstdisziplin der Mitarbeiter – schlecht funktionierende Organisation – fehlende Fürsorge

Problem-Analyse-Schema: Rollenkonflikt der Stationsleitung (Erläuterung siehe Text) **Abb. 3**

---

schen den Punkten E, G und H an! Zum Beispiel der Punkt E: Eine durch fehlende Stabilität, Überforderung oder Spannungen unter den Kollegen als unbefriedigend erlebte Arbeitssituation wird mitunter als so bedrückend erfahren, daß die Flucht in die Krankheit eine Alternative ist. Sie ist der Grund, mich „nach innen und außen" zu entschuldigen, mich vor mir selbst und den anderen zu rechtfertigen.

Die Verknüpfung von Punkt G macht ein Problem deutlich, das die Entstehung des gefürchteten „Burn-out-Syndroms" erkennen läßt. Mit der Anforderung, Qualität in der Pflege zu leisten und zu sichern, sind die Erwartungen der Öffentlichkeit, insbesondere diejenigen der Angehörigen, gestiegen. Aufgebaute

Erwartungshaltungen werden die von außen und zusätzlich von der Leitungsebene mehr oder weniger direkt an die Basis weitergegeben. Das Ziel „Qualität in der Pflege" ist aber mit einer schlecht funktionierenden Arbeitsorganisation nicht zu erreichen. In der Praxis sieht es so aus, daß durch den Druck diffuser, da meist unstrukturierter Zielvorstellungen bei Mitarbeitern Ängste und Schuldgefühle ausgelöst werden, weil sie fürchten, die in sie gesetzten Erwartungen nicht erfüllen zu können. Der Grund für unzureichende Qualität der Arbeit ist aber, daß es den Mitarbeitern meist an organisationsbedingten Möglichkeiten dazu fehlt. Meine Erfahrungen haben gezeigt, daß es gerade in den Pflegeberufen Mitarbeiter gibt, die sich aufgrund fehlender Kriterien ihre eigenen Qualitätsziele stecken, indem sie die Erwartungshaltungen an ihre Arbeit subjektiv definieren. Um der eigenen Zufriedenheit willen ein gestecktes Ziel auch zu erreichen, opfern sie sich entweder in ihrer Arbeit auf oder setzen ihre Auffassung von Pflege auch als Maßstab für andere.

Damit wären wir wieder bei dem Stichwort „Kompetenzgerangel" und den frustrierten Sicherheitsbedürfnissen in unserer Pyramide. Als besonders bedenklich für die Qualität der Pflege sehe ich allerdings den Zusammenhang zwischen den Punkten H in den beiden ersten Feldern. Die psychische Überforderung, das heißt, einerseits meiner eigenen Unzufriedenheit Herr werden zu müssen, mich aber andererseits dem Patienten positiv zuwenden zu sollen, ist anstrengend und macht mich letztlich aggressiv auf meine Arbeit. Noch eindringlicher kann die derzeitige Situation in der Pflege aufgrund von Personalmangel nicht dargestellt werden.

Zu Frage 3: Was könnte dagegen unternommen werden?

Hier werden Vorschläge für Lösungsstrategien unterbreitet. An erster Stelle steht wieder die Forderung nach Struktur und Orientierung. Als besonders wichtige Forderung wurde dazu die Erstellung eines Pflegekonzeptes erwähnt, und zwar als ein – unter Mitarbeit der „Basis" – entwickeltes Programm, das verbindlich beschreibt, nach welchen Prinzipien Pflege durchgeführt werden soll, welche Leitideen und Grundhaltungen die Richtlinien des Handelns darstellen. Bei unterschiedlichen Pflegeleitbildern kommt es sonst zu einem besonders subtilen Kompetenzgerangel. Die anderen Vorschläge beziehen sich mehr auf institutionelle Angebote, Kraft auftanken zu können, sich unter Anleitung zu entspannen und das eigene Verhalten zu reflektieren. Diesem Wunsch nach Gelegenheiten, Streß mit professioneller Hilfe abzubauen, begegne ich immer wieder und finde ihn berechtigt und sehr wichtig.

Zu Frage 4: Was spricht dagegen?

Wußten Sie, daß Fortbildung auch Frust erzeugen kann? Als ich das erste Mal davon hörte, bezog ich das selbstverständlich auf Inhalte, Referenten, die Gruppe, oder, wie unser Institutschef zu sagen pflegt, auf ein unzureichendes „Ambiente". Weit gefehlt. Ich erfuhr, daß die Wahrheit des alten Sprichworts „Wissen ist Macht" sich wieder einmal bestätigte.

Von so manchem Teilnehmer habe ich schon diese resignierte Meinungsäußerung gehört: „Wenn man versucht, etwas umzusetzen, was man erfahren und gelernt hat, was einem einleuchtet und man auch verstanden hat, dann wird man abgeblockt. Die mangelnde Bereitschaft der Mitarbeiter zur Veränderung ist die eine Sache, gegen die man angehen muß, aber gegen den gefürchteten Machtverlust der Leitungsebene haben wir keine Chance." Leider kommt man nicht umhin, dieser Meinung beizupflichten. Hinzu kommt, daß mit Einführung der Pflegeversicherung ein geradezu blinder Aktionismus in puncto Beratung, Controlling und anderer betriebswirtschaftlicher Methoden eingesetzt hat, der sich fast ausschließlich auf die wirtschaftliche Rentabilität der Einrichtungen beschränkt. Keine Frage, die Einrichtungen sind gezwungen, wirtschaftlich zu arbeiten, sich auf dem Markt günstig zu positionieren und dem immer größer werdenden Konkurrenzdruck standzuhalten. Das darf jedoch nicht zu Lasten einer ebenfalls qualitätsorientierten Personalführung und Personalentwicklung gehen. Eine Personalentwicklung, die Fortbildung als Recht und Pflicht der Arbeitnehmer zur Weiterentwicklung begreift, macht nur dann Sinn, wenn Themenschwerpunkte nicht einseitig gesetzt werden und darüber hinaus bevorzugt den „gehobenen Leistungsträgern" vorbehalten bleiben. Die Chance zur Weiterentwicklung muß für alle Mitarbeiter gewährleistet sein. Nur durch das Umsetzen neuer Erkenntnisse im Arbeitsprozeß und die positive Erfahrung, daß sich etwas verbessert, erfolgreich oder streßfreier wird, sieht der einzelne die Möglichkeit, die Motivation, seine Wachstumsbedürfnisse zu befriedigen.

Das Ziel, zufriedene Mitarbeiter zu haben, ist ein Qualitätsziel, das so ausdrücklich in keiner der mannigfaltigen Anforderungen angemahnt wird. Der zufriedene Kunde hingegen ist die Zukunftsversicherung für alle. Nur, und daran sei immer wieder erinnert: Ohne zufriedene Mitarbeiter wird und kann es keine zufriedenen Kunden, Bewohner oder Patienten geben.

Gerechtigkeitshalber wollen wir die „männliche Quote" bei den intrapersonalen Konflikten nicht außer acht lassen. Irritationen durch das Auseinanderdriften von Wunschbild und Selbstbild sind wohl eher ein typisch männlicher intrapersonaler Konflikt.

Herr S. bezeichnet sich selbst als einen sehr ehrgeizigen Menschen. Sein Ziel ist, Geschäftsführer eines Verbandes zu werden, der mehrere Einrichtungen verwaltet. Was würde er alles anders machen! Auf alle Fälle erst einmal für Ordnung sorgen. Bei ihm könnte nicht jeder aus der Reihe tanzen und sein „eigenes Süpplein kochen". Streng, aber gerecht – jawohl, das wäre sein Motto! Nach fünf Jahren ist das Ziel erreicht.

Die ersten Schwierigkeiten in seiner neuen Funktion verzeiht er sich noch. Schließlich ist aller Anfang schwer. Als aber nach einem Jahr der Vorstand erhebliche Kritik, vornehmlich wegen finanzieller Fehlkalkulationen, anmeldet und mit Konsequenzen droht, ist der Zeitpunkt für Herrn S. gekommen, sein Tun selbstkritisch zu hinterfragen. Hat er es geschafft, Ordnung „in den Laden" zu bringen? War er wirklich durchsetzungsfähig und entscheidungsfreudig? Und vor allem, wurde er von seinen Mitarbeitern so respektiert, wie er sich das gewünscht hatte? Zumindest sich selbst muß er eingestehen, daß er seinem eigenen Wunschbild, seinen Zielen nicht entsprochen hat.

Dieser intrapersonale Konflikt, den Herr S. mit der offensichtlichen Differenz zwischen seinem Wunschbild – das sind meine Ziele, so möchte ich sein – und der ehrlichen Überprüfung des Ist-Zustandes seines Selbstbildes austrägt, bleibt nicht ohne Auswirkung auf sein Verhalten. Wir werden in einem der späteren Kapitel näher darauf eingehen. Zum Abschluß der Demonstration unserer zwei unterschiedlichen Beispiele für den intrapersonalen Konflikt sollten wir aber festhalten:

Obwohl für die Umwelt *unsichtbar* bleibt, was im Inneren der Persönlichkeit des Menschen während eines intrapersonalen Konfliktes abläuft, wird das Resultat seiner Entscheidung bzw. Bewertung letztlich im Verhalten dieses Menschen *sichtbar*.

2.3   Reaktionen auf Konflikte

Bislang haben wir viel über Konflikte erfahren, wir haben verschiedene Arten von Konflikten kennengelernt und an vielen Beispielen aus dem Arbeitsalltag versucht, sie nicht nur theoretisch abzuhandeln, sondern möglichst lebendig darzustellen. Wie aber reagieren wir auf diese Konflikte? Welche Möglichkeiten gibt es, den entstandenen Frust zu verarbeiten, und vor allem, welche Lösungsansätze sind vorhanden, um Konflikte konstruktiv zu bewältigen? Es ist erstaunlich, wieviel Möglichkeiten und Bewältigungsstrategien es gibt; sozusagen für jeden etwas. Grundsätzlich aber hängt die Art der Frustverarbeitung von den jeweils unterschiedlichen Erfahrungen, dem persönlichen Temperament und nicht zuletzt von unserem Selbstverständnis und Selbstwertgefühl ab.

So gibt es Menschen, die einen erheblichen Aufwand betreiben, indem sie gezielt Abwehrmechanismen einsetzen, um ihre „Selbstwertwaage" in der Balance zu halten. Verzeichnen solche Personen einen Mißerfolg und den damit verbundenen Frust, besteht zum Beispiel ein Abwehrmechanismus darin, die Gründe, die Verursachung des Mißerfolgs nach außen zu verlagern. Da sind „die Umstände" schuld, die permanenten „Störungen", die „Uneinsichtigkeit und Ignoranz" der anderen. Ja, sie gehen sogar so weit, daß sie einen Mißerfolg, den sie sich selbst zuschreiben müssen, mit der „momentanen Indisponiertheit" oder der „schlechten Tagesform" erklären. Damit haben wir bereits zwei Bewältigungsstrategien entlarvt:

1. die Verallgemeinerung und Projektion: es sind die unglücklichen Umstände, die anderen schuld; bis hin zu persönlichen Schuldzuweisungen;
2. die Idealisierung der eigenen Person: grundsätzlich kann man es ja, man war nur gerade „schlecht drauf".

Wir alle brauchen Streicheleinheiten, denken Sie an die Achtungsbedürfnisse der Stufe III unserer Bedürfnispyramide. Wenn aber keine Anerkennung und Aufmerksamkeit durch andere erfolgt, wir durch Arbeit und private Sorgen in hohem Maße „gefrustet" sind, dann ertappen wir uns schon einmal dabei, wie wir uns selbst „etwas Gutes" tun. Wir suchen einen Ersatz für die versagte Befriedigung bestimmter Bedürfnisse. Übergewichtige Kinder, die beständig vornehmlich Süßes in sich hineinstopfen, sind ein klassisches Beispiel hierfür. Wenn Sie also der Kaufrausch packt oder unerklärlicher Heißhunger Sie überfällt, könnte es sein, daß Sie gerade Ihren Frust verarbeiten durch die Bewältigungsstrategie:

3. Ersatzbefriedigung: Unbefriedigte Bedürfnisse werden umdefiniert und in einen Bereich transferiert, der eine momentane Befriedigung verspricht. Auf den ersten Blick eine scheinbar harmlose Bewältigungsstrategie, doch ist Vorsicht geboten, denn gesundheitsgefährdendes Suchtverhalten gehört auch zur Ersatzbefriedigung.

Die bisher erwähnten Möglichkeiten, auf Konflikte zu reagieren bzw. den Frust zu verarbeiten, werden bei flüchtiger Betrachtung durch Kollegen und Vorgesetzte meist nicht mit Konflikt- bzw. Frustverarbeitung in Zusammenhang gebracht. Dies zeigt sich darin, daß diese Formen der Verarbeitungsstrategie zumindest am Anfang noch allgemein mit Nachsicht behandelt werden. Da stimmt eben „die Chemie" zwischen zwei Personen nicht, ist jemand „mit dem linken Fuß aufgestanden" oder meint von sich sowieso, er sei der Größte. Ein gewiefter „Personaler" jedoch weiß, daß schon bei den Reaktionsmöglichkeiten 1 bis 3 das Motto gilt: Wehret den Anfängen! Insbesondere die Frustverarbeitung „Verallgemeinerung" und „Projektion" beinhalten bereits eine gefährliche Dynamik für gezieltes Mobbing und negative Flüsterpropaganda.

Nun gibt es aber viele Menschen, deren Belastungsgrenze äußerst gering ist. Meist hat sich aufgrund ihrer persönlichen Lebensgeschichte soviel unverarbeiteter

Frust aufgestaut, daß sie meinen, schwerlich weiteren Frust bewältigen zu können. Sie beanspruchen für sich die Verarbeitungsmethode, Frust spontan „rauszulassen" durch:

4. Abreaktion: „blind vor Wut" meist Unschuldige, vor allem aber Schwächere attackieren und jede Gelegenheit wahrnehmen zur
5. Bestrafung des oder der anderen.

Unnötig ist zu betonen, daß die Reaktionsmöglichkeiten 4 und 5 in keinem Fall geduldet werden können und dürfen. Im Gegenteil, bei einem solchen Verhalten liegt bereits eine handfeste Begründung für ein Kritikgespräch, eventuell sogar für eine Abmahnung vor.

Abbildung 4 zeigt diejenigen Reaktionen auf Konflikte, die wohl am häufigsten auftreten und von ihrem Reaktionsmuster bekannt sind. Im folgenden soll die Abfolge der verschiedenen Reaktionen diskutiert und gegebenenfalls mit einem Hinweis auf weitere Vertiefung des Themas versehen werden.

Wenn Bedürfnisse nicht befriedigt werden, entsteht Frustration, die Keimzelle, aus der Konflikte erwachsen. Abgesehen von den fünf erwähnten Möglichkeiten, Frustration zu verarbeiten, sollen grundsätzlich zwei Reaktionen auf Konflikte unterschieden werden: eine aggressive Reaktion **nach außen** sowie die Einbehaltung der negativen Frustrationsenergie in Form von Resignation.

Reaktionsmöglichkeit Aggression

Indizien einer **offenen** aggressiven Reaktion auf Konflikte:
- Eine direkte Konfrontation und Auseinandersetzung mit dem(n) Kontrahenten wird gesucht.
- Das Verhalten ist aufgrund von Mimik, Gestik und Stimme unschwer als aggressiv wahrzunehmen, mit der Absicht, daß es der Kontrahent auch als solches realisiert (Vergleich der „Drohgebärde" bei näheren Verwandten!).
- Es handelt sich immer um einen interpersonalen Konflikt, die Auseinandersetzung wird „Auge in Auge" geführt.
- Eine sachliche Argumentation ist unmöglich, da die „bedrohlichen" Sinneswahrnehmungen starke emotionale und keine rationalen Reaktionen zur Folge haben.
- Das Resultat der aggressiv geführten Auseinandersetzung ist eine Verschärfung des Konfliktes.

Indizien einer **verdeckten** aggressiven Reaktion auf Konflikte:
- Eine direkte Ansprache oder Aussprache wird bewußt vermieden.
- Das Verhalten des einzelnen wie auch der Gruppe entspricht den beschriebenen Beobachtungskriterien des *schwelenden Konfliktes*.

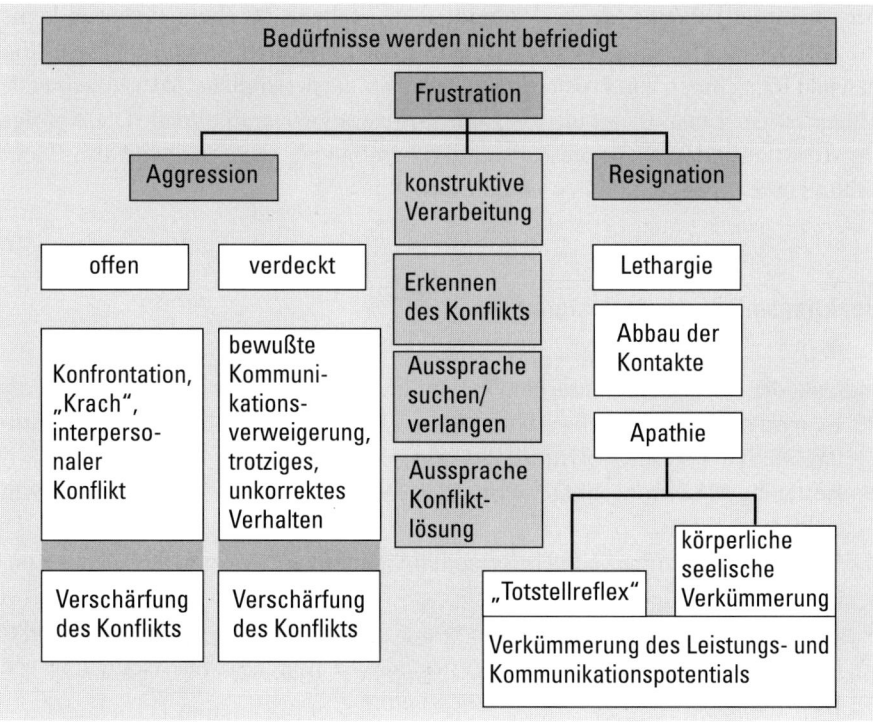

Reaktionen auf Konflikte   **Abb. 4**

● Typisch sind nonverbale Signale wie Abwenden des Kopfes, Verlassen des Raumes, abruptes Unterbrechen von Gesprächen, partielles Zuhören, Verweigern der Antwort bei Ansprache.

● Es handelt sich um einen verdeckten interpersonalen Konflikt.

● Das Resultat der verdeckt aggressiv geführten Auseinandersetzung ist immer eine Verschärfung des Konfliktes.

Für das Betriebsklima sowie für eine störungsfreie Zusammenarbeit ist es von größter Wichtigkeit, aggressiven und spannungsgeladenen Auseinandersetzungen rechtzeitig Einhalt zu gebieten. Im Rahmen der Personalgespräche hat deshalb das **Konfliktgespräch** eine besonders bedeutsame Funktion. Wir werden in Kapitel 6 näher darauf eingehen.

Der andere Versuch, Frustration zu verarbeiten, ist das Einbehalten der negativen Energie, sie **nach innen** und damit gegen die eigene Person zu richten. Bei dieser Bewältigungsstrategie geht es um eine besondere Form des intrapersonalen Konfliktes mit einer ausgeprägten Tendenz zur Resignation, die letztlich zur Selbstaufgabe führt. Eine solche Reaktion auf Konflikte hat ihren Ursprung meist in frühen traumatischen Ereignissen, die das Selbstwertgefühl eines Menschen stark beeinträchtigt haben. Sich zur Wehr zu setzen scheint für diese Personen keine mögliche Strategie und wird als unangemessenes Verhalten verworfen. Das Ertragen und Hinnehmen von Frustrationen weit über die persönliche Toleranzschwelle hinaus ist der Einstieg in eine resignative Frustrationsverarbeitung. Die Abfolge der Reaktionsindizien für diese Bewältigungsstrategie ist nur anhand von Beobachtungen zu ermitteln und zu beschreiben.

Reaktionsmöglichkeit Resignation

Indizien der resignativen Verarbeitung von Frustration:
- Es wird der Eindruck eines überwiegend lustlosen, antriebsarmen und desinteressierten Verhaltens vermittelt (Lethargie).
- Beständiger Leistungsabfall wird über einen begrenzten Zeitraum (2-3 Wochen) beobachtet.
- Geringe Ansprechbarkeit in informellen Situationen führt zum Abbau der Kontakte unter den Teamkollegen.
- Arbeitsanweisungen wird unzuverlässig nachgekommen. Häufige Unpünktlichkeit und apathisches Verhalten machen die psychosoziale Betreuung von Patienten bzw. Bewohnern zunehmend unmöglich.
- Als möglicher Ausweg wird gesehen: Flucht in die Krankheit oder Drogenmißbrauch bis hin zur vollständigen Verkümmerung des körperlichen und psychischen Kommunikationspotentials.

Im Rahmen der Personalfürsorge sind insbesondere die Vorgesetzten verpflichtet, solchen Auffälligkeiten in Leistung und Verhalten nachzugehen. Da hinter diesem resignativen Verarbeitungsversuch von Frustrationen häufig private Probleme und Konflikte stehen, muß über ein rechtzeitig geführtes Personalgespräch abgeklärt werden, ob bzw. welche Hilfsangebote gemacht werden können. Auch auf diesen Punkt wird in Kapitel 6 anhand von Fallbeispielen eingegangen.

„Probleme sind dazu da, damit sie gelöst werden können", heißt die sprichwörtliche Aufforderung, die aus der Richtung des positiven Denkens kommt. Lassen wir also die negativen Auswirkungen der Konflikte kurz außer acht und wenden uns den positiven Möglichkeiten einer **konstruktiven** Verarbeitung von Konflikten am Arbeitsplatz zu. Die hilfreichste Methode hierfür ist das Gespräch, für Führungskräfte auf allen Ebenen eine unerläßliche Voraussetzung, um überhaupt Mitarbeiter führen zu können. Auch hier sei zur weiteren Vertiefung der Problematik auf Kapitel 6 verwiesen.
Schritte einer konstruktiven Konfliktverarbeitung
- Der erste und wichtigste Schritt für eine erfolgreiche Bearbeitung ist das Erkennen des Konfliktes.

- Führen heißt immer auch „wissen, was los ist" an der Basis, bei meinen Mitarbeitern und, nicht zu vergessen, bei mir selbst! Veränderungen in Verhalten und Leistung werden durch Beobachtung festgestellt (vgl. hierzu Kapitel 4).
- Zu den Pflichten des Arbeitnehmers gehört, für den Erhalt seiner Arbeitskraft Sorge zu tragen. Das schließt die Verantwortung für die eigene Person und das Wahrnehmen ihrer Belastungsgrenzen mit ein. Ein selbstverantwortliches Handeln in diesem Sinne bedeutet, die Aussprache suchen mit Vorgesetzten und moderiert durch Dritte auch mit einem Kollegen oder dem Team.
- Ergeben die Beobachtungen anhand *transparenter* Beurteilungskriterien einen Leistungsabfall und darüber hinaus Abweichungen vom sonstigen Verhalten des Mitarbeiters, ist der bzw. die Vorgesetzte unter Beachtung des gesetzlichen Datenschutzes gehalten, eine Aussprache zu verlangen.
- Für das angesetzte Personalgespräch ist die Beherrschung der *sachlichen* Problemlösungsschritte eine notwendige, aber nicht hinreichende Bedingung für eine optimale Konfliktlösung. Hilfreich sind Kenntnisse in bezug auf effizientes Gesprächsverhalten, um die Beziehungen der Gesprächspartner untereinander klar, offen und eindeutig zu gestalten.
- Das Ergebnis der Konfliktlösung hängt selbstverständlich von dem Sachverhalt ab. Das kann von einfacher Entschuldigung über Einsicht, der Gewährung einer „zweiten Chance" bis hin zur Abmahnung und Androhung der Kündigung gehen.

Fassen wir noch einmal zusammen:

▶ Die beiden häufigsten Reaktionen auf Konflikte sind Aggression oder Resignation.

▶ Aggressive Reaktionen auf Konflikte sind soziale Auseinandersetzugen, die entweder in einer offenen Konfrontation mit einem Kontrahenten ausgetragen werden oder verdeckt als schwelender Konflikte auszumachen sind.

▶ Die aggressiven Reaktionen auf Konflikte führen immer zur Verschärfung des Konfliktes.

▶ Die resignative Reaktion auf Konflikte ist eine spezielle Form des intrapersonalen Konfliktes. Die Frustrationsenergie wird gegen die eigene Person gerichtet mit schwerwiegenden Folgen für die Arbeitskraft und Gesundheit eines Menschen. In diesem Zusammenhang sei das Stichwort Psychosomatik erwähnt.

▶ Im Rahmen der Personalfürsorge sind Leitungskräfte verpflichtet, durch gezielt anberaumte Personalgespräche eine konstruktive Konfliktlösung anzustreben.

3 Den Konfliktauslösern auf der Spur

3.1 Strukturinduzierte Konfliktauslöser

In Seminaren mache ich häufig die Erfahrung, daß Teilnehmer erstaunt feststellen, wieviel Konflikte zu vermeiden wären, wenn die Rahmenbedingungen der Arbeit sorgfältiger bzw. überhaupt definiert wären.

Welche Antworten würden Ihnen zum Beispiel auf die Frage einfallen: „Was stört Sie an Ihren persönlichen Arbeitsbedingungen am meisten?" Erfahrungsgemäß kommt da einiges zusammen, wenn man unversehens mit dieser Frage konfrontiert wird. Vielleicht gleichen Ihre Antworten meiner Wahrnehmung: An erster Stelle wird immer wieder eine fehlende klare Abgrenzung der Kompetenzbereiche genannt. Wer hat die Befugnis, Ziele zu definieren, Bewertungen vorzunehmen, Arbeitsanforderungen festzulegen und zu verteilen; und schließlich, wer hat die Kompetenz, Entscheidungen zu fällen, und muß Verantwortung übernehmen? Alles Fragen, die unbestritten etwas mit den Rahmenbedingungen der Arbeit, der Struktur einer Einrichtung zu tun haben.

Wir können daher definieren:

> Jeder Konflikt zwischen Mitarbeitern, der entsteht, weil Aufgaben, Kompetenzen und Verantwortung aufgrund unzureichender Rahmenbedingungen nicht geregelt sind, ist ein „strukturinduzierter" Konflikt.

Anhand der verschiedenen Beispiele im vorangegangenen Kapitel haben wir gesehen, wie individuelle – und damit zumeist gegensätzliche – Handlungspläne Konflikte auslösen. Eine reibungslose Zusammenarbeit in der Gruppe oder erst recht im Team ist aber auf verläßliche Orientierung und Regelung angewiesen. Erst dieser entlastende Effekt vermittelt uns die Sicherheit, „auf dem richtigen Platz" für unsere Arbeit gerüstet zu sein. Daher bilden auch die Sicherheitsbedürfnisse – wie wir uns erinnern – mit die Basis unserer Bedürfnispyramide.

Um diesen strukturinduzierten Konfliktauslösern auf die Spur zu kommen, werden wir in einem ersten Schritt die Verhaltens- und Beziehungsebene „ausblenden" und vorerst nur die Rahmenbedingungen des Arbeitsplatzes kritisch betrachten.

> Wir trennen die sachbezogenen Rahmenbedingungen des Arbeitsplatzes von dem Verhaltens- und Beziehungsaspekt.

Bei näherer Betrachtung lassen sich hier drei Problembereiche unterscheiden, denen größte Aufmerksamkeit geschenkt werden sollte, denn genau hier sind die Auslöser für die strukturinduzierten Konflikte zu suchen.

Problembereich I: die sachgerechte Aufbau- und Ablauforganisation

Dazu heißt es in § 75 Pflegeversicherungsgesetz: „Der Träger der Pflegeeinrichtung regelt im Rahmen seiner Organisationsgewalt die Verantwortungsbereiche und sorgt für eine sachgerechte Aufbau- und Ablauforganisation." In der Theorie wird die **Aufbauorganisation** wie folgt definiert: „die Struktur von ganzen Institutionen, z. B. eines Unternehmens, oder von bestimmten organisatorischen Einheiten, z. B. einer Abteilung sowie deren Strukturierung, z. B. Bildung, Gliederung und Koordinierung von Abteilungen, Instanzen und Stellen, Personalbemessung, Zuteilung von Aufgaben und Kompetenzen, Bestimmung der Führungsspannen sowie der Stellvertretung" (Knebel/Schneider, 1993, S. 189). Die Definition der **Ablauforganisation** lautet: „… die zeitliche, räumliche und mittelbezogene Struktur von Entscheidungs- und Leistungsprozessen innerhalb von ganzen Institutionen oder von bestimmten organisatorischen Einheiten,… sowie deren Strukturierung, z. B. Koordinierung und Rationalisierung der Entscheidungs- und Arbeitsabläufe, sinnvoller und aufgabengerechter Personaleinsatz, Regulierung und Optimierung des Informationsflusses und Kommunikationssystems…" (Knebel/Schneider, 1993, S. 189).

Aufbau- und Ablauforganisation lassen sich für den „Arbeitsplatzpraktiker vor Ort" vielleicht besser am Beispiel eines einfachen Führungsmodells darstellen (Abb. 5):

- Das Grundsatzziel ist, Aufgaben, Kompetenzen und Verantwortung übersichtlich, verbindlich und funktionsgerecht festzuschreiben.
- Stellenbeschreibungen zeigen in erster Linie die hierarchische Eingliederung in die Aufbauorganisation einer Institution.
- Arbeitsplatzbeschreibungen benennen aufgrund von Tätigkeitsbeschreibungen, Aufgabenkatalogen oder Kernaufgaben die Inhalte der Ablauforganisation.
- Mitarbeiter in leitenden Funktionen haben entsprechend ihrer Eingliederung in das Organigramm einer Institution eine Führungs- und Entscheidungsverantwortung.
- Mitarbeiter, die zum Beispiel in einem Team oder einer Schicht zusammengefaßt sind, tragen Verantwortung für eine korrekte Ausführung ihrer Arbeitshandlung und haben überdies als Arbeitsplatzpraktiker eine Beratungsverantwortung, die für anstehende Entscheidungen oft ausschlaggebend sein kann.

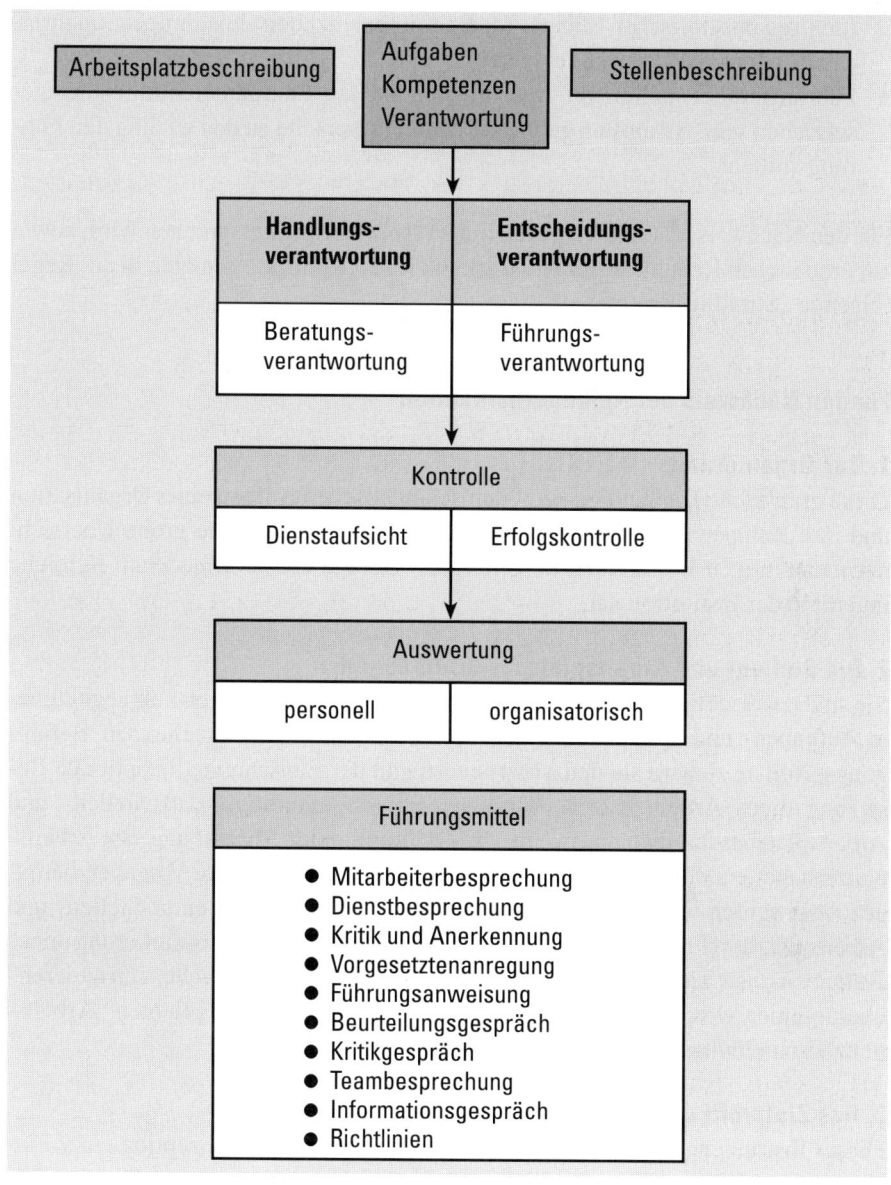

Das Führungsmodell

Abb. 5

- Kontrolle wird im Rahmen der Dienstaufsicht von den leitenden Mitarbeitern durchgeführt. Außerdem obliegt es der Leitung, zur professionellen Absicherung der Pflegeleistung Kriterien der Erfolgskontrolle einzuführen (z. B. Stufen der Pflegeplanung).
- Die Auswertung der gemeinsamen Arbeit sollte unter den Gesichtspunkten der personellen Leistungsbeurteilung (Beurteilungsgespräche) und der Überprü-

fung organisatorischer Mängel (z. B. Kompetenzüberschneidungen, unzureichender Informationsfluß) erfolgen.

● Führungsmittel sollten im wesentlichen in den Führungsrichtlinien festgeschrieben sein. Ansonsten gehören Personalgespräche zu den wichtigsten Führungsmitteln.

Für den Nachweis, daß diesen gesetzlichen Anforderung entsprochen wird, sowie zur erheblichen Reduktion der strukturinduzierten Konflikte genügen in der Regel folgende „Strukturinstrumente":

Für den Nachweis der Aufbauorganisation

1. Das Organigramm

Diese graphische Darstellung zeigt den schematischen Aufbau einer Organisation und ihre Kompetenzstruktur. Das Organigramm vermittelt eine grobe Übersicht der mehrstufigen Hierarchien und stellt das Gefüge der verschiedenen Bereiche innerhalb der Institution dar.

2. Die Stellen- und Arbeitsplatzbeschreibungen

Sie sind das wichtigste Instrument der Arbeitsorganisation. Durch klar abgegrenzte Aufgaben- und Kompetenzbereiche, verbunden mit entsprechenden Befähigungsprofilen, sichern sie den Mitarbeitern und der Einrichtung die optimale Besetzung eines Arbeitsplatzes. Voraussetzung ist allerdings, daß Stellen- und Arbeitsplatzbeschreibungen in einer Einrichtung unter Mitwirkung der Arbeitsplatzinhaber erstellt werden. Zur Hilfestellung können formelle Vorgaben herangezogen werden, die eine Übersicht vermitteln, *was* alles in einer Stellen- und Arbeitsplatzbeschreibung stehen muß. Die individuelle Ausformulierung eines Aufgaben- oder Tätigkeitskataloges hingegen kann und sollte nicht „von anderen" übernommen werden. Denn nicht umsonst spricht man von „gelebten" Arbeitsplatzbeschreibungen.

3. Das Zielprofil der Institution

Dieses Instrument dient zum einen für die Erarbeitung der Konzeption einer Einrichtung, andererseits ist das Zielprofil ein wichtiges Instrument für ein zielgerechtes Marketing. Darüber hinaus lassen sich durch die Analyse der Differenz von **Soll** (Anforderungen und Grundsatzziele) und **Ist** (Stand der momentanen Zielerreichung) wichtige Themen für den Personalfortbildungsplan ermitteln.

Zum Nachweis der Ablauforganisation

Für die Umsetzung in die Praxis wird allein aufgrund der Definitionen klar, daß die Ablauforganisation nur *theoretisch* getrennt von dem Aufbau einer Organisation beschrieben werden kann. Tatsächlich greifen die verschiedenen Organisationselemente ineinander und sind voneinander abhängig. Unzulänglichkeiten auf der „strategischen Ebene" (Aufbauorganisation) beeinträchtigen unweigerlich den Ablauf auf der „Ausführungsebene" (Ablauforganisation). So führt zum Beispiel das Versäumnis, Kompetenzbereiche in einer Stellen- bzw. Arbeitsplatzbeschreibung genau abzugrenzen, im Arbeitsablauf geradewegs zu dem allseits beklagten, nervigen Kompetenzgerangel. Generelle Aussagen, die im Rahmen der Ablauforganisation getroffen werden, betreffen Schwerpunkte der Personalführung und werden in Kapitel 4 zusammen mit ausgewählten Instrumenten ausführlich besprochen.

Folgende Punkte charakterisieren die Ablauforganisation:
- Koordinierung der Entscheidungsabläufe
  Als Praxistip und Lösungsvorschlag sei hier auf das Funktionsdiagramm (Abb. 18, S. 116) verwiesen.
- Rationalisierung der Arbeitsorganisation
  Ein wichtiger Punkt, der insbesondere die mittlere Leitungsebene betrifft. Die Überprüfung der persönlichen Arbeitsorganisation durch das Setzen von Prioritäten und abgesicherter Delegation (Delegationsliste, Abb. 15, S. 99) schafft die dringend benötigten Freiräume für neue Anforderungen. (z. B. Angehörigengespräche).
- Aufgabengerechter Personaleinsatz
  Dieser Punkt verdient besonderes Augenmerk, denn er ist sowohl für die Motivation des einzelnen (Motivationskategorien) als auch für das Betriebsklima von großer Bedeutung (Führung und Betriebsklima).
- Regulierung des Informationsflusses
  Neben dem Kompetenzgerangel ist der Mangel an Information die häufigste Beschwerde der Mitarbeiter und damit ein besonders kritischer Punkt als Konfliktauslöser. Hier sei auf das Instrument Grundraster der Informationsstruktur (Abb. 19, S. 121) verwiesen.

Fassen wir zusammen:
Entscheidend für die Reduzierung der strukturinduzierten Konflikte im Problembereich I ist die sachgerechte Einbindung einer Stelle in die Aufbau- und Ablauforganisation einer Institution. Zusammen mit den ausgewiesenen Befugnissen definieren sie die **Funktionsrolle** eines Stelleninhabers.

Problembereich II: das Pflegeleitbild, die Pflegephilosophie einer Einrichtung

Grundsätzliche Aussagen zum Pflegeleitbild werden von den meisten Einrichtungen bereits in der Präambel, spätestens aber in der Konzeption eines Hauses getroffen. Verbindlicher, und daher auch für die Mitarbeiter aussagekräftiger, ist jedoch ein Pflegekonzept, das festlegt, nach welchen *Prinzipien* Pflege durchgeführt wird, welche *Leitideen* und *Grundhaltungen* die Richtlinien des pflegerischen Handelns bestimmen. Häufig, so wird berichtet, tauchen hier Unklarheiten auf, wenn es um den Begriff der *psychosozialen Betreuung* geht, wie dieses Beispiel zeigt:

> Die Stationsleitung, Schwester Elisabeth, ist gelernte Krankenschwester und seit 10 Jahren in der Altenpflege tätig; eine zuverlässige und akkurate Mitarbeiterin, die von allen im Hause geschätzt wird. Nur bei der Zusammenarbeit in ihrem Team kommt es immer wieder zu unerfreulichen Auseinandersetzungen, die sich jedes Mal um das gleiche Thema drehen: „Was verstehen wir in unserem Team unter einer psychosozialen Betreuung?" Insbesondere mit Frau Krämer, einer engagierten Altenpflegerin, gibt es wegen dieses Begriffs ärgerliche Mißverständnisse. So passierte es Schwester Elisabeth vor kurzem, daß sich auf ihrer Station zwei Bewohner der freundlichen Aufforderung, die Kleidung zu wechseln, verweigerten. Ihre Begründung lautete: „Wir warten, bis die ‚gute' Schwester kommt, da müssen wir das nicht, wenn wir nicht wollen. Sie plaudert lieber etwas mit uns!" Verunsichert und sehr betroffen verläßt die „böse" Schwester Elisabeth das Zimmer und nimmt sich vor: „Ich muß mit Frau Krämer und dem Team reden, so geht das nicht weiter."

Noch zwei Monate danach, als wir im Seminar diesen Konflikt besprechen, ist ihr die Erregung über diesen Vorfall anzumerken. Bleibt zu erwähnen, daß wir uns mit Schwester Elisabeth auf den Lösungsvorschlag einigten, gemeinsam mit ihrem Team Vorarbeiten zur Erstellung eines Pflegekonzeptes „anzudenken" und mit der Heimleitung weitere Schritte zu koordinieren. Ganz allgemein sprechen zwei gewichtige Argumente für die Erarbeitung eines Pflegekonzeptes:

1. Es ist zusammen mit den Kriterien der eingeführten Pflegetheorie und des daraus abgeleiteten Pflegeprinzips ein Maßstab für die Bewertung der Pflegeergebnisse.
2. Gemeinsam mit den bekannten Voraussetzungen, wie der lückenlos geführten Dokumentation und einer individuellen Pflegeplanung, dient das Pflegekonzept einer zusätzlichen professionellen Sicherung und Abgrenzung der **Berufsrolle** Pflege.

Fassen wir zusammen:

Um strukturinduzierte Konflikte im Problembereich II zu reduzieren, ist es wichtig, die Kriterien des Pflegeleitbildes einer Einrichtung zu definieren und als verbindliche Handlungsgrundlage im *Pflegekonzept* festzuschreiben.

Problembereich III: der Nachweis der Pflegequalität – Pflege als Qualitätsmanagement

Die Qualität der Pflege zu sichern ist ein Grundsatzziel, mit dem wohl jeder einverstanden ist. Allerdings, so scheint mir, herrscht weniger Klarheit über den Weg und die Reihenfolge der notwendigen Schritte, um dieses Ziel zu erreichen. Unbestritten stehen momentan betriebswirtschaftliche Methoden und Gesichtspunkte, kaufmännisches Denken und Handeln im Vordergrund. So wird zum Beispiel die zu erbringende Pflegeleistung durch unterschiedliche Angebotskategorien ausgewiesen und der Pflegeaufwand mittels des Zeitfaktors und des Umfangs der erbrachten Dienstleistung gemessen. Die sogenannten Angebotspakete sind kalkulierbar und abzurechnen. Der Kunde kann den Preis und die Dienstleistungen der unterschiedlichen Angebote vergleichen, zweifelsohne eine wichtige Entscheidungshilfe. Auch die Entwicklung von Standards, die Einrichtung von Qualitätszirkeln und das Erarbeiten eines Qualitätshandbuches sind Methoden des betriebswirtschaftlichen Qualitätsmanagements, das aber im Unterschied zur Pflege immer produktbezogen ist. Wird Pflege vorwiegend als Management definiert, so besteht hier offensichtlich die Gefahr, „über das Ziel hinauszuschießen", denn sowohl Patienten als auch Mitarbeiter drohen auf der Strecke zu bleiben. Der Widerspruch zu dem **traditionellen Berufsrollenleitbild** der Pflege, für das die psychosoziale Betreuung des Patienten im Vordergrund steht, könnte nicht größer sein und kann zu intrapersonalen Konflikten führen. Aus der Berufung zum Dienst am Nächsten ist der Beruf zur Erbringung der Dienstleistung Pflege geworden. Viele Mitarbeiter in den Pflegeberufen sehen daher einen legitimen Ausweg aus diesem Dilemma, indem sie ihr subjektives Pflegeverständnis als Maßstab für ihre Arbeit nehmen (siehe hierzu die Beispiele „Wolf im Schafspelz", S. 27 und die „gute Schwester", S. 48). Zweifelsohne droht sich hier ein Konfliktpotential anzusammeln, das nicht unterschätzt werden sollte.

Ein anderer Einwand, der – zumindest zum jetzigen Zeitpunkt – gegen den Begriff des Qualitätsmanagements in der Pflege spricht, ist die häufige Nichteinhaltung der erforderlichen Grundvoraussetzungen. Bevor die Anforderungen der Problembereiche I und II nicht vollständig „abgearbeitet" sind, bleibt Qualitätsmanagement ein Begriff, der sich mit der Realität in den meisten Einrichtungen nicht deckt.

Fassen wir zusammen:

Als Grundvoraussetzung müssen die traditionellen Aufgaben einer kompetenten Pflege und Arbeitsorganisation bereits professionell gelöst sein, bevor die Sicherung und der Nachweis der Pflegequalität zum Thema werden können.

Legen wir zum Schluß die Bedürfnispyramide als zusätzliches „Suchraster" an, um die strukturinduzierten Konflikte festzumachen, dann ergibt sich:

● Strukturinduzierte Konflikte entstehen vorwiegend aufgrund von Frustrationen im Bereich der Existenzbedürfnisse.

- Nicht befriedigte Sicherheitsbedürfnisse, wie zum Beispiel eindeutige Zielvorgaben und Handlungsstrategien, führen zu Irritationen bei der Ausführung von Funktionsrollen. Frustrationen im Bereich der Sicherheitsbedürfnisse verursachen darüber hinaus erhebliche Verunsicherung in der Wahrnehmung und Ausübung der Berufsrolle.
- Nicht befriedigte Sozialbedürfnisse können strukturinduzierte Konflikte auslösen, wenn unter anderem aufgrund fehlender Führungsrichtlinien Kooperation und Kommunikation im Team gefährdet sind.
- Die Nichtbefriedigung der Achtungsbedürfnisse bezieht sich in erster Linie auf den befürchteten Statusverlust der Berufsrolle und des traditionellen Berufsrollenleitbildes.

Wenden wir uns nun im nächsten Schritt dem bislang abgetrennten Verhaltensaspekt zu und stellen die Frage: Inwieweit ist es möglich bzw. ist es überhaupt möglich, am Arbeitsplatz unterschiedliche Menschen und ihre Beziehungen untereinander mit in die Struktur der Rahmenbedingungen einzubinden?

Die formelle Beziehungsstruktur am Arbeitsplatz wird durch ein System abgestufter normativer Anforderungen definiert, über deren Einhaltung eine entsprechende Vielfalt von Sanktionen wacht. Normen können als allgemein anerkannte kulturelle Werte definiert werden, von denen verbindlich geltende Gesetze und Regeln abgeleitet werden. Grundsätzlich gilt: Alle Gesetze **müssen** eingehalten werden, bestimmte Regeln **sollten** beachtet werden, und manche Regeln **kann** ich beachten. Bei Nichteinhaltung normativer **Muß-Anforderungen** erfolgen gesetzliche Sanktionen, bei Mißachtung normativer **Soll-Anforderungen** erfolgen soziale Sanktionen; werden individuelle Verhaltensgebote nicht beachtet, kann daraus ein intrapersonaler Konflikt erwachsen. Damit können wir das System normativer Abstufung wie folgt definieren:

1. Normative Muß-Anforderungen beinhalten allgemein arbeitsrechtliche Bestimmungen und Gesetze. Bei Nichteinhaltung der Gesetze erfolgen rechtswirksame Sanktionen.
2. Normative Soll-Anforderungen legen Erwartungen an bestimmte Verhaltensweisen am Arbeitsplatz fest. Dadurch wird eine formelle Eingrenzung individuellen Verhaltens und Handelns bewirkt. Soll-Anforderungen repräsentieren gleichsam Orientierungspunkte des erwünschten Verhaltens, das in einer Gruppe geschätzt wird. (Der Bedeutung solcher Gruppenregeln wird in dem Abschnitt zur Teamentwicklung besondere Aufmerksamkeit geschenkt.)
3. Normative Kann-Anforderungen beinhalten Gebote und Verbote aus der Sozialisation und individuellen Prägung, die zu persönlichen Wertmaßstäben eines Menschen werden und seine Handlungen weitgehend mitbestimmen.

Juristisch betrachtet ist der Arbeitsplatz ein öffentlicher, rechtlich aber geschützter Raum. Es gelten damit verbindlich festgelegte Gesetze, Regeln und Pflichten, aber auch Rechte, und zwar für die Arbeitnehmer wie für den Arbeitgeber. Über die Einhaltung dieser gesetzlich festgelegten Normen und den daraus abgeleiteten Anforderungen wachen der Staat und die gesellschaftlich relevanten Interessenvertretungen wie Gewerkschaften, Verbände und Betriebsräte. So gehören die vertrags- bzw. tarifgerechte Bezahlung, die Einhaltung von Arbeitszeit, Urlaub und Feiertagen ebenso wie die Sicherheit und der Gesundheitsschutz am Arbeitsplatz zu den arbeitsrechtlichen Pflichten des Arbeitgebers. Dem gegenüber stehen die Pflichten des Arbeitnehmers, den mit Abschluß des Arbeitsvertrages vereinbarten Leistungsanspruch zu erfüllen. Eine Verletzung dieser Pflichten kann sowohl Sanktionen des Arbeitgebers als auch des Arbeitnehmers auslösen. Die daraus folgenden Auseinandersetzungen werden in letzter Konsequenz, auch intern, häufig unter Beteiligung von Juristen vor den dafür zuständigen Arbeitsgerichten ausgefochten. Mit den gesetzlich sanktionierten Muß-Anforderungen ist der wesentliche Teil der formellen Beziehungsstruktur am Arbeitsplatz abgesichert:

> Bei Verletzung der Muß-Anforderungen durch Arbeitgeber oder Arbeitnehmer erfolgt eine gesetzliche Sanktionierung.

Beispiel:

> Zwei unruhige Bewohner machen den Nachtwachen besonders zu schaffen. Obwohl diese wissen, daß es untersagt ist, Bewohner zu fixieren, handeln sie dem zuwider. Der Fall wird publik und zur Anzeige gebracht. Ein gerichtliches Verfahren wird einberaumt, den beiden Mitarbeitern wird fristlos gekündigt.

In diesem Beispiel werden durch die beiden Mitarbeiter mehrere normative Muß-Anforderungen, die im Grundgesetz, im Strafgesetz, im Arbeitsvertrag sowie in den Dienstanweisungen stehen, nicht beachtet. Es erfolgt eine gesetzliche Sanktionierung.

Gesetzlich abgesicherte Muß-Anforderungen betreffen *allgemeine arbeitsrechtliche Bestimmungen*. Sie sagen jedoch nichts über die Gestaltung der *Arbeitsbedingungen* aus. Hier werden vom Gesetzgeber lediglich Empfehlungen ausgesprochen, ebenfalls grundsätzliche Verhaltensrichtlinien zu erstellen. Geht man von der Annahme aus, daß eine befriedigende Zusammenarbeit in erster Linie auf spannungsfreien Beziehungen basiert, sollte die Gestaltung der Arbeitsbedingungen durch formelle Anforderungen abgesichert sein. Diese Soll-Anforderungen beziehen sich in erster Linie auf den Nachweis einer sachgerechten Aufbau- und Ablauforganisation. Neben den rein organisatorischen Gesichtspunkten wie Stellen- und Arbeitsplatzbeschreibungen ist das Aufstellen grundsätzlicher Verhaltensrichtlinien wie Führungsrichtlinien, Informationstransfer und Beurteilungswesen empfehlenswert. Besondere Aufmerksamkeit sollte im Bereich der sozialen

Berufe der Gruppen- bzw. Teamentwicklung gelten. Denn soziale Sanktionen erfolgen besonders immer dann, wenn bestimmte Regeln oder Verhaltenserwartungen der Gruppe mißachtet werden. Dazu ein Beispiel:

Frau M. ist gelernte Krankenschwester und hat zusätzlich eine Ausbildung zur Altenpflegerin. Sie ist tüchtig und engagiert und wird von den Vorgesetzten geschätzt und gefördert. Nur im Team gibt es Schwierigkeiten. Bei jeder passenden – und leider auch unpassenden – Gelegenheit läßt sie die anderen wissen und spüren, daß sie „besser ist". Mittlerweile will niemand im Team mehr etwas mit ihr zu tun haben. So verstummt beispielsweise jedes Gespräch, wenn sie das Zimmer betritt.

Frau M. hat offensichtlich die ihr nicht bekannte Gruppenregel „Besserwisserei und Profilneurose unerwünscht" mehrmals unentschuldigt übertreten. Meist entstehen diese Regeln – ganz im Sinne des Gewohnheitsrechts – aufgrund stillschweigender Übereinstimmung und sind daher nicht schriftlich festgehalten oder gar allen bekannt. Werden diese Soll-Anforderungen allerdings übertreten, erfolgt eine soziale Sanktionierung oder Bestrafung. Ein schwelender Konflikt ist meist die Folge, wie dieses Beispiel zeigt.

Die individuelle Verhaltensregulierung wird in dem Kreis der Kann-Anforderungen berücksichtigt. Hier obliegt es allein meiner Entscheidung, ob ich etwas tue, was ich nicht muß und nicht soll. Dazu folgendes Beispiel:

Der Neuzugang, die junge Pflegekraft Frau A., gibt sich große Mühe und hat die Probezeit erfolgreich bestanden. Auch im Team ist sie beliebt, und alle mögen sie. Selbst die Einteilung für den Wochenenddienst war bislang ohne Probleme. Als die Stationsleitung jedoch dieses Mal die neuen Dienstpläne auslegt, fällt ihr sofort das unruhige Verhalten der jungen Frau auf. Aber sie sagt nichts. Zufällig bekommt die Stationsleitung etwas später mit, daß Frau A. versucht, ihren Dienst am Wochenende mit einer Kollegin zu tauschen. Doch die Kollegin bleibt hart, es ist nichts zu machen, und auch die Versuche bei den anderen Kollegen scheitern. Ohne, daß sie gefragt wird, bietet die Stationsleitung daraufhin der Mitarbeiterin an, für sie den Wochenenddienst zu übernehmen, denn „sie könne es nicht mit ansehen, wie niedergeschlagen Frau A. sei".

An diesem Beispiel wird eine mit Sicherheit positive und sehr menschliche Geste deutlich. Doch Vorsicht ist geboten. Nur allzu häufig werden solche meist als gutmütig betrachtete Kollegen schamlos ausgenutzt. Möglichst immer helfen wollen, es allen recht machen und sich für alles verantwortlich fühlen kann geradewegs zum gefürchteten „Burn-out-Syndrom" führen. Nicht umsonst sind vor allem Menschen, die in sozialen Berufen arbeiten, besonders davon betroffen.

Die Vielfalt der unterschiedlichen formellen Anforderungen am Arbeitsplatz läßt sich anhand von Abbildung 6 leicht demonstrieren. Dabei erleichtert die graphische Unterteilung in die drei Kategorien eine Reflexion zwischen den unabdingbaren Anforderungen, die eingehalten werden *müssen* – sowohl vom Arbeitnehmer als auch vom Arbeitgeber. Der zweite Kreis der Soll-Anforderungen verweist auf die Bedeutung „sozialer Spielregeln", die eingehalten werden *sollten,* um den sensiblen Bereich zwischenmenschlicher Beziehungen am Arbeitsplatz möglichst konfliktfrei zu gestalten. Nicht zuletzt wird auf den Einfluß der persönlichen Prägung verwiesen. Jeder Arbeitsplatz bietet quasi einen individuellen Freiraum für Handlungsentscheidungen, die ich unter Berücksichtigung eigener Bedürfnisse und Rücksichtnahme auf meine Person treffen *kann.* Der bewußte Aufbau einer formellen Beziehungsstruktur am Arbeitsplatz ist die Basis und in gewisser Weise auch der Garant zur Verhinderung von *organisatorisch* bedingten Konflikten. Die Unterteilung der normativen Kategorien in Muß-, Soll- und Kann-Anforderungen läßt sich wiederum auf die Stufen der Bedürfnispyramide beziehen. Existentielle Grundbedürfnisse sind rechtlich geschützt und müssen befriedigt werden. Sicherheitsbedürfnisse sollten formell abgesichert werden, damit Vertrauen sowohl in Stabilität und Orientierung als auch in die Anforderungen meines Arbeitsplatzes entstehen kann. In die Kategorie der Soll-Anforderungen fällt, in Hinblick auf die erhebliche psychische Belastung sozialer Berufe, insbesondere auch die Befriedigung der Sozialbedürfnisse. Der professionelle Umgang mit Menschen, ob mit Alten, Kranken, Jugendlichen oder Kindern, verlangt viel Kraft und verbraucht vor allem psychische Energie. Kommen dazu Spannungen und Konflikte mit Kollegen oder dem Team, führen wir einen aussichtslosen „Zwei-Fronten-Krieg", der nicht zu gewinnen ist und bei dem nur wir selbst der Verlierer sein können.

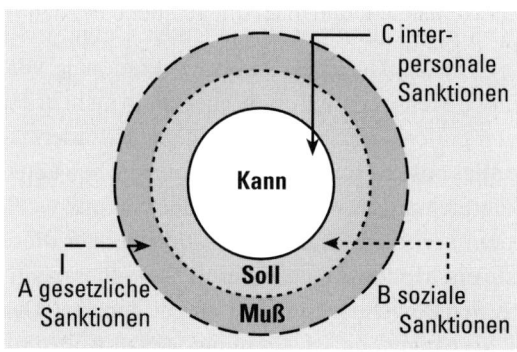

Normative Anforderungen am Arbeitsplatz und ihre Sanktionierung bei Nichtbeachtung

Abb. 6

Halten wir darum fest:

▶ Der Aufbau einer formellen Beziehungsstruktur am Arbeitsplatz ist Indiz einer professionellen Handhabung der Berufsrolle.

▶ Die formelle Beziehungsstruktur bietet Erwartungssicherheit in bezug auf Handeln und Verhalten. Damit werden grundlegende Existenzbedürfnisse befriedigt, die einen nicht zu unterschätzenden entlastenden Effekt haben.

3.2 Verhaltensinduzierte Konfliktauslöser

In der aktuellen Diskussion um eine Verbesserung, Sicherung und Weiterentwicklung von *Qualität in der Pflege* sollte der Aspekt des Verhaltens und damit die *Qualität des sozialen Handelns* von Leitenden und Pflegenden stärker mit einbezogen werden. Die formellen und strukturellen Aufgaben können definiert, festgelegt und überprüft werden. Strukturinduzierte Konflikte werden damit weitgehend ausgeschlossen. Die menschlichen, sozialen Anforderungen lassen sich jedoch nicht in dieser Weise fassen oder gar messen. Sie sind in ihrer Bedeutung und Wirkung im wahrsten Sinne des Wortes unermeßlich. Gut durchdachte Aufgabenbeschreibungen und Standards können nicht greifen und in die Praxis umgesetzt werden, solange sich die Durchführenden, nämlich die Pflegenden, insbesondere psychisch überlastet fühlen. Speziell das zumeist unbewußt konfliktauslösende Verhalten innerhalb der Kollegenschaft bzw. zwischen Leitenden und Pflegenden soll hier angesprochen werden. Diese verhaltensinduzierten Konfliktauslöser bedeuten eine Belastung, die zusätzlich zu den hohen emotionalen Anforderungen der sozialen Berufsrolle zu dem bereits erwähnten aussichtslosen Kampf an zwei Fronten führt. Wie Sie sich mit den Schwierigkeiten, aber auch Möglichkeiten der Interaktions- und Kommunikationsprozesse auseinandersetzen, entscheidet letztlich über die Effizienz der Arbeit, über das Gelingen einer qualitätsorientierten Pflege und Betreuung Ihrer Bewohner, Patienten oder Klienten.

Im vorhergehenden Kapitel haben wir uns auf die *sachbezogenen Rahmenbedingungen* konzentriert und Problembereiche aufgezeigt, die erfahrungsgemäß strukturinduzierte Konflikte auslösen. Der Verhaltens- und Beziehungsaspekt, die eigentliche zwischenmenschliche Kommunikation war ausgeblendet. Denn Struktur, Organisation, Optimierung von Arbeitsabläufen etc. sind zweckrationale Vorgehensweisen, die zwar den arbeitenden Menschen betreffen, aber allein nicht in der Lage sind, allzu „Menschliches" zu regulieren und entsprechend den Erfordernissen anzupassen. Theoretisch müßte alles bestens funktionieren, wenn die bewußten strukturellen Problembereiche erfolgreich abgearbeitet sind. Jeder von uns weiß, daß dem leider nicht so ist. Trotzdem vertreten viele Organisationsberater diese Meinung. Kommunikation ist für sie ein Modewort, daß höchstens im therapeutischen Bereich, vielleicht noch in privaten Beziehungen seine Berechtigung hat. Das gegenteilige Beispiel aus jüngster Vergangenheit ist allerdings genauso absurd.

Kommunikation in den Mittelpunkt des Prozeßgeschehens zu rücken, alles und jeden verstehen zu wollen, Entscheidungen bis ins letzte auszudiskutieren kann niemand leisten. Selbst die bekannten Kommunarden um Teufel und Langhans gaben schließlich frustriert auf. Die Wahrheit liegt, wie so oft, auch hier in der Mitte. Struktur und eine funktionierende Organisation bilden lediglich das Gerüst. Sie definieren Ziele und sind die Wegweiser zu deren Erreichung. Das Verhalten der Menschen, die Motivation, durch ihre Arbeit und Zusammenarbeit diese Ziele auch tatsächlich zu erreichen, kann organisatorisch nur durch die formelle Beziehungsstruktur abgesichert werden. Die formelle Beziehungsstruktur repräsentiert durch ihre normativen Soll-Anforderungen quasi das Bindeglied zwischen dem professionellen Handeln und dem individuellen Verhalten. Um dieses individuelle Verhalten richtig zu verstehen und nicht, meist falsch, zu interpretieren, genügen bereits wenige Gesetzmäßigkeiten der Kommunikation.

Halten wir fest:

▶ Das individuelle Verhalten eines einzelnen wird von dem/den anderen selten so eindeutig verstanden, wie es beabsichtigt war.

▶ Wird ein bestimmtes Verhalten von dem/den anderen *miß*verstanden bzw. falsch interpretiert, stimmen (die gezeigte) *Reaktion* und (die intendierte) *Absicht* nicht überein.

▶ Jedes der so entstandenen Mißverständnisse kann Konflikte auslösen.

Wir können damit definieren:

> Verhaltensinduzierte Konflikte beruhen zumeist auf Fehlinterpretationen und/
> oder auf dem „eingebauten Mißverständnis".

3.2.1 Über die Störanfälligkeit der Kommunikation

Bestimmt kennen Sie als Stationsleitung Situationen, bei denen schon morgens der Streß beginnt: „Wie, um Himmels willen, sollen alle Bewohner bis zum Frühstück fertig werden? Wir haben sowieso schon zu wenig Leute auf Station, und da meldet sich jetzt auch noch eine Mitarbeiterin krank! Ich darf gar nicht an den Wochenenddienst denken, der ist auch noch nicht abgesichert. Aber dieses Mal ohne mich! Soll sich doch die Pflegedienstleitung darum kümmern!" Während Ihnen diese Gedanken durch den Kopf schießen, verschlechtert sich Ihre Stimmung zusehends, Sie sind angespannt, fühlen sich überfordert und ausgenutzt. Alles in allem, Sie haben einfach mächtig schlechte Laune! Und das ist durchaus verständlich. Haben Sie sich aber schon einmal Gedanken gemacht, *wie* Sie mit Ihrem Frust bei dem erstbesten Mitarbeiter, der Ihnen genau *jetzt* über den Weg läuft, „ankommen"? Vielleicht wollte er Sie gerade etwas fragen, kurz mit Ihnen reden. Ob er das jetzt noch wagt, wenn er Ihre griesgrämige Miene sieht? Vielleicht bezieht er diesen Gesichtsausdruck auch auf seine Person: „Die kann mich sowieso nicht leiden!" Vielleicht errät er aber auch, was wirklich los ist. Offensichtlich sind hier der Fantasie keine Grenzen gesetzt.

Jedes Verhalten in einer zwischenmenschlichen Begegnung enthält eine Mitteilung für den anderen. Jede Art von Verhalten kann zur Nachricht werden: Gestik, Mimik, Bewegungen, Laute, Sprache und Stimmführung. Kommunikation – mit jemand anderem in Beziehung treten – ist also ein Prozeß, bei dem ein Individuum Zeichen bzw. Signale aussendet, die bewußt, meistens aber unbewußt, das Verhalten des anderen beeinflussen. Die Art der Reaktion des anderen wiederum entspricht der Art und Weise, wie dieser den Inhalt und die Form der Botschaft versteht und wahrnimmt bzw. interpretiert. Man sagt: Im Kommunikationsablauf stehen Sender und Empfänger in einer Wechselbeziehung, in der durch Worte (verbal) und/oder durch Verhaltensweisen (nonverbal) eine Nachricht vermittelt wird. Jeder Kommunikationsprozeß unterscheidet also einen verbalen und einen nonverbalen Anteil. So paradox es klingen mag: auch wer schweigt, kommuniziert! Dazu ein häufig zu beobachtendes Beispiel: Eine Person, die im Zug abgewandt aus dem Fenster starrt, sich hinter einer Zeitung verbirgt oder mit geschlossenen Augen dasitzt, teilt den Mitreisenden (wahrscheinlich!) mit, daß sie selbst weder sprechen noch angesprochen werden möchte.

Diese offenkundig vielfältigen Möglichkeiten, insbesondere das nonverbale Verhalten subjektiv zu deuten und zu interpretieren, machen die hohe Störanfälligkeit der Kommunikation aus. Ja, es gibt sogar die Vermutung, daß Kommunikation bis zu *70%* nonverbal, also wortlos verläuft. Als Gedächtnisstütze für den Arbeitsalltag gilt daher die Regel:

> Kommunikation kann nicht als ein eindeutiger Prozeß verstanden werden. *Wie* ich etwas sage, ist zumindest genau so wichtig wie das, *was* ich sage.

Betrachten wir Abbildung 7 und halten die wesentlichen Gedanken fest:
1. Kommunikation findet immer zwischen **Sender** und **Empfänger** statt. (Man kann allerdings auch in einem Selbstgespräch hörbar mit sich selbst kommunizieren!)
2. Grundsätzlich werden die Möglichkeiten, **verbal** oder **nonverbal** zu kommunizieren, unterschieden. Da jedoch jeder verbale Kommunikationsanteil, beabsichtigt oder nicht, auch einen nonverbalen Anteil enthält, spricht man von den beiden Ebenen der Kommunikation.
3. Die **offene soziale Ebene** beinhaltet das, was Sender A dem Empfänger B mitteilen will.
4. Gleichzeitig teilt A aber dem Empfänger B auf der **verdeckten psychologischen Ebene** auch eine nonverbale Botschaft mit, die er (vielleicht) gar nicht

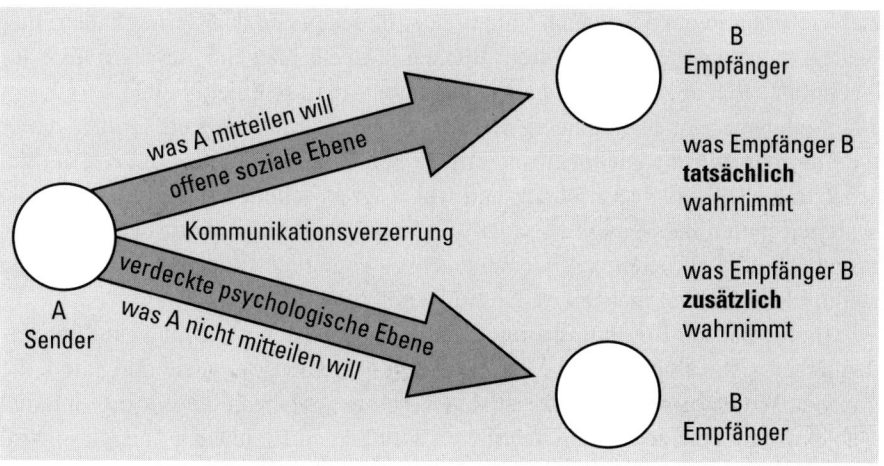

Die beiden Ebenen der Kommunikation   **Abb. 7**

mitteilen wollte. (Beispiel: Jemand brummt lustlos „guten Tag" und würdigt dabei den anderen keines Blickes.)

5. Hier paßt die Botschaft auf der offenen sozialen Ebene nicht zu der gleichzeitig wahrgenommenen Botschaft auf der verdeckten psychologischen Ebene.

6. Es tritt eine **Verzerrung** der Kommunikation ein, die zumeist irritiert und damit eine **Störung** auslöst.

Wir können damit definieren:

> Jeder Kommunikationsprozeß unterscheidet eine offene soziale Ebene (das, was ich mitteilen will) und eine verdeckte psychologische Ebene (das, was ich nicht mitteilen will, aber doch mitteile).

Wie irritierend eine solche „doppelbödige" Kommunikation ist, mag ein einfaches Beispiel zeigen:

> Meine Kollegin hat zum ersten Mal ihr neues Kostüm zur Arbeit angezogen in der Absicht, es uns „vorzuführen". Ich persönlich finde es rundherum unvorteilhaft, mir gefällt es nicht. Nach meiner Meinung gefragt verziehe ich – ohne es zu beabsichtigen – spontan mein Gesicht und sage in einem ungewollt spöttischen Ton: „In deinem neuen Kostüm siehst du heute aber besonders gut aus."

Welcher Botschaft soll die Kollegin trauen? Dem höflichen Kommentar auf der offenen sozialen Ebene? Oder soll sie sich lieber auf ihr Gefühl verlassen, das durch Signale der verdeckten psychologischen Ebene vielleicht verletzt worden ist? Vielleicht kennen Sie auch Situationen, in denen Sie das Gefühl haben, Ihre Kolleginnen sprechen hinter Ihrem Rücken schlecht über Sie, beteuern aber auf Nachfrage, alles sei in Ordnung. Wie reagieren Sie in so einem Fall?

Natürlich haben die Kolleginnen, und ich in meinem Beispiel, gute Gründe dafür, die Kommunikation „gnädig zu verzerren". Schließlich wollte ich die von mir geschätzte Kollegin nicht verletzen; und wer wagt es schon, der Vorgesetzten „die Wahrheit mitten ins Gesicht zu sagen"? Aber nach allem, was wir bisher besprochen haben, ist zu bedenken: Genau das, was eigentlich nicht mitgeteilt werden sollte, kommt in den meisten Fällen trotzdem „rüber"!

Wie problematisch Kommunikation allgemein angesehen wird, mag ein Zitat verdeutlichen: „Die Illusion, daß Menschen sich verstehen, wenn sie fähig sind, die gleichen Worte zu wiederholen, ist sehr verbreitet. Aber da diese Worte internal (subjektiv) unterschiedliche Erfahrungen abrufen – was sie auch müssen –, wird es immer einen Unterschied in der Bedeutung geben" (Bandler und Grinder 1981, S. 33).

3.2.2 Das „eingebaute Mißverständnis"

Mein alter, verehrter Hochschullehrer pflegte seine Studenten mit folgender These zu provozieren: „Meine Herrschaften, im Unterschied zu anderen Lebewesen auf dieser Erde ist der Mensch arm dran, denn er braucht die Kultur als seine zweite Natur." Was er uns damit sagen wollte, ist einfach: Alle Lebewesen außer uns werden mit einem artgebundenen Informations- und Orientierungskatalog geboren, ihrem spezifischen Instinkt. Dieser reguliert ihre Bedürfnisse, ihr Verhalten und die Anpassung. Sie „wissen" schon, ohne viel zu lernen. Ihre spezifische Wahrnehmung ist ein irrtumsfreier Auslöser für die jeweils richtige Reaktion. (Die „Anlernphase" durch Imitationslernen zum Beispiel bei Jungtieren wird in diesem Sinne nicht als Lernen verstanden.)

Beim Menschen hingegen verhält es sich genau umgekehrt: Wir *wissen* ohne das Erlernen der jeweiligen Kulturtechnik überhaupt nichts, ja, wir sind ohne diese nicht lebensfähig. Vielleicht erinnern Sie sich an Veröffentlichungen zu den „indischen Wolfskindern". Es handelte sich um ein ausgesetztes Geschwisterpaar, das in einem Wolfsrudel aufwuchs. Nach dem Auffinden der Kinder gelang es nicht mehr, sie zu resozialisieren. Ihre Identifikation mit dem tierischen Leitbild war zu stark. Sie starben in der menschlichen Obhut.

Wir können daraus folgern:

> Jeder Mensch wird erst durch Erziehung für eine bestimmte Kultur und Gesellschaft mit ihren spezifischen Werten und Normen sozialisiert.

Diese Prägung des Menschen, insbesondere durch frühkindliche Bezugspersonen und unterschiedliche Lernprozesse und Erfahrungen, legt den „sozial-psychologischen Grundstein" der *subjektiven Wirklichkeit* eines Menschen und damit seiner weitgehend *individuellen Wahrnehmung und Bewertung der Welt.* Eine alltägliche Beobachtung, die die mannigfaltige Spielart subjektiver Wirklichkeit umsetzt, ist der Bereich des persönlichen Geschmacks. Wie oft habe ich schon sagen hören und mich selbst gefragt: „Meine Güte, hat denn die Person keinen Spiegel zu Hause?" Hat sie mit Bestimmtheit! Aber in ihrer subjektiven Wirklichkeit ist der knallige Minirock sexy, und das Mannsbild mit dem Bierbauch fühlt sich in seinen Shorts auch durchaus wohl.

Aber nicht nur an vergleichsweise harmlosen Geschmacksfragen kann eine subjektive Bewertung der Wirklichkeit leicht demonstriert werden. Weitaus störender ist es mit Sicherheit, wenn sich die unterschiedlichen subjektiven Bewertungen im Arbeitsalltag an zentralen Bewertungen und Begriffen unterscheiden. Was zum Beispiel für Sie ganz selbstverständlich „ordentlich, sauber und zuverlässig" ist, muß für den anderen nicht unbedingt das gleiche sein. Auch Sprache, die Bedeutung, die Worten beigemessen wird, ist subjektiv. Die Begründung hierfür läßt sich anhand von drei Schritten erläutern:

1. Menschen bewerten aufgrund ihrer *unterschiedlichen* Lebensgeschichte und Vorerfahrung auch die Wirklichkeit subjektiv und damit unterschiedlich.

Als Folge unserer stammesgeschichtlichen Entwicklung muß das so sein, denn:

2. Wir werden in eine Welt von Werten, Normen und Begriffen hineingeboren, deren Bedeutung wir erst erlernen müssen, damit wir uns in einer bestimmten Kultur bzw. Gesellschaft entsprechend bewegen, handeln und kommunizieren können.
3. Da diese Werte, Normen und Begriffe überwiegend *individuell* gelernt und erfahren werden, ist mein subjektiver Standpunkt von Welt die logische Konsequenz.

Das „eingebaute Mißverständnis" ist also die unterschiedliche subjektive Wirklichkeit der Kommunikationspartner.

Wenn wir Glück haben, stimmt die subjektive Wirklichkeit von zwei Personen spontan überein. Der Volksmund sagt in solchen Fällen: „Zwei Personen haben die gleiche Wellenlänge" oder „Zwischen den beiden stimmt die Chemie." Wie überall, bestätigen auch hier Ausnahmen die Regel.

3.2.3   Ich seh' doch, was mit dir los ist!

Hand aufs Herz: Wer von uns kann mit gutem Gewissen behaupten, daß er nicht des öfteren „weiß", was der andere denkt, fühlt oder was für diesen gut und richtig wäre? Es kann nicht geleugnet werden, daß dieses Phänomen mit zunehmendem Alter und höherem Status immer häufiger auftritt. Denn: „Die Alten wissen alles besser" und „Die da oben haben sowieso immer recht". Dahinter steckt zumeist keine schlechte Absicht oder gar Böswilligkeit, sondern ein schlichtes *Mißverstehen*. Auf den ersten Blick scheint es eine kleine Ursache zu sein. Anhand von Abbildung 8, dem Bewußtheitsrad, möchte ich Ihnen demonstrieren, daß sie dennoch unberechenbare Auswirkungen haben kann.

1. Wir beginnen jede Kommunikation mit einer **Sinneswahrnehmung**. (Wir sehen, hören, riechen, tasten, schmecken jemand oder etwas.)
2. Wir ordnen das Wahrgenommene unserer subjektiven Wirklichkeit, unseren persönlichen Erfahrungen zu. Wir erhalten so unseren **Eindruck** von jemand oder etwas und gehen dadurch von einer bestimmten **Annahme** aus.
3. Unser **Gefühl** ist im doppelten Sinn beteiligt: zum einen ist es von der Interpretation des Wahrgenommenen abhängig, zum anderen ist es der Empfänger der verdeckten psychologischen Botschaften.
4. Unsere **Absichten** sind unmittelbar mit unserem Gefühl verbunden. Das heißt, wenn sich unser Gefühl verändert, ändert und beeinträchtigt es unsere zuvor gefaßten Absichten. Diese enge und sensible Verbindung zwischen *Gefühl* und *Absicht* hat demnach immer eine Auswirkung auf die Leistungsbereitschaft. Denn wie wir bereits wissen, ist Motivation immer dann am erfolgreichsten, wenn das Bedürfnis nach Selbstwert*gefühl* befriedigt scheint. In gewissem Sinn kann ein Mensch sich so selbst – immer abhängig von seiner subjektiven Annahme – deprimieren, aber auch motivieren, wenn er positiv denkt.

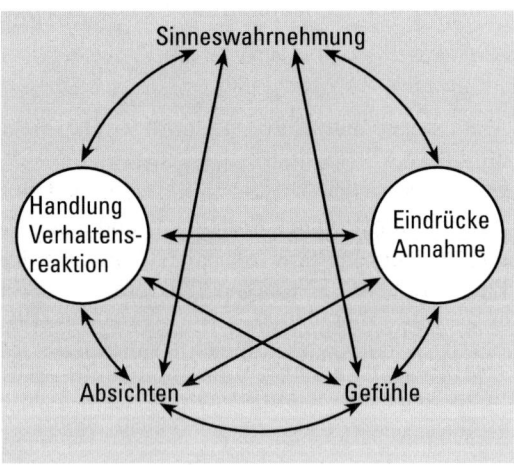

Abb. 8   Das Bewußtheitsrad

5. Unsere **Handlung** bzw. **Verhaltensreaktion** fällt entsprechend der getroffenen *Absichtsentscheidung* aus.
6. Wie wir reagieren, *wie wir handeln*, ist aber das „Rohmaterial" der Sinneswahrnehmung unserer Kommunikationspartner. Und das Bewußtheitsrad fängt aufs neue an, sich zu drehen! Das Ganze – insbesondere die erste und alles entscheidende „Runde"– spielt sich innerhalb von Sekunden ab.

Natürlich läßt sich das Bewußtheitsrad am besten „life" demonstrieren. Trotzdem will ich versuchen, ein Seminarbeispiel zu veranschaulichen. Für die Demonstration brauchen wir:
- die Regeln des Bewußtheitsrades,
- eine bestimmte Situation aus dem Arbeitsalltag (in diesem Fall die Probezeit),
- die neutrale Wahrnehmungsbeschreibung der Hauptakteurin (hier ist es die Stationsleitung),
- zwei junge Mitarbeiterinnen, Kollegin A und B, die *nacheinander* in der *gleichen* Situation reagieren sollen.

Die Alltagssituation:

> Eine junge, neu eingestellte Mitarbeiterin in der Probe- und Einarbeitungsphase konzentriert sich auf die ihr zugewiesene Aufgabe in der Absicht, es besonders gut zu machen. Die Tür geht auf, die Stationsleitung kommt herein, die Kollegin schaut von ihrer Arbeit auf. Die Stationsleitung fühlt sich an diesem Morgen schlecht, sie hat entsetzliche Kopfschmerzen. Selbst die Tabletten haben nichts geholfen.

Neutrale Wahrnehmungsbeschreibung der Stationsleitung: Sie hat eine leicht gerunzelte Stirn, zusammengezogene Augenbrauen, die Hand ist zum Kopf geführt, sie atmet hörbar aus, das „guten Morgen" ist kaum zu hören.
Eindruck/Annahme der Kollegin A: Sie interpretiert Mimik, Gestik, Lautsignale und kommt zu der **subjektiven Annahme:** „Meine Bemühungen scheinen vergeblich – der gleiche Gesichtsausdruck wie bei meiner Lehrerin, nachdem sie mir etwas zum zweiten Mal erklärt hat. Ich schaff's wieder mal nicht!" Es entsteht ein Gefühl des Versagens. Die Absicht ändert sich. Jetzt würde sie am liebsten aufgeben.
Verhaltensreaktion der Kollegin A (und damit das „Rohmaterial" der Sinneswahrnehmung für die Stationsleitung): Sie sagt mit resignierter Stimme: „Ich komme mit der Aufgabe doch nicht zurecht."
Eindruck/Annahme der Kollegin B: Sie interpretiert Mimik, Gestik, Lautsignale und kommt zu der **subjektiven Annahme:** „Die hat ja eine ‚saumäßige Laune' – mit mir kann man's ja machen!" Sie ist wütend und ärgert sich. Für sie entsteht der Eindruck, als Person nicht für voll genommen zu werden. Die Absicht verändert sich, am liebsten würde sie jetzt die Aufgabe „hinschmeißen".

Verhaltensreaktion der Kollegin B: Sie sagt wütend: „Ihnen kann man es sowieso nie recht machen!"

Im Laufe von 15 Jahren und vielen Seminaren habe ich erstaunlich viele Möglichkeiten von Verhaltensreaktionen und damit verschiedenen Kommunikationsprozessen mit unterschiedlichen Endresultaten kennengelernt.

Um Ihr Problembewußtsein für das „verflixte" eingebaute Mißverständnis zu schärfen, sollten Sie beachten:

▶ Kommunikation ist im wahrsten Sinne des Wortes ein doppelbödiger Prozeß. Wir unterscheiden die nonverbale und die verbale Botschaft.

▶ Die nonverbalen Botschaften sind nur schwer unter Kontrolle zu halten. Sie drücken meine eigene momentane Stimmungslage aus oder auch das, was ich wirklich von meinem Gegenüber denke bzw. für ihn empfinde.

▶ Die nonverbalen Botschaften kommen in der Regel als erstes an, denn ich sehe (z. B. am Arbeitsplatz) jemanden zuerst, bevor ich mit ihm rede.

4 Mitarbeiterführung und Motivation sind die Zauberworte

4.1 Kernkompetenzen der Mitarbeiterführung

Wer heute noch glaubt, daß wirtschaftliche Gesichtspunkte von der Kostenkalkulation über das Controlling bis hin zur reinen Gewinnorientierung einzige Voraussetzungen für erfolgreiches betriebswirtschaftliches Handeln sind, um sich im Zeitalter wachsender Konkurrenz im Bereich der Pflege zu behaupten, täuscht sich. Qualität in der Pflege erfordert Mitarbeiter, die neben ihren psychosozialen Fähigkeiten und fachlichen Qualifikationen ein hohes Maß an Motivation aufbringen müssen, damit sie den zunehmenden Anforderungen durch eine immer schwieriger werdende Klientel gewachsen sind. Motivation aber läßt sich nicht erzwingen oder erkaufen, sondern nur durch kompetente Mitarbeiterführung erreichen. Erfolgreiche Mitarbeiterführung ist nicht immer nur eine angeborene Fähigkeit – Ausnahmen bestätigen die Regel –, sondern eine Fertigkeit, die, wie vieles andere auch, erlernt werden kann. Dieser Lernprozeß erfordert sowohl Übung als auch Geduld mit sich selbst und den anderen.

Mitarbeiterführung stellt ein beliebtes Thema dar, über das viel gesprochen und geschrieben wird. Sie steht im Mittelpunkt eines jeden Personalseminars, gleichgültig, aus welcher Berufssparte die Teilnehmer kommen. Gewöhnlich werden in solchen Seminaren viele theoretische Erkenntnisse vermittelt, doch findet in den Gruppen meist wenig Austausch von Praxiserfahrungen statt. Denn, ganz im Vertrauen, welcher Topmanager oder Großverdiener hinterfragt wohl in großer Runde kritisch sein Führungsverhalten oder gibt gar seine Führungsfehler zu?! So bleibt es weiterhin bequem, sich über den „Splitter im Auge" seiner Mitarbeiter zu mokieren und den „Balken im eigenen Auge" geflissentlich zu übersehen. Um sich mit dem eigenen Führungsverhalten ernsthaft auseinanderzusetzen, müssen nun einmal zwei unabdingbare Voraussetzungen erfüllt sein:
- die Bereitschaft, die eigene Führungsvorstellung und Einstellung zu den Mitarbeitern zu reflektieren,
- die Bereitschaft, das eigene Führungsverhalten anhand der Reaktionen der Mitarbeiter zu überprüfen.

Die Bereitschaft, sich mit der eigenen Einstellung zum Führungsverhalten auseinanderzusetzen, ist meist vorhanden, denn das ist in aller Regel mit wenig Komplikationen verbunden. Man schätzt sich zum Beispiel anhand einer Liste ein, die die Eigenschaften des Führungsverhaltens definiert, und erhält so das „Selbstbild", sein „Führungsprofil", wie mir meist glaubhaft versichert wird. Keine Frage, daß Seminarprofis mit dieser Methode ihr Führungsprofil kontinuierlich verbessern. Bewußt oder unbewußt haben sie mit der Zeit Informationen gespeichert, haben sich gemerkt, daß diese oder jene Eigenschaft in der Führungstheorie besonders positiv bewertet wird. Schließlich ist es ja auch für jedermann einleuchtend, daß Konfliktfähigkeit, Kooperation, konsequentes und gerechtes Verhalten erstrebenswerte Führungseigenschaften sind. Mit anderen Worten: Die Einstellung bezüglich eines idealen Führungsverhaltens ändert sich, je mehr ich darüber erfahre und lerne. Das Wissen, ja selbst das „Wollen" in meinem Kopf bietet allerdings noch keinerlei Garantie, daß ich mich im Alltag auch entsprechend verhalte – und das schon gar nicht auf Dauer. Dazu ein Beispiel, das mehr als alle Worte die Richtigkeit dieser Feststellung beweist:

> Eine Pflegedienstleitung mit zwanzigjähriger Berufserfahrung wird zur Nachqualifizierung zu einer renommierten Fortbildungsveranstaltung geschickt. Mitarbeiterführung und Motivation sind die angesagten Themen. Die Pflegedienstleitung ist eher unmotiviert, denn „es ist doch bisher immer gutgegangen". Ganz gegen ihre Erwartungen können die Ausführungen des Referenten sie jedoch überzeugen, und sie ist fest entschlossen, ihren Führungsstil zu ändern. „Wenn das so erfolgversprechend ist, wie der Referent sagt, dann lohnt sich das!" Ihre Mitarbeiter staunen. Die ersten beiden Tage scheint der „alte Drachen" wie ausgewechselt! Sie lobt und ermutigt, bringt ihre Kritik so vorsichtig an, daß schließlich keiner mehr weiß „wo's lang geht". Bereits am dritten Tag reißt ein bisher nicht geduldeter „Schlendrian" ein. Warum nicht im Schwesternzimmer rauchen, wenn es der Befriedigung eines zentralen Bedürfnisses dient? Da geht die Tür auf. Mit hochrotem Kopf steht die Pflegedienstleitung im Rahmen und ereifert sich in altgewohnter Manier mit ihrer Stentorstimme: „Ich dulde diesen Saustall nicht, schließlich sind wir hier nicht in einer Kneipe!" Wortlos werden die Kippen ausgedrückt und jemand flüstert: „Jetzt ist sie wenigstens wieder ganz die Alte!"

Grundsätzlich muß bei der Beurteilung von Führungsqualitäten auch folgendes beachtet werden: Mein Führungsprofil sagt überhaupt nichts darüber aus, wie meine Mitarbeiter meine Führung einschätzen und welche Auswirkung mein Führungsverhalten auf das Betriebsklima hat. Und genau darauf kommt es doch letztendlich bei der Personalführung an!

> Führung ist ein Prozeß, der niemals nur einseitig, das heißt durch die Selbsteinschätzung des Führenden, bewertet werden sollte.

Ausschlaggebend für die Beurteilung von Führung sind vielmehr die Reaktion und das Verhalten der Mitarbeiter. Die Kriterien, an denen Mitarbeiterführung meßbar wird, sind die Arbeitszufriedenheit und Leistungsbereitschaft der Mitarbeiter sowie ihre Motivation, kundenorientierte Arbeit zu leisten. Werden diese wichtigen Kriterien, die gleichermaßen das Feedback der Mitarbeiter auf ein bestimmtes Führungsverhalten darstellen, außer acht gelassen oder in keinem ursächlichen Zusammenhang gesehen, unterliegt die subjektive Einschätzung des Führungsverhaltens der persönlichen Illusion. „So sehe ich mich, so glaube ich, daß ich bin, so will ich sein und so sehen mich die anderen auch."

Um diesen gefährlichen „blinden Fleck" in der Personalführung zu vermeiden, können zur Einschätzung des Führungsverhaltens vier Kernkompetenzen der Führung herangezogen werden. Diese sind grob zu unterteilen in zwei *psychosoziale Fähigkeiten* und in zwei *rational zu erwerbende Fertigkeiten*. Die psychosozialen Fähigkeiten werden auch als „emotionale Intelligenz" bezeichnet und lassen sich folgendermaßen erklären: „Emotionale Intelligenz richtet sich auf die Gefühle der anderen, aber in erster Linie auch auf die eigenen" (Stemme 1997, S. 258). Damit wird die Fähigkeit angesprochen, den eigenen emotionalen Zustand wahrzunehmen und zu kontrollieren, den bewußten Kontakt zu den eigenen Gefühlen aufzunehmen. Gefühle, sowohl bezogen auf die eigene Person als auch das Vermögen, sich in andere Menschen einzufühlen, werden mit als wesentliche Grundlage für Entscheidungen angesehen. „Entscheidungen... sind... nämlich emotional kluge Entscheidungen, weil sie die Reaktionen anderer mit einbeziehen" (Stemme 1997, S. 75). Dem bewußten Umgang mit Emotionen wird entscheidende Bedeutung beigemessen, und zwar in all den Situationen, in denen die Beziehungsfähigkeit zu anderen Menschen gefragt ist. Mitarbeiterführung gehört zweifellos in diese Kategorie. Aus drei Gründen ist das Konzept des Gefühlsmanagements aktuell:

● Es setzt auf eine Intelligenz, die bisher keine Rolle in der Forschung und Testpsychologie spielte.

● Es beruft sich auf fundamentale Prozesse aus den Anfängen der menschlichen Spezies, die durch moderne Gehirnforschungstechniken physiologisch und psychologisch nachgewiesen sind.

● Es geht davon aus, daß Emotionen niemals ausgeschaltet sind. Galt bisher, daß eine hervorragende Leistung zu einem positiven emotionalen Zustand führt, so ist es jetzt ein positiver emotionaler Zustand, der zu überragenden Leistungen führt.

Insgesamt betrachtet trifft die Theorie der emotionalen Intelligenz zwar wesentliche Aussagen und Erkenntnisse, die aber unter anderen Bezeichnungen, wie zum Beispiel Empathie, persönliche Kompetenz, soziale Kompetenz oder auch Intuition, in der Sozialpsychologie schon seit längerem diskutiert werden. Der Begriff der emotionalen Intelligenz sollte nicht überbewertet werden, man darf ihn allerdings auch nicht außer acht lassen. Denn die Begriffe der emotionalen Intelligenz charakterisieren im wesentlichen auch die pschychosozialen Fähigkeiten der

Führungskompetenz. Daher kann man beide Begriffe durchaus synonym verwenden.

Im folgenden werden die vier Kernkompetenzen der Führung erläutert.

A. Psychosoziale Fähigkeiten

1. Die persönliche Kompetenz

Sie zeigt sich in der bewußten Auseinandersetzung mit der eigenen Person, ihren Gefühlen und Wertvorstellungen. Diese bewertende Wahrnehmung der eigenen Person beinhaltet die Bereitschaft, sich selbst zu erfahren und das eigene Verhalten zu reflektieren, und zwar mit dem Ziel, „sich seiner selbst bewußt zu werden". Dies führt zur Erkenntnis der eigenen Stärken und Schwächen als Voraussetzung für die Bereitschaft, andere in ihrer Andersartigkeit zu akzeptieren.

2. Die soziale Kompetenz

Zweifellos das „Schwergewicht" unter den vier Kernkompetenzen der Mitarbeiterführung. Das geht so weit, daß zuweilen soziale Kompetenz mit Führungskompetenz gleichgesetzt wird, und damit zusätzliche Begriffsverwirrung stiftet. Schon der Begriff der sozialen Kompetenz ist leider nur allzu häufig ein Schlagwort, eine Leerformel, unter der sich jeder etwas anderes oder auch gar nichts vorstellen kann. Ganz allgemein läßt sich soziale Kompetenz durch Eigenschaften definieren, die den Umgang mit anderen Menschen wie auch den Umgang mit der eigenen Person kennzeichnen:

> Soziale Kompetenz ist zum einen das Vermögen, seine eigenen Bedürfnisse und psychische Befindlichkeit zu erkennen und angemessen zu artikulieren. Daraus erwächst zum anderen die Fähigkeit und erlernbare Fertigkeit, sich in andere Menschen hineinzuversetzen, so daß diese sich angenommen und verstanden fühlen.

Sprache ist vorrangig subjektiv. Insbesondere aber Begriffe, die bestimmte Eigenschaften definieren, unterliegen der subjektiven Interpretation. Soll ein Begriff wie die soziale Kompetenz für alle, die es angeht, *nachvollziehbar* und verständlich umschrieben werden, müssen die benannten Eigenschaften in *beobachtbares Verhalten* „übersetzt" werden. Man bezeichnet diese Vorgehensweise als *operationalisieren*. Ein Beispiel:

Das Leitungsteam einer Einrichtung hat sich zusammengesetzt, um „Leitsätze der Führung" zu erarbeiten. Nachdem die Voraussetzungen für „Fachkompetenz" relativ schnell und weitgehend übereinstimmend festgeschrieben sind, fällt der Begriff „soziale Kompetenz". „Was versteht ihr eigentlich darunter", fragt die Pflegedienstleitung ihre fünf Bereichsleitungen. „Das ist doch klar", meint Sylvia, „man muß eben gut mit Menschen umgehen können." „Und woran erkennst du das?", fragt die Pflegedienstleitung nach. In der Runde herrscht bedenkliches Schweigen. „Also für mich ist Konfliktfähigkeit eine Eigenschaft der sozialen Kompetenz", meint Inge. „Für mich ist aber kritikfähig und kooperativ sein wichtig", sagt Jürgen und schaut angriffslustig in die Damenrunde. Nach geraumer Zeit hat sich die Gruppe schließlich auf sechs Eigenschaften geeinigt, die für sie den Begriff der sozialen Kompetenz definieren.

Damit war der erste Schritt zur gruppeninternen Begriffsklärung und Verständigung getan. Doch die Frage, die die Pflegedienstleitung bestimmt stellen wird: „Woran mache ich es fest, ob jemand kritikfähig, konfliktfähig oder kooperativ ist?", ist damit noch nicht beantwortet. Daher der zweite Schritt:

Operationalisieren heißt, beobachtete Fähigkeiten im Verhalten für alle nachvollziehbar zu umschreiben und damit für diese eine Gruppe zu definieren.

Das geschieht in erster Linie aufgrund der *Häufigkeit*, mit der diese Fähigkeit zu beobachten ist. Damit wird das Vorhandensein einer Eigenschaft in gewissem Sinne „meßbar" und kann für eine vergleichende Einschätzung und Beurteilung der Mitarbeiter hilfreich sein. Anhand von Beispielen aus Seminargruppen lassen sich folgende wichtige Eigenschaften der sozialen Kompetenz definieren:

Kritikfähigkeit:
- die Häufigkeit, mit der die Bereitschaft gezeigt wird, eigenes Verhalten zu reflektieren und zu ändern, und/oder
- die Häufigkeit, mit der angemessene Kritik (Ton, Wortwahl!) ohne „Retourkutsche" angenommen werden kann, und/oder
- die Häufigkeit, mit der die Bereitschaft gezeigt wird, andere auf Fehler anzusprechen.

Konfliktfähigkeit:
- die Häufigkeit, mit der kontrovers diskutiert werden kann, ohne persönlich zu werden, und/oder
- die Häufigkeit, mit der andere Meinungen zugelassen werden, und/oder
- die Treffsicherheit, mit der Konflikte wahrgenommen und angesprochen werden.

Voraussetzung dieser speziellen Regelung des Sprachverständnisses ist, daß jeweils die Arbeitsgruppe, der Leitungskreis oder das Team *eigene Operationalisierungen* für erwünschte Eigenschaften erarbeitet. Denn, und das kann ich Ihnen versichern, nicht nur Sprache ist subjektiv, auch die Operationalisierungen der *gleichen* Eigenschaft sind von Gruppe zu Gruppe unterschiedlich. Ganz offensichtlich ist eine „Metaverzerrung" in der Kommunikation möglich. Kein Wunder, daß Mißverständnisse die Regel und nicht die Ausnahme sind. Für gute Beziehungen allerdings ist diese zugegebenermaßen etwas zeitintensive Methode von unschätzbarer Bedeutung. Komplizierte Begriffe wie beispielsweise „psychosoziale Betreuung" können so nachvollziehbar und verständlich umschrieben werden. Jeder in einer Gruppe kann zuerst sagen, was *er selbst* unter einem Begriff versteht, danach werden die Eigenschaften operationalisiert, und zu guter Letzt wissen *alle in dieser Gruppe*, wie sie diesen Begriff verstehen sollen oder wollen. Der Abmahnungsgrund „fehlende Führungskompetenz" dürfte für gewiefte „Operationalisierer" kein strittiges Problem mehr sein!

B. Rationale Fertigkeiten

3. Fachkompetenz

Unstrittig ist, daß erfolgreiche Führung Sachverstand voraussetzt. Schon aus Gründen der Akzeptanz durch die Mitarbeiter und einer gewissen Durchsetzungsfähigkeit sollte zumindest im Bereich der „mittleren Leitungsebene" vermieden werden, unzureichend fachkompetente Vorgesetzte zu wählen. Aber auch eine entsprechende Berufserfahrung und zusätzliche berufsspezifische Qualifikationen gehören zum Nachweis und zur Absicherung der Fachkompetenz.

4. Methodenkompetenz

Führung bedarf methodisch abgesicherter, fachspezifisch bewertbarer, vergleichender und transparenter Grundlagen und Richtlinien. Eine sachgerechte Aufbau- und Ablauforganisation, die das Führungsmodell einer Institution oder Einrichtung beschreibt, ist ohne Methoden schlicht undenkbar. Ganz allgemein wird unter Methodenkompetenz verstanden:

> Methodenkompetenz ist die methodisch abgesicherte, organisatorisch effiziente und auch innovative Umsetzung von Fachwissen.

Die Behauptung, Führungsmethoden könnten nicht gelernt werden, frei nach dem Motto: „Man kann's, oder man kann es eben nicht", ist nicht richtig. Methodenkompetenz ist eine rationale Fertigkeit, die erlernt werden kann. Eine gewisse Einschränkung bezieht sich nur auf die psychosozialen Fähigkeiten, die in diesem Sinne nicht erlernbar sind. Man kann sie sich aber durch eine Methode *aneignen*, die dem erwünschten Verhalten verständliche Orientierungshilfen gibt, wie am Beispiel der sozialen Kompetenz gezeigt wurde. Gerade deshalb sollte auf den Erwerb der Methodenkompetenz besonderer Wert gelegt werden. Auf dem Fortbildungsmarkt und in der Literatur wird ein reichhaltiges Instrumentarium unterschiedlicher Methoden angeboten. Es reicht von der „Checkliste" zum Nachweis der Führungskompetenz über umfangreiche Listen der Leistungsbeurteilung bis hin zu juristisch abgesicherten Gesprächsformalien. Diese Art „genormter Personalführung und -beurteilung" kann ich nicht befürworten. Zu oft habe ich von Teilnehmern entsprechender Fortbildungsveranstaltungen gehört, daß die in aller Regel umfangreichen Anleitungsbögen achselzuckend beiseite gelegt wurden. Der frustrierte Schluß, der dann gezogen wird, ist meist offenkundig und lautet: „Methoden sind praxisfremd, kompliziert und unverständlich, greifen bei meinem Problem nicht... und überhaupt, sie sind etwas für Studierte oder Manager." Ein verhängnisvoller Fehlschluß, denn Methoden werden ja gerade zur Hilfestellung und Umsetzung für die Praxis entwickelt. Ein wesentlicher, aber zu behebender Nachteil besteht allerdings darin, daß diese sehr häufig unzureichend an der Praxis „geeicht" wurden und Korrekturvorschläge keine Beachtung finden. Ein weiteres Versäumnis ist, daß die Berufspraktiker viel zu wenig in den Zielfindungsprozeß für die Erstellung bestimmter Instrumente mit einbezogen werden. Nicht zu vergessen, der Auftrag und das Selbstverständnis der Referenten in Fortbildungen, die nur theoretisch verbrämt und ohne Praxisbezug Fachwissen vermitteln. Oft unverständlich und didaktisch schlecht aufbereitet stoßen Methoden auf Skepsis und Ablehnung, gerade bei denjenigen, die sie im Alltag umsetzen müßten.

Überdenken wir noch mal einige der Voraussetzungen, die erfüllt sein müssen, damit Sie Führung in erfolgreiches Führungsverhalten umsetzen können:

1. Das Grundgesetz der Kommunikation gilt auch hier: Was Sie als Führungsperson *senden*, Ihr Verhalten, Ihre Entscheidungen, zeigt sich im *Feedback der Empfänger*. Es äußert sich positiv in Arbeitszufriedenheit und Leistungsbereitschaft Ihrer Mitarbeiter. Bei einem negativen Feedback verstecken sich Mitarbeiter hinter Anpassung oder trotziger Verweigerungshaltung.

2. Damit wird deutlich, daß Führung ein Prozeß ist, der niemals nur *einseitig* eingeschätzt und beurteilt werden darf.

3. Die persönliche Illusion der Führungseinstellung beruht auf der Fehleinschätzung, daß Einstellung und Verhalten das gleiche sind. Wichtig ist aber zu wissen, daß:
   - sich Einstellungen aufgrund von Überzeugung und/oder Einsicht ändern lassen,
   - eine Veränderung meiner Einstellung jedoch *keine automatische* Veränderung meines Verhaltens bedingt.

4. Selbstverständlich läßt sich Verhalten auch ändern, aber niemals radikal. Die psychosozialen Fähigkeiten der emotionalen Intelligenz sind hierfür ein Beispiel. Unser Verhalten ist sozusagen die „gelebte Persönlichkeit" und damit Ausdruck unserer Erfahrung, unserer Prägung und unserer grundsätzlichen Einstellung gegenüber uns selbst und dem/den anderen. Unser Verhalten ist aber auch das, was als erstes bei dem/den anderen „ankommt", ihn beeinflußt und damit entscheidet, wie er mich sieht und einschätzt.

5. Diesen „blinden Fleck" zu beheben, dafür standen die vier Kernkompetenzen der Führung. Dazu gehören die **zwei psychosozialen Fähigkeiten** der emotionalen Intelligenz, wobei wir die persönliche und die soziale Kompetenz unterschieden haben.

6. Besondere Aufmerksamkeit galt der sozialen Kompetenz als einer der Grundanforderungen in jedem Führungsprofil. Damit aber Übereinstimmung und Klarheit herrschen, was soziale Kompetenz ausmacht und wie sie sich im Führungsverhalten nachweisen läßt, wurde die Methode des Operationalisierens erläutert. Mit Hilfe des gezielten Einsatzes dieser Methode, durch Übung und Berücksichtigung des erhaltenen Feedback kann man sich die Fähigkeit der sozialen Kompetenz durchaus aneignen.

7. Die Berufsrolle wird hauptsächlich definiert durch die **zwei rationalen Fertigkeiten** der Führungskompetenz. Sie umfassen Fachkompetenz und Methodenkompetenz.

8. Die Methodenkompetenz, eine erlernbare Fertigkeit, steht unter den vier Führungskompetenzen an erster Stelle. Ohne Methoden der Umsetzung und Organisation ist Fachwissen nahezu ohne Wert. Personalführung und -beurteilung können der subjektiven Beliebigkeit ausgeliefert sein, und wichtige Personalgespräche bleiben ein schwieriges Unterfangen.

> Methodenkenntnisse vermitteln mir und meinen Mitarbeitern Sicherheit, Struktur und die beruhigende Gewißheit, nicht unvorbereitet mit der schwierigen Aufgabe der Mitarbeiterführung allein gelassen zu werden.

4.2 Zusammenhang zwischen Führungsverhalten und Betriebsklima

4.2.1 Was macht Mitarbeiter zufrieden?

Das Betriebsklima, die Atmosphäre, in der gearbeitet, vor allem aber zusammengearbeitet wird, ist von zentraler Bedeutung für den wirtschaftlichen Erfolg in der

Pflege. Wir alle wissen, was ein schlechtes Betriebsklima ausmacht: hohe Personalfluktuation, häufige Krankmeldungen, geringe Leistungsbereitschaft, eine allgemeine Unzufriedenheit der Belegschaft. Darunter leidet jede Anforderung an die Qualität der psychosozialen Betreuung, was nicht ohne negativen Einfluß auf die Patienten und deren Angehörige bleibt und zusätzlich schädlich auf das Renommee der Einrichtung wirkt. Darüber hinaus führt letztlich jedes dieser negativen Merkmale auf seiten der Mitarbeiter zur Entscheidung gegen den Betrieb und ist auslösender Faktor für Kündigungen des qualifizierten Personals. Das betrifft sowohl das formelle Ausscheiden aus dem Arbeitsverhältnis als auch – und das ist viel schlimmer – den Entschluß zur „inneren Kündigung", der zur Schau getragenen Gleichgültigkeit. In Zeiten kundenorientierter Dienstleistungen und zunehmender Konkurrenz in der Pflege darf deshalb ein schlechtes Betriebsklima nicht hingenommen werden.

Was aber macht ein gutes Betriebsklima aus? Natürlich kann man sich mit der einleuchtenden Antwort: „Das ist doch klar, zufriedene Mitarbeiter!" begnügen. Diese Feststellung ist zwar richtig und darüber hinaus auch immens wichtig, denn zunehmend wird immer deutlicher bemerkt, daß nur zufriedene Mitarbeiter zufriedene Kunden und vor allem zufriedene Angehörige garantieren. Die Frage jedoch, was Mitarbeiter zufrieden macht, ist damit noch längst nicht beantwortet.

Der Amerikaner F. Herzberg beschäftigte sich mit diesem Problem bereits in den fünfziger Jahren. In einer groß angelegten Studie untersuchte er Ursachen für Zufriedenheit bzw. Unzufriedenheit am Arbeitsplatz. Seine Ergebnisse fanden in der Öffentlichkeit und in den Chefetagen große Resonanz und wurden durch nachfolgende empirische Untersuchungen auch in der Bundesrepublik weitgehend bestätigt. Gleichwohl blieb die Theorie von Herzberg nicht unumstritten. Für die Beantwortung unserer Fragestellung „Was macht Mitarbeiter zufrieden?" sind die gesammelten Daten jedoch hochinteressant und sollen im folgenden erläutert werden. Sie finden im übrigen sowohl in der Literatur als auch in der Lehre weiter Verwendung.

Was macht Mitarbeiter zufrieden?

Bei den genannten positiven Erfahrungen ging es hauptsächlich um:
- Erfolge und Ziele, die durch eigene Leistung erreicht werden,
- Anerkennung und Lob für Erfolge und gezeigten Einsatz,
- klare Aufgabenstellung, interessanter Arbeitsinhalt,
- Verantwortung für den eigenen Bereich,
- Möglichkeiten zur Weiterentwicklung und persönlicher Lernerfolg,
- Möglichkeiten zum Aufstieg und Beförderung.

Herzberg nannte diese Faktoren „Zufriedenmacher" oder **Motivatoren**.

Was macht Mitarbeiter unzufrieden?

Unmutsäußerungen der Befragten bezogen sich auf Themenbereiche wie
- Entlohnung,
- Arbeitsplatzsicherheit,
- Führungsverhalten des Vorgesetzten,
- Beziehungen zu Kollegen,
- Arbeitsbedingungen und
- Informationen zur Organisation und Unternehmenspolitik.

Diese Faktoren bezeichnete Herzberg als **Hygienefaktoren** oder „Unzufriedenmacher". Bei angemessener Berücksichtigung machen sie nicht unzufrieden; werden sie jedoch nicht berücksichtigt, führen sie zu einer massiven Unzufriedenheit der Mitarbeiter. Die Unterscheidung der zwei Klassen „Motivatoren" und „Hygienefaktoren" gilt, wie bereits erwähnt, als umstritten. Dennoch ist sicher, daß beide Faktoren für eine optimale Motivation der Mitarbeiter wichtig sind. Die Theorie von Herzberg läßt letztlich einen grundlegenden Schluß zu:

> Wollen Sie als Vorgesetzte(r) erreichen, daß Ihre Mitarbeiter nicht unzufrieden sind, müssen die Hygienefaktoren annähernd stimmen. Zu einer echten Zufriedenheit führen aber erst die Motivatoren.

Wenden wir uns daher zunächst den sogenannten Hygienefaktoren zu, denn schließlich ist es wichtig zu wissen, was grundsätzlich stimmen sollte, damit Mitarbeiter nicht permanent unzufrieden sind. Die Auflistung der frustrierten Unmutsäußerungen legt den Schluß nahe, daß der Grund hierfür in nicht befriedigten, aber wichtigen Bedürfnissen liegt. Denn ganz offensichtlich steht hinter dem Frust und Unmut über
- unzureichende Entlohnung das Bedürfnis nach leistungsgerechter Bezahlung,
- Befürchtungen um die Arbeitsplatzsicherheit das Bedürfnis nach einem sicheren Arbeitsplatz,
- einem mangelndem Führungsverhalten des Vorgesetzten das Bedürfnis nach angemessenem Führungsverhalten,
- gespannte Beziehungen zu den Kollegen das Bedürfnis nach störungsfreien Beziehungen im Team,
- unzureichenden Arbeitsbedingungen das Bedürfnis nach zureichenden Arbeitsbedingungen,
- unbekannte Organisation und Unternehmenspolitik das Bedürfnis nach transparenter Organisation und Unternehmenspolitik.

Damit kann ein Vergleich zur Bedürfnispyramide gezogen werden, denn die Hygienefaktoren finden sich sowohl in den existentiellen Grundbedürfnissen als auch in den Sicherheitsbedürfnissen wieder. Wie wir gesehen haben, müssen diese Bedürfnisse erst befriedigt sein bzw. die Hygienefaktoren stimmen, bevor höhere Bedürfnisse akut werden können. Wird zum Beispiel jemand gut bezahlt, hat aber nur Routineaufgaben zu erledigen, die wenig Spaß machen und keine Anerkennung bringen, ist er nicht unzufrieden; aber auf die Frage: „Und, wie ist es auf der Arbeit?" kann schon mal die resignierte Antwort kommen: „Außer Moos nichts los." Daher sind die Hygienefaktoren die Basis, das Fundament, auf dem Motivation erst aufbauen und gelingen kann. Auf folgende Bereiche kommt es dabei an:

Bereich I: leistungsgerechte Bezahlung

Mit Sicherheit ein wunder Punkt, den man da bei allen „helfenden Berufen" anspricht. Ein Hygienefaktor, für den es sich zu kämpfen und argumentieren lohnt, schließlich hat Qualität ihren Preis, und die nachzuweisen wird doch von Ihnen verlangt! Trotzdem scheint für viele Vorgesetzte und oberste Chefs die Bezahlung noch immer ein vielversprechender Motivationsfaktor zu sein. Das ist zwar nicht richtig, aber manche Einstellungen sind selbst durch schwerste Überzeugungsarbeit nicht zu ändern. Wer also weiterhin mit Geld motivieren möchte, sollte aber Fehler wie diese vermeiden: Sagen Sie keine Gehaltserhöhung zu, die dann nicht eingehalten werden kann oder lange Zeit nicht erfolgt. Ihre Mitarbeiter werden dadurch unnötig frustriert und Ihren Versprechungen wird man in Zukunft keinen Glauben mehr schenken.

Bereich II: Arbeitsplatzsicherheit

Teilzeitarbeit und befristete Arbeitsverträge machen Sorgen um einen festen Arbeitsplatz nur allzu verständlich. Wieder ein Hygienefaktor und/oder ein existentielles Grundbedürfnis, das einfach stimmen sollte. Auch hier ist der Widerspruch zu der verlangten Qualität der Versorgung, wie sie im Pflegeversicherungsgesetz festgelegt wird, und der Realität in den Einrichtungen eklatant. Trotzdem gilt es auch bei diesem Punkt, unnötigen Frust zu vermeiden: Setzen Sie Mitarbeiter mit Zeitverträgen nicht unter vergleichsweise zu hohen Leistungsdruck mit der Begründung, eine eventuelle feste Übernahme sei sonst gefährdet, oder drohen Sie gar Kündigung an. Denken und handeln Sie immer nach dem obersten Prinzip der Gerechtigkeit und Gleichbehandlung. Ihre Mitarbeiter sind kritische Beobachter.

Bereich III: angemessenes Führungsverhalten

Ein gutes Betriebsklima steht und fällt mit dem Führungsverhalten der verschiedenen Leitungsebenen. Die Erarbeitung von Führungsrichtlinien und ein verbindlicher Verhaltenskodex für Führungshandeln ermöglichen es, subjektives „Dafürhalten" weitgehend auszuschließen. Leitsätze der Führung beziehen sich insbesondere auf eine fachgerechte Aufgabenverteilung, Formen der Delegation und Arbeitsanweisung, Informationspflichten sowie Zeitraum und Merkmale der Kontrolle. Eine derart formell abgesicherte Beziehungsstruktur sichert die Rechte und Pflichten von Vorgesetzten und Arbeitnehmern, sie ist Grundlage für begründete Kritik und Beschwerde. Der Hygienefaktor eines angemessenen bzw. „abgesicherten" Führungsverhaltens befriedigt vor allem die Sicherheitsbedürfnisse nach Struktur, Stabilität und Orientierung.

Bereich IV: gute Beziehungen zu Kollegen

Erst wenn bei den Rahmenbedingungen eine überschaubare Sicherheit gewährleistet ist, werden die sozialen Bedürfnisse nach Kollegenkontakt und Teamzusammenhalt akut. Alle helfenden und pflegenden Berufe sind besonders auf eine reibungslose und spannungsfreie Zusammenarbeit im Team, auf gegenseitige Hilfestellung und lückenlose Informationsweitergabe angewiesen. Konflikte im Team aufzuarbeiten sollte daher immer oberste Priorität haben. Das Team stellt Ihre wichtigste Ressource dar, um die unterschiedlichsten Anforderungen zu bewältigen. Es ist eine geschützte soziale Nische, in der Frust verstanden und aufgefangen werden kann, Kraft zum Weitermachen aufgetankt wird.

Bereich V: zureichende Arbeitsbedingungen

Dieser Hygienefaktor spricht die Stufe der existentiellen Grundbedürfnisse an. Gesundheitsschutz und Sicherheit am Arbeitsplatz sind hier das oberste Gebot. Das erforderliche technische Hilfsgerät für rückenschonendes Arbeiten, detaillierte Hygienevorschriften, ausreichende Beleuchtung, Lärmschutz und Belüftung sind einige Ansatzpunkte für Sie, um Ihnen und Ihren Mitarbeitern die schwere Arbeit zu erleichtern. Nicht zu vergessen: Gehen Sie möglichst flexibel mit der Arbeitszeit um, und bemühen Sie sich um eine gerechte Urlaubsregelung.

Bereich VI: überschaubare Organisation und Unternehmenspolitik

Der Mitarbeiter sollte sich nicht nur mit seiner Arbeit, sondern auch mit der Einrichtung, für die er arbeitet, identifizieren können. Eine unter Mitarbeit der Belegschaft erstellte Hauskonzeption ist für den Prozeß der Identifikation in jedem Fall hilfreicher als der gestylte Hochglanzprospekt von Marketingexperten. Ihre Einrichtung wird daran gemessen, was da schwarz auf weiß versprochen wird. Vergessen Sie nicht, Ihre Mitarbeiter wissen da am besten Bescheid, sie sind die Experten. Bemühen Sie sich, Ihren Bereich gut zu organisieren. Arbeiten Sie mit mit klaren, überschaubaren Regeln. Wichtig ist auch, die Mitarbeiter rechtzeitig und umfassend über gesetzliche Neuerungen und die daraus für sie erwachsenden Verpflichtungen zu informieren. Mangelnde Klarheit von Zielen und Regelungen sowie fehlende Informationen sind immer motivationshemmend und geben Gerüchten unnötige Nahrung. Zu wissen, warum und wozu etwas auf diese oder jene Art und Weise gehandhabt werden muß, befriedigt nicht zuletzt das Achtungsbedürfnis Ihrer Mitarbeiter und vermittelt ihnen das Gefühl des Dazugehörens.

Die Hygienefaktoren sind identisch mit den existentiellen Grundbedürfnissen und den Sicherheitsbedürfnissen in der Bedürfnispyramide. Die Befriedigung dieser Bedürfnisse sichert eine routinegemäße Arbeitsbereitschaft ab, die Unzufriedenheit vermeiden hilft, jedoch noch keine Zufriedenheit im Sinn von Motivation schafft. Die Hygienefaktoren bilden also das Fundament, auf dem Motivation mit dem Ziel des zufriedenen Mitarbeiters überhaupt erst gelingen kann. Alle Bereiche der Führung, die sich auf die Hygienefaktoren beziehen, sind sowohl die Ausgangsbasis für die gezielte Motivation einzelner Mitarbeiter als auch die Voraussetzung für die Leitungskräfte, um ihre individuelle Führungskompetenz praktisch umsetzen zu können. Der *erste Schritt*, um Ihre Mitarbeiter für die höheren Bedürfnisse nach Selbstwert, Akzeptanz und Wachstum ansprechbar zu machen, erfordert demnach eine sachgerechte Aufbau- und Ablauforganisation. In ihr sind zum einen die Bereiche, die sich auf die Hygienefaktoren beziehen, befriedigt. Zum anderen finden die Erfordernisse der beiden „Kommunikationsfaktoren", Führungsverhalten und Kollegenkontakte, angemessene Beachtung, um formelle Arbeitsbeziehungen zu garantieren.

Halten wir fest:
▶ Die thematische Zielsetzung sowohl der Hygienefaktoren als auch der Existenzbedürfnisse entspricht den Anforderungen einer sachgerechten Aufbau- und Ablauforganisation und damit der Befriedigung der existentiellen Grundbedürfnisse nach Sicherheit, Struktur, Stabilität und Orientierung.
▶ Dadurch wird eine vorwiegend von Routine bestimmte Arbeitsbereitschaft gesichert. Die Mitarbeiter sind nicht unzufrieden.
▶ Motivation im eigentlichen Sinne, die zur Entfaltung individueller Arbeitskraft führt, entsteht erst, wenn individuelle Achtungsbedürfnisse befriedigt werden.

Sehen wir uns daher die „Zufriedenmacher" oder Motivatoren näher an. Erfolgserlebnisse durch eigene Leistung, Anerkennung und Lob oder Verantwortung für eigene Aufgaben sind Motivatoren, die Sie in den Achtungsbedürfnissen der Bedürfnispyramide wiederfinden. Die persönlichen Achtungsbedürfnisse, das Streben nach Selbstwert, Anerkennung und Selbstbestätigung, wurden auch hier als *die* zentralen Bedürfnisse im menschlichen Leben hervorgehoben. Wir können daraus den *zweiten* Schritt auf dem Weg zu zufriedenen Mitarbeitern ableiten:

> Lenken Sie Ihre Aufmerksamkeit auf die „Zufriedenmacher", die Achtungs-
> bedürfnisse Ihrer Mitarbeiter.

Die wichtigsten Motivationsbereiche für Ihren Führungsalltag sind:

Motivationsbereich I: Erfolge und Zielerreichung

Unterstützen Sie Ihren Mitarbeiter, in seiner Arbeit erfolgreich zu sein, das heißt
die Aufgabe zu bewältigen und das Ziel zu erreichen. Denn durch eine gemeisterte
Anforderung besitzt er einen gewissen Wert in seinen Augen und in den Augen der
Kollegen. Vereinbaren Sie *realistische* Ziele, die auch erreichbar sind, und vergewissern Sie sich, daß Sie verstanden worden sind. Motivationshemmend wirkt,
wenn Sie helfend eingreifen, ohne danach gefragt worden zu sein (ausgenommen
im Notfall), oder kreative Ideen und gute Leistungen Ihrer Mitarbeiter als eigenen
Verdienst verkaufen.

Motivationsbereich II: Anerkennung und Lob

Gute, sorgfältige Arbeit und gezeigter Einsatz verdienen Lob und Anerkennung.
Sie sollten positive Leistung nicht als selbstverständlich ansehen und sich nicht
statt dessen der Suche nach dem „Haar in der Suppe" widmen. Demotivierend
wirkt zum Beispiel auch die Redewendung: „Ich bin soweit mit Ihnen zufrieden,
aber…" Ein Wort des Dankes, ein aufmunterndes Lächeln oder ein gemeinsames
Essen mit dem einsatzbereiten Team bewirken dagegen so manches. Zollen Sie
aber nur dann Anerkennung, wenn Sie es tatsächlich auch so meinen. Die Tücken
einer „doppelbödigen Kommunikation" wurden ja bereits besprochen. Wenn Sie
Beanstandungen an der Arbeit haben, üben Sie sich in konstruktiver Kritik. Erwähnen sie erst das, was *richtig war,* und danach, was *besser sein müßte.*

Motivationsbereich III: Aufgabe und Arbeitsinhalt

Achten Sie darauf, daß die zugewiesene Aufgabe den Fertigkeiten und Fähigkeiten Ihres Mitarbeiters entspricht. Eine Aufgabe, die zu schwer oder zu anspruchs-
voll ist, *überfordert* den Mitarbeiter und löst unweigerlich resignativen Frust aus.
Unterstützen Sie Ihren Mitarbeiter und machen Sie sich selbst schlau, indem Sie
ihn sorgfältig in bezug auf das Befähigungsprofil einschätzen. Vielleicht müssen
Kenntnisse aufgefrischt und Fähigkeiten weiter geschult werden.
Auch der umgekehrte Fall ist zu vermeiden: Werden einem Mitarbeiter nur Routineaufgaben, womöglich noch unterhalb seiner Fachkompetenz, übertragen, *unter-*

fordern Sie diesen Mitarbeiter und aggressiver Frust ist angesagt. Für beide Varianten gilt: sie sind absolute Motivationskiller!

Motivationsbereich IV: Verantwortung für den eigenen Bereich

Jeder Mitarbeiter sollte bei seinen Aufgaben einen angemessenen Entscheidungsfreiraum haben. Damit übertragen Sie dem Mitarbeiter gleichzeitig die Verantwortung, „sich selbst in die Pflicht zu nehmen". Der Ärger über sich selbst, wenn etwas nicht so gelingt, wie er sich das vorgestellt hat, bewirkt oft mehr als Ihre Kritik. Dennoch sollte jeder Mitarbeiter wissen, daß Kontrolle erfolgen wird und muß. Schließlich tragen Sie ja die Verantwortung nicht nur für Ihre eigene Arbeit, sondern auch für die Leistung Ihrer Mitarbeiter.

Motivationsbereich V: Möglichkeiten zur Weiterbildung

Das Recht und die Pflicht zur Fortbildung ist eine Muß-Anforderung und gilt für alle Mitarbeiter. Ein intern erstellter Fortbildungsplan hilft Ihnen, die Defizite Ihrer Mitarbeiter gezielt anzugehen. Fordern und fördern Sie insbesondere Nichtqualifizierte und Mitarbeiter, die schon länger in der Einrichtung tätig sind. Berufserfahrung ist das eine, sich auf dem neuesten Stand des Fachwissens zu befinden das andere. Überdies können Sie durch eine spezielle Form der Personalgespräche den Bedarf und die Interessen Ihrer Mitarbeiter für Themen der Fortbildung ermitteln. Ein klassischer Motivationskiller in diesem Bereich ist unbegründetes Abblocken von Weiterbildungswünschen der Mitarbeiter. Bemerkungen wie „Das hat bei uns noch keiner gemacht" oder „Fortbildung ist zu teuer, da können wir nur die ausgebildeten Mitarbeiter hinschicken" verwandeln das Engagement des Mitarbeiters im Handumdrehen in eine frustrierte Verweigerungshaltung.

Motivationsbereich VI: Möglichkeiten zu Aufstieg/Beförderung

Beobachten und beurteilen Sie Ihre Mitarbeiter, die Leistung und das gezeigte Engagement. Geben Sie den fähigen Mitarbeitern die Chance, eine neue und verantwortungsvollere Aufgabe zu übernehmen, auch dann, wenn es Ihren Bereich betrifft und Sie einen guten Mitarbeiter verlieren. Erstens ist es naheliegender, den Führungsnachwuchs aus den eigenen Reihen zu rekrutieren, als einen „Neuen" an- und einzupassen. Zweitens ist ein auf Dauer unterforderter Mitarbeiter wenig hilfreich; und drittens hat ein „Mauern" von Ihrer Seite einen negativen Einfluß auf die Motivation der anderen, wenn sie den Eindruck erhalten, von Ihnen am Aufstieg gehindert zu werden.

Mitarbeitermotivation hat etwas mit dem Erkennen von Bedürfnissen und den ständigen Angeboten von Anreizen zu tun. Bedürfnis und Anreiz müssen aber auch zueinander passen. Daher sollten Sie Ihre Mitarbeiter kennen, ihre Fertigkeiten und Fähigkeiten richtig einschätzen und beurteilen. Das Bedürfnis nach Anerkennung und Selbstwert, die Voraussetzung für jeden Motivationserfolg, wird durch Überforderung zu einem frustrierenden Mißerfolg, sowohl für den Mitarbeiter als auch für Sie. Nutzen Sie also die positive Motivationsenergie, die freigesetzt wird, wenn Bedürfnisse auf einer Stufe nicht voll befriedigt sind, eine mögliche Zielerreichung jedoch realistisch erscheint. Sie machen damit den *dritten* Schritt, der zu einem zufriedenen Mitarbeiter führt:

Unterstützen Sie Ihren Mitarbeiter, erfolgreich zu sein. Geben Sie ihm Aufgaben, die er mit seiner Kompetenz bewältigen und für die er auch Verantwortung übernehmen kann.

Halten wir fest:
▶ Motivatoren und Achtungsbedürfnisse sind in ihrer Zielsetzung identisch, denn sie befriedigen durch Anerkennung das Selbstwertgefühl und die Eigenverantwortung eines Mitarbeiters.
▶ Die Aufgabe und der Arbeitsinhalt sollten den Fertigkeiten und Fähigkeiten des Mitarbeiters entsprechen. Bedürfnis und Anreiz müssen zusammenpassen.
▶ Durch die ausgewogene Balance zwischen Aufgabe, Kompetenz und Verantwortung wird Leistungsbereitschaft aktiviert, eine demotivierende Überforderung oder Unterforderung des Mitarbeiters vermieden.

Motivation ist eine ständige Führungsaufgabe, die eine Annäherung zwischen Organisations- und Mitarbeiterzielen ermöglicht.

4.2.2   Definition verschiedener Führungsstile

Zu Anfang dieses Abschnitts will ich eine kurze methodische Einordnung von Führung bzw. Führungsverhalten geben. Führung wird ursprünglich durch verschiedene Führungsstile definiert. Man unterscheidet zwischen autoritärem, kooperativ/partnerschaftlichem und Laissez-faire-Führungsstil. Unter einem Führungsstil wird die Art und Weise verstanden, das Verhaltensmuster, mit dem ein Vorgesetzter die ihm unterstellten Mitarbeiter führt. Hierzu wird bei der Definition der Führungsstile nur ein *einzelnes* Beurteilungskriterium beachtet: die Ausführung der Aufgaben. Man spricht daher auch von *eindimensionalen Führungsstilen*. Am Beispiel des autoritären Führungsstils wäre das differenzierte Beurteilungskriterium eine fristgerechte, vollständige, ohne Widerspruch durchgeführte Aufgabe. Autoritär führen heißt demnach, den Mitarbeiter eindeutige Vorgaben „abarbeiten" zu lassen. Einwände von ihm sind unerwünscht oder werden nicht geduldet. Für viele vielleicht ein ungewohnter Gedanke, aber auch der kooperative bzw. partnerschaftliche Führungsstil zählt zu den eindimensionalen Führungsstilen. Auch hier ist die fristgerechte Aufgabenerfüllung das wesentliche Beurteilungskriterium, auf das es ankommt. Im Unterschied zum autoritären Führungsstil werden jedoch die Fachkompetenz und die Beratungsverantwortung der Mitarbeiter eingefordert und sachliche Einwände berücksichtigt. Kooperativ führen heißt daher, den Sachverstand und die Erfahrung der Mitarbeiter für die erfolgreiche Aufgabenerfüllung mit einzubeziehen. Offenkundiger Nachteil der eindimensionalen Führungsstile ist, daß der Mitarbeiter ausschließlich als *Funktionsträger* gesehen wird. Die Belange seiner Person werden weitgehend ausgeblendet.

Die Ergebnisse psychologischer Untersuchungen zum Verhalten von Erziehern Mitte der sechziger Jahre hatten einen nachhaltigen Einfluß auf die Theorie der Führung. Ausschlaggebend war der Nachweis, daß die Akzeptanz einer Person den wesentlichen Faktor für ihre Entwicklung darstellt. Damit war ein wichtiges Bindeglied zur Motivationstheorie, basierend auf der Maslowschen Bedürfnispyramide, hergestellt. Denn Akzeptanz und Anerkennung der Person werden dort ebenfalls als die zentralen Bedürfnisse eines Menschen ausgewiesen. Der Ansatzpunkt für eine erfolgversprechende Motivation der Mitarbeiter war gegeben. Die eindimensionalen Führungsstile verloren zugunsten einer motivationsorientierten Führungstheorie an Bedeutung, deren Leitsatz lautete: Die Akzeptanz der Person ist ebenso wichtig für die Aufgabenerfüllung wie die fristgerechte Erreichung der Zielvorgabe.

Für ein besseres Verständnis des zweidimensionalen Führungsverhaltens zeigt Abbildung 9 die Schritte der Entwicklung vom „Lenkungskreuz" der psychologischen Untersuchung zum „Verhaltensgitter". Sie sollen im folgenden erläutert werden.

Das „Lenkungskreuz"

In empirischen Untersuchungen konnte das beobachtete Verhalten, zum Beispiel von Erziehern, in zwei Dimensionen eingeschätzt und beschrieben werden:

- Die *erste Dimension* gibt die Möglichkeit, das Verhalten gegenüber einer Person einzuschätzen, sowohl im positiven Bereich der *Akzeptanz* als auch im negativen Bereich der *Ablehnung*.
- Die *zweite Dimension* ist durch den Begriff der Lenkung charakterisiert. Damit ist zum einen das *positive*, indirekte Lenken gemeint, wie beispielsweise Unterstützung und Hilfe anbieten, damit der andere aus eigener Kraft eine bestimmte Aufgabe erfüllen kann. Zum anderen umfaßt die Lenkung das *negative*, direkte Lenken, das das Ausmaß eines kontrollierenden und maßregelnden Eingreifens bemißt. Damit wird der andere angehalten, strikt entsprechend der Vorgaben zu handeln.

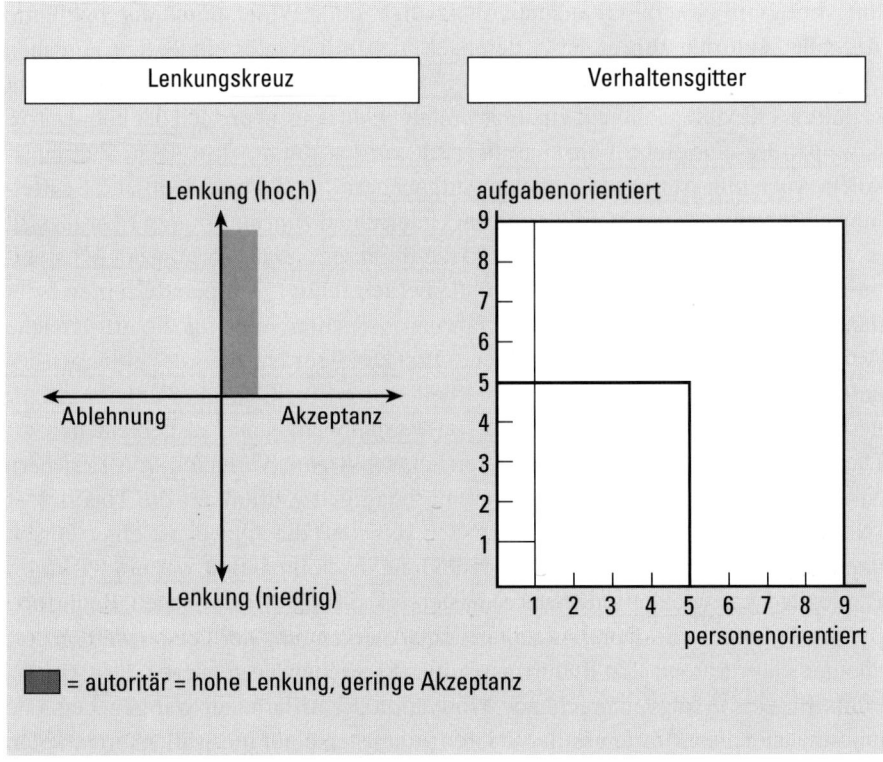

Abb. 9 Zweidimensionales Führungsverhalten

- *Autoritäres Verhalten* gegenüber einer anderen Person ist somit allgemein folgendermaßen gekennzeichnet: Unfreundlichkeit und/oder Mißachtung des anderen signalisieren *geringe Akzeptanz*; durch *hohe Lenkung* werden die Eigeninitiative und Kreativität der anderen Person unterbunden.

Das Verhaltensgitter

- Die *erste Dimension* mißt ausschließlich den *positiven* Bereich der *personenorientierten* Akzeptanz. Der Negativbereich einer möglichen Ablehnung wird ausgespart.
- Die *zweite Dimension* ist ebenfalls um ihren Negativbereich verkürzt. Damit wird eine *aufgabenorientierte* Lenkung bzw. Führung, selbst bei geringer Ausprägung, als selbstverständlich vorausgesetzt.

Führung wird somit nicht mehr über eindimensionale Führungsstile definiert, sondern durch ein eher *flexibles Führungsverhalten* beschrieben, das verschiedene Kombinationsmöglichkeiten zuläßt.

Im Verhaltensgitter sind folgende Möglichkeiten des zweidimensionalen Führungsverhaltens demonstriert:

- Zum Beispiel das Führungsverhalten 9 (aufgabenorientiert); 1 (personenorientiert). Hier wird auf eine hohe Arbeitsleistung Wert gelegt. Den zwischenmenschlichen Beziehungen, den Bedürfnissen der Mitarbeiter gilt die geringere Beachtung. Dieses Führungsverhalten entspricht in etwa dem autoritären Führungsstil.
- Beim Führungsverhalten 1/1 ist „Chaos angesagt". Hier interessieren weder die Aufgabe(n) noch die Person(en). Eine Ähnlichkeit mit dem Laissez-faire-Führungsstil ist unverkennbar.
- Bei einem eingeschätzten Führungsverhalten 5/5 liegt ein Vergleich mit dem kooperativen Führungsstil nahe.
- Die Traumnote des Führungsverhaltens ist natürlich 9/9. Nach Darstellung des Deutschen Grid-Institutes ergaben Befragungen unter Führungskräften, daß eine gleichermaßen hohe Orientierung sowohl auf die Aufgaben als auch auf die Personen für am zweckmäßigsten gehalten wird. Dieser positiven Einstellung und Selbsteinschätzung wird wohl niemand widersprechen, am wenigsten sicherlich die Mitarbeiter besagter Führungskräfte. Allerdings können widerum nur sie allein beurteilen, ob den hehren Worten auch Taten folgen.

Fassen wir zusammen:

- ▶ Wir haben den eindimensionalen Führungsstil beschrieben. Er wurde dadurch definiert, daß nur ein *einzelnes* Kriterium für die Beurteilung zählt, die Aufgabe.
- ▶ Die Möglichkeit, Führung in zwei Dimension (personenorientiert/aufgabenorientiert) einzuschätzen, bietet mehrere Kombinationen eines flexiblen Führungsverhaltens. Einige von ihnen sind in ihren Aussagen den klassischen Führungsstilen ähnlich. Es sind aber auch Kombinationen möglich, die sich nicht näher und allgemein verständlich definieren lassen.

Kritische Anmerkungen:

- Sowohl den eindimensionalen Führungsstilen als auch dem Verhaltensgitter, wie es in der Praxis verwendet wird, liegt vor allem die *eigene Einschätzung* zugrunde: so sehe ich mich.
- Die vielfach reine Theorievermittlung bewirkt eine unmerkliche Veränderung der Einstellung. Es stellt sich dann nicht mehr die Frage, wie sehe ich mich, sondern: wie *will* ich mich sehen. Darüber hinaus wird zur Beruhigung der eigenen Person häufig angeführt, daß „man schließlich nicht umsonst eine Führungsposition erreicht hat!"
- Eine selbstkritische Reflexion der eigenen Einstellung wird so meist erfolgreich unterbunden. Die Wirkung und tatsächliche Auswirkung des eigenen Führungsverhaltens bleiben weiterhin unbekannt und unberücksichtigt.
- Die Ausbildung zukünftiger Führungskräfte an Universitäten, aber auch an Berufsschulen, ist immer noch völlig unzureichend. Durch Wissensvermittlung

werden zwar rationale *Fertigkeiten* zur Aufgabenbewältigung erworben, die *Fähigkeit,* mit Menschen angemessen umzugehen, bleibt leider weitgehend dem individuellen Versuch des „Irrtumlernens" vorbehalten. Dies bleibt nicht ohne Schaden für die Menschen und letztlich auch für die Wirtschaft, machen doch die psychosomatischen Erkrankungen als Kostenfaktor einen bedenklich hohen Anteil aus.

Kehren wir jedoch zu unserer Eingangsthese zurück:

Ohne angemessene Führung sind die Arbeitszufriedenheit der Mitarbeiter und das Betriebsklima in Gefahr.

Im Mittelpunkt unserer bisherigen Diskussion stand die Frage: Wie kann Führung Arbeitszufriedenheit und damit auch das Betriebsklima beeinflussen? Als „Zauberworte" erwiesen sich die Motivatoren, die für Ihren Führungsalltag in Motivationsbereiche aufgeteilt wurden. Die Fragen: „Was ist angemessene Führung, und fühle ich mich dieser Anforderung gewachsen?" sind damit jedoch noch nicht beantwortet.

Diese Fragen stellt sich wohl jeder, der eine Führungsposition erreicht hat oder dem sie zugeschrieben wird. Ein Gedanke kann sein: „Ich bin stolz und glücklich, das erreicht zu haben." Genauso möglich sind aber auch die aufkeimende Angst zu versagen, das Gefühl, sich widerstrebend den Anordnungen von „oben" fügen zu müssen, die Befürchtung, sich nicht durchsetzen zu können und somit letztlich von den Kollegen nicht anerkannt zu werden. Insbesondere die Führungsposition einer Stationsleitung scheint da so ihre Tücken zu haben. Trotzdem, selbst in Anbetracht aller Probleme, die keineswegs runtergespielt werden sollen: Es kommt in erster Linie immer darauf an, *wie Sie selbst zu sich stehen.* Denn angemessenes Führungsverhalten hat natürlich etwas mit Ihrer Person, vor allem aber mit Ihrem Rollenverständnis zu tun. Dazu gehört zum einen, den professionellen Anforderungen und Erwartungen zu genügen, die aus der beruflichen Führungsposition erwachsen, zum anderen jedoch Ihre Einstellung sich selbst und dem/den Mitarbeiter(n) gegenüber. Diese zwei wesentlichen Komponenten bestimmen Ihre Haltung, die Sie gegenüber Ihrer Führungsaufgabe einnehmen. Wenn die Annahme richtig ist, daß unsere grundsätzliche Einstellung uns selbst und unser Verhalten dem(n) anderen gegenüber – bewußt und/oder unbewußt – beeinflußt, dann haben wir vier Möglichkeiten, dies in bezug auf unser **Führungsverhalten** zu reflektieren und die folgenden Fragen zu beantworten: Akzeptiere ich mich selbst in meiner *beruflichen* Rolle als Führungskraft? Genüge ich den fachlichen und methodischen Anforderungen, oder gibt es jemand in meinem Bereich bzw. in meinem Team, der mir in dieser Hinsicht überlegen ist? Kann ich mich durchsetzen und werden meine Entscheidungen akzeptiert, oder habe ich das Gefühl, daß die anderen mich in meiner Leitungsfunktion nicht ganz ernst nehmen? Habe ich

Schwierigkeiten, „Grenzen zu ziehen" und klar „nein" zu sagen, oder habe ich das Gefühl, von den anderen wegen meiner Gutmütigkeit öfter ausgenutzt zu werden? Schiebe ich unangenehme Personalgespräche wie Kritik- und Konfliktgespräche „auf die lange Bank", oder versuche ich rechtzeitig atmosphärische Störungen zu beseitigen? Auf den Punkt gebracht lautet die Frage:

Sehe ich mich als Führungskraft als o. k. oder als nicht o. k. an?

Von dieser Entscheidung lassen sich jetzt die vier möglichen Grundpositionen ableiten (Abb. 10):
1. Wir akzeptieren uns selbst *und* den anderen
   ich bin o. k. – du bist o. k.
2. Wir akzeptieren uns selbst, aber *den anderen nicht*
   ich bin o. k. – du bist nicht o. k.

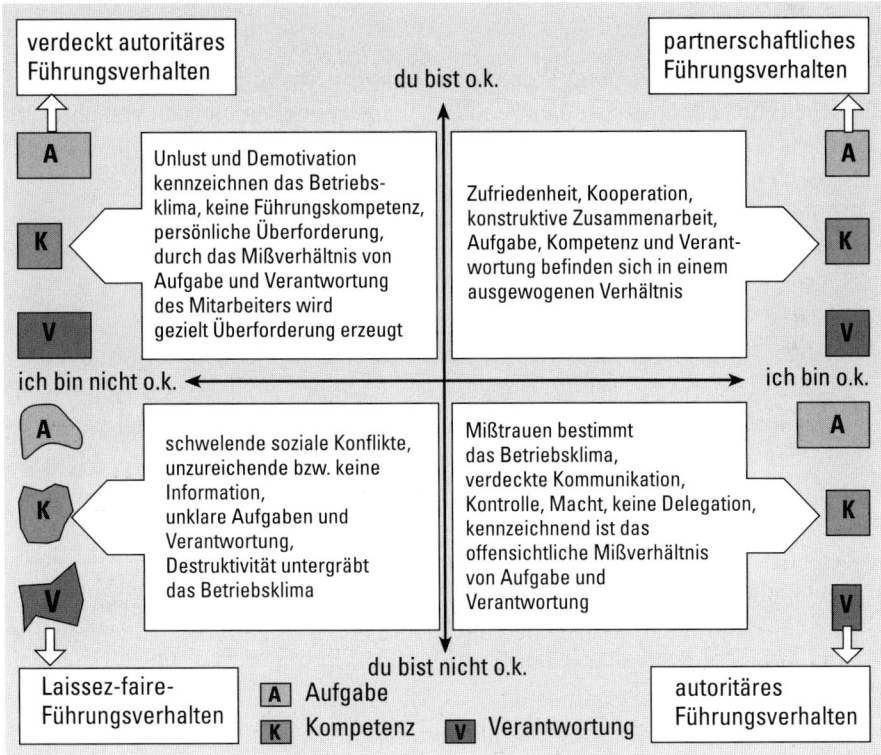

Führungsverhalten und die Auswirkung auf das Betriebsklima. Erläuterung anhand des Kreuzes der „Lebenspositionen", einem methodischen Instrument aus der Transaktionsanalyse **Abb. 10**

3. Wir akzeptieren uns selbst nicht, aber *den anderen*
   ich bin nicht o. k. – du bist o. k.
4. Wir akzeptieren *uns selbst nicht,* aber den *anderen auch nicht*
   ich bin nicht o. k. – du bist nicht o. k.

Entsprechend unserer These stehen Führungsverhalten und Arbeitszufriedenheit in einem ursächlichen Zusammenhang. Als Ansatzpunkt für den Versuch, diesen Zusammenhang zu überprüfen, steht die Kernaussage: Unterstützen Sie Ihren Mitarbeiter, erfolgreich zu sein. Geben Sie ihm Aufgaben, die er mit seiner Kompetenz bewältigen und für die er auch Verantwortung übernehmen kann. Diese Aussage enthält drei wichtige Faktoren, die die Arbeitszufriedenheit beschreiben:

- Faktor 1 ist die vertraglich abgesicherte, klar umrissene Aufgabe (A),
- Faktor 2 die entsprechende Kompetenz (K), aufgrund der beruflichen Qualifikation und der festgelegten Befugnisse die Aufgabe auch zufriedenstellend erfüllen zu können,
- Faktor 3 die Möglichkeit, entsprechend der ausgewiesenen Befugnisse Verantwortung (V) zu übernehmen.

Daraus folgt die Überlegung: Wenn das Führungsverhalten eine Auswirkung auf die Arbeitszufriedenheit hat, dann sind die Ausgewogenheit und das Verhältnis, in dem diese drei Faktoren zueinander stehen, der wesentliche Indikator für ein angemessenes Führungsverhalten. Und das kann so begründet werden:

- Befinden sich Aufgabe, Kompetenz und Verantwortung in einem ausgewogenen Verhältnis, wird dem Mitarbeiter die Chance zu einer zufriedenstellenden Leistung gegeben und auch zugetraut. Die Botschaft lautet: du bist o. k. – ich bin o. k.
- Werden Aufgaben so angewiesen, daß sie mit der Kompetenz des Mitarbeiters nicht zu leisten sind, also Verantwortung nicht gefragt ist, wird ständige Kontrolle und Korrektur die logische Konsequenz sein. In diesem Fall lautet die Botschaft: „Wenn ich mich nicht ständig um alles selbst kümmere, läuft überhaupt nichts!" Du bist nicht o. k. – ich bin o. k.
- Aufgabe und Verantwortung sind groß und verheißen eigenverantwortliches Arbeiten. Die Kompetenz des Mitarbeiters ist jedoch so bemessen, daß er sich ständig überfordert fühlt und der Aufgabe nicht gerecht werden kann. Es entsteht die Angst, zu versagen und das Vertrauen zu enttäuschen. Hier lautet die trügerische Botschaft: „Du glaubst ja o. k. zu sein, nun kannst du es beweisen." Du bist nicht o. k. – ich bin o. k.
- Aufgaben, Kompetenz und Verantwortung werden zufällig verteilt. Keiner weiß genau, wofür er zuständig ist und Verantwortung trägt. Beständiges Kompetenzgerangel und schwelende Konflikte erschweren die Zusammenarbeit und mindern die Qualität der Arbeitsleistung. Damit wird die Botschaft signalisiert: du bist nicht o. k. – ich bin nicht o. k.

In Abbildung 10 wird versucht, die Auswirkung unterschiedlichen Führungsverhaltens auf die drei Faktoren der Arbeitszufriedenheit zu visualisieren. Als Grundlage dient das sogenannte Kreuz der „Lebenspositionen", ein methodisches Instrument aus der Transaktionsanalyse, einer speziellen Form der Psychotherapie. Hierzu praktische Beispiele aus der Seminarrunde:

1. Partnerschaftliches Führungsverhalten (ich bin o. k. – du bist o. k.)

Susanne und Petra waren während ihrer Ausbildung auf der Altenpflegeschule gute Freundinnen geworden. Nach der Schule allerdings trennten sich die Wege. Petra heiratete und zog in eine andere Stadt, und so brach der Kontakt ab. Jahre später, Susanne ist mittlerweile Pflegedienstleitung bei einem renommierten Träger, trifft sie Petra wieder, ausgerechnet beim Bewerbungsgespräch auf die Stelle einer Bereichsleitung in ihrem Haus. Petra bekommt die Stelle, und die Zusammenarbeit, das Vertrauensverhältnis zwischen den beiden, ist bald ganz wie „in alten Zeiten". Zwar muß die ehrgeizige Susanne, auch als „Madame 100%" bekannt, hin und wieder in ihrem Elan gebremst werden, aber wenn Petra einen Einwand vorbringt, ist die Sache meist schnell geklärt, denn Susanne traut ihrer Kollegin fachliche Kompetenz und Urteilskraft zu. Für sie ist ihre Bereichsleitung eine, die „weiß, wovon sie redet".

Kommentar: Susanne schätzt sich selbst als o. k. in ihrer Berufsrolle ein. Ihre Schwierigkeiten, meint sie, sind ihre Ungeduld und ihr Hang zum Perfektionismus: „Ich habe Glück, in Petra eine selbstbewußte Fürsprecherin des Teams zu haben. So habe ich allmählich gelernt, daß sich die anderen nicht ganz so engagieren wie ich, aber sie sind o. k." Für ganz wichtig erachtet Susannne als Pflegedienstleistung die Stellenbeschreibungen, die sie zusammen mit ihrer Bereichsleitung und einigen Teammitgliedern erarbeitet hat. Außerdem nimmt sie in Abständen regelmäßig an Teambesprechungen teil und achtet darauf, daß ihre Mitarbeiter zu Fortbildungen gehen, denn so sagt sie: „Fachkompetenz ist das einzige Mittel, den vielen Anforderungen zu begegnen."

2. Autoritäres Führungsverhalten (Ich bin o. k. – du bist nicht o. k.)

Frau S., allseits geschätzte Stationsleitung ihrer Einrichtung, zieht mit ihrem Mann nach der Wende in eines der neuen Bundesländer. Bis zuletzt hat sie sich heftig dagegen gewehrt, aber gegen die Argumente ihres Mannes war sie letztlich machtlos. Schon nach kurzer Zeit beginnt Frau S. ihre Arbeit zu vermissen und ist heilfroh, als eine ihrer Bewerbungen Erfolg hat. Ihr neuer Arbeitsplatz, ein modernisierter Altbau in schöner Umgebung, gefällt ihr vom ersten Augenblick an. Ebenso spontan beharrt sie allerdings auch auf ihren Vorurteilen gegenüber den Krankenschwestern, die „von Altenpflege nichts verstehen". Dementsprechend verhält sie sich auch. Niemand kann es ihr recht machen, immer findet sie Anlaß zur Kritik und dem mittlerweile „geflügelten Spruch": „Aber bei uns wird das anders gemacht!" Die Stimmung im Team ist bald auf dem absoluten Nullpunkt angelangt. Aber da man Frau S. außer ihrem autoritären Führungsverhalten nichts nachsagen kann, läßt die Heimleitung die Dinge so laufen, in der Hoffnung, die Probleme würden sich im Lauf der Zeit von selbst lösen. Erst als die Zahl der Krankmeldungen in die Höhe schnellt und die Pflegedienstleitung ebenfalls bei der Heimleitung vorstellig wird, erfolgt die erste Abmahnung.

Kommentar: Frau S. sieht sich als fachkompetent und berufserfahren an, und das ganz besonders im Vergleich zu ihren Kollegen aus dem Osten. Das ständige Anzweifeln der Kompetenz ihrer Mitarbeiter und das offensichtliche Mißtrauen, mit dem sie jeden Versuch eigenverantwortlichen Handelns unterbindet, ist äußerst demotivierend. Auf die Nachfrage aus der Gruppe, was sie denn von der Möglichkeit zu delegieren hielte, da sie doch über zuviel Arbeit klage, kam die prompte Antwort: „Das könnt ihr vielleicht bei euch machen!" Frau S. stehen ihre Vorurteile im Weg, aber das muß sie selbst erkennen. Solange sie die Kompetenz ihrer Mitarbeiter nicht anerkennt und ihnen für den eigenen Bereich keine Verantwortung überträgt, wird sie mit ihrem Team nicht klarkommen.

3. Laissez-faire-Führungsverhalten

Die „Inhouse-Schulung" zum Thema Arbeitsverteilung ist vorüber und die Mitarbeiter sind zufrieden. „Der Hinweis auf den festen Aufgabenkatalog leuchtet mir ein, ich meine, wir sollten uns jetzt doch mal zusammensetzen und die Sache systematisch angehen", sagt Elvira, „am besten, wir vereinbaren gleich einen Termin dafür!" Zweifelnd sehen die Stationsleitungen ihre Pflegedienstleitung an. „Meinst du, wir haben beim Chef eine Chance, wenn wir ihm unsere Arbeitsplatzbeschreibungen vorlegen? Ich wette, das findet der nicht gut", wirft Eva zögernd ein. „Ihr werdet sehen, dieses Mal setze ich mich durch, schließlich verlange ich ja keine Gehaltserhöhung, und außerdem sagte der Referent doch etwas von einer gesetzlichen Anforderung." Tatsächlich, nach drei Wochen kann die Pflegedienstleitung dem Chef die Arbeitsplatzbeschreibungen mit dem speziellen Aufgabenkatalog für die examinierte Altenpflegerin und die Altenpflegehelferin vorlegen. „Kommt ja überhaupt nicht in Frage, daß ihr jetzt bestimmt, was und wie gearbeitet wird, und was soll der Blödsinn mit den Befugnissen! Schließlich bin ich immer noch der Chef und habe die Befugnisse und die Verantwortung!" Der Heimleiter schnaubt

förmlich vor Wut und ist in seiner Würde gekränkt. „Aber es ist doch eine Vor-
schrift, und ich kann Ihnen auch aus meinen Unterlagen die gesetzlichen Anforderungen…" Die Pflegedienstleitung kommt nicht mehr dazu, die Anforderungen näher zu erläutern. „Erstens", und jetzt ist er Chef und ganz Autorität,
„es wird nicht alles so heiß gegessen, wie es gekocht wird, Schwester Elvira,
und zweitens, lassen Sie die organisatorischen Anforderungen mal getrost meine Sorge sein!" Für die Pflegedienstleitung hat dieses unerfreuliche Gespräch
weitreichende Konsequenzen. Sie beginnt an ihrer Führungsqualität zu zwei-
feln, an ihrer Fähigkeit zur Auseinandersetzung mit Verantwortung und Autorität. Das Dilemma, zwischen den Interessen der Mitarbeiter einerseits und denen der Einrichtungsleitung anderseits zu stehen, scheint für sie unlösbar. Als
Folge dieser Demotivation „flüchtet" sie in das Laissez-faire-Führungs-
verhalten und sieht sich, aber auch ihre Mitarbeiter, als nicht o. k. an.

Kommentar: Ein Beispiel, wie es nicht immer so kraß, aber doch häufig vor-
kommt, wie „man" so hört. Ein Machtkampf zwischen der mittleren Leitungsebene und der Chefetage ist in jedem Fall destruktiv, und zwar für alle. Insbesondere Pflegedienstleitungen in ihrer „Sandwichposition" leiden häufiger unter der
Aggression von „oben" und dem Frust von „unten". Die Diskussion in der Gruppe
kam letztlich zu dem Ergebnis, daß die Leitlinien beim Planen, Organisieren und
Entscheiden die Führungskompetenz einer Pflegedienstleitung ausmachen. Die
einzig falsche Reaktion – so die übereinstimmende Meinung – ist, das eigene
Führungsverhalten negativ beeinflussen zu lassen. Für die möglichen richtigen
Reaktionen wurden jede Menge Vorschläge gemacht; aber letzten Endes muß das
jeder für sich, mit Rücksicht auf die eigene „Toleranzschwelle", entscheiden.

4. Verdeckt autoritäres Führungsverhalten

Schwester Agnes ist empört, zu Recht wie sie meint, denn das hat es in den
zwanzig Jahren, in denen sie Stationsleitung in diesem Hause ist, noch nie gegeben: eine „Studierte" im Team! Zwar hatte sie nach dem Bewerbungsgespräch alle Bedenken gegen die Einstellung geltend gemacht, doch alles
umsonst. Sowohl die Heimleitung als auch die Pflegedienstleitung sahen in der
Bewerberin einen Gewinn für das Team. Der Stationsleitung wurde jedoch „ans
Herz gelegt", zu Anfang eher nachsichtig mit ihrem Anspruch in bezug auf das
praktische pflegerische Können der neuen Mitarbeiterin zu sein. Denn im Stu-
dienplan der Pflegepädagogik waren zwar Praxiserfahrungen vorgesehen, allerdings in viel zu geringem Umfang, um voll im Team mithalten zu können.
Dafür brachte die Bewerberin durch ihr Studium andere Vorteile mit, die letztlich die Entscheidung zu ihren Gunsten beeinflußte. Ihre fachtheoretischen
Kenntnisse waren auf dem neuesten Stand, und die Pflegeplanung, bislang das

„Sorgenkind" des Teams, konnte mit diesem Wissen endlich in Gang gesetzt werden. So jedenfalls der Gedankengang der beiden Fürsprecherinnen. Was nicht bedacht und gesehen wurde, waren die Auswirkungen dieser Entscheidung auf die Stationsleitung. Sie fühlte sich in ihrer Autorität und Fachkompetenz in Frage gestellt, die vielen Jahre der Berufserfahrung drohten neben einem Bücherwissen zu verblassen.

Die Stationsleitung verhielt sich der Neuen gegenüber freundlich und korrekt, aber entgegen der Bitte um Nachsicht mit ihr wurde sie voll in der praktischen Pflege eingesetzt. „Du glaubst, du weißt mehr, nun zeige, was du kannst", schien das Motto ihres Führungsverhaltens. Noch vor Ablauf der Probezeit beendete die Studierte ihr „Gastspiel" in der Einrichtung, wie die Stationsleitung nicht ohne Stolz verriet.

Kommentar: Dieses Beispiel löste eine geradezu eine solidarische Empörung in der Gruppe aus. Ohne Ausnahme sahen die Teilnehmer da eine Konkurrenz auf sich zukommen, gegen die es sich zu wappnen gilt. Abgesehen von dem geringen Einfühlungsvermögen gegenüber einer altgedienten Stationsleitung eröffnet das neue „Statusdenken" im Bereich der Pflege unnötige Konfliktbereiche, die zwangsläufig in eine Über- oder Unterforderung der Betroffenen münden.

 Das Wichtigste in Kürze noch einmal zum Schluß:

▶ Die Mitarbeiter sind Ihre wichtigste Ressource, um die gestiegenen Anforderungen und wachsende Konkurrenz meistern zu können.
▶ Der Arbeitszufriedenheit Ihrer Mitarbeiter und dem Betriebsklima kommt daher eine zentrale Bedeutung zu.
▶ Arbeitszufriedenheit und Führung stehen in ursächlichem Zusammenhang.
▶ Die Motivationsbereiche für Ihren Führungsalltag, speziell der extrahierte „Generalfaktor" Arbeitszufriedenheit, definieren die wichtigsten Markierungspunkte für das Führungsverhalten: das ausgewogene Verhältnis zwischen Aufgabe, Kompetenz und Verantwortung.

In diesem Sinn ist Motivation eine ständige Führungsaufgabe. Nicht nur die Bedürfnisse der Mitarbeiter werden so befriedigt, vor allem können – und nur so – die Qualitätsziele einer Einrichtung erreicht werden.

4.3   Die Bausteine situativer Führung

Nach den theoretischen Überlegungen zum Führungsverhalten ist die Umsetzung in die Praxis gefragt. Die verschiedenen Möglichkeiten für ein flexibles Führungsverhalten in den beiden Dimensionen personen- bzw. aufgabenorientiert wurden anhand des Verhaltensgitters (Abb. 9) aufgezeigt. Doch welcher Schluß ergibt sich hieraus für die alltägliche Führungsaufgabe, welche Entscheidungshilfen stehen zur Verfügung, um sein Führungsverhalten entsprechend auszurichten und zu „justieren"?

Tagtäglich ist es Ihre Aufgabe, unterschiedliche Mitarbeiter, verschiedene Tätigkeiten und Verantwortungsbereiche in einem effizienten Arbeitsablauf zu organisieren. Sie müssen sich jeweils in Situationen bzw. aus Situationen heraus für bestimmte Maßnahmen und Handlungsalternativen entscheiden. Dabei hängt es von der Situation ab, welche Führungsentscheidungen Sie treffen. Führen ist immer situationsabhängig. Insbesondere die Rahmenbedingungen im Bereich der Pflege ändern sich seit einigen Jahren beständig. Einerseits steigen die Anforderungen und damit die Arbeitsbelastung, andererseits gewinnt der wirtschaftliche Aspekt immer mehr an Bedeutung. Durch Sparmaßnahmen und einen oft unzureichenden Personalschlüssel werden Belastungsgrenzen immer deutlicher. Eine falsche Reaktion darauf wäre, in die Defensive zu gehen, die Umstände zu beklagen und den Arbeitsschwung zu verlieren. Gehen Sie in die Offensive, schöpfen Sie das Fachwissen und die Erfahrung Ihrer Mitarbeiter aus. Ihre Mitarbeiter werden durch größere Eigenständigkeit motiviert, und Sie erzielen die Leistungsbereitschaft und Initiative, die es Ihnen zusammen ermöglicht, trotz der schwierigen Situation den Aufgaben gerecht zu werden.

> Das klare Erkennen, Einschätzen und Beurteilen der Situation ist Grundlage und Voraussetzung für ein zielgerichtetes Führungsverhalten.

Die Kenntnis bestimmter Leitsätze der Führung erweist sich ohne die Fähigkeit, eine Situation richtig einzuschätzen, als wenig fruchtbar, denn Führungssituationen befinden sich in ständigem Wandel. Nicht das Befolgen einschlägiger Regeln und Gebote garantiert eine erfolgreiche Führung, sondern der situationsgerechte Einsatz Ihrer Führungskompetenz. Dies bezeichnen wir im folgenden als die *Fertigkeit der situativen Führung.*

Situative Führung basiert auf drei analysierbaren Bausteinen (Abb. 11), die wesentliche Variablen zur erfolgreichen Bewältigung der Führungssituation darstellen. Diese Bausteine sind:

- Einschätzung der Aufgabe,
- Einschätzung des Mitarbeiters und
- Einschätzung der eigenen Person.

Durch flexible Anpassung dieser Bausteine an die wechselnden Anforderungen der Situation bzw. unvorhersehbare Störungen kann situative Führung nachvollziehbare Entscheidungen treffen, um die gesteckten Ziele trotz widriger Umstände zu erreichen. Zur Analyse der Bausteine gibt es verschiedene Instrumente, anhand derer praktische Vorgehensweisen leicht verständlich demonstriert werden können.

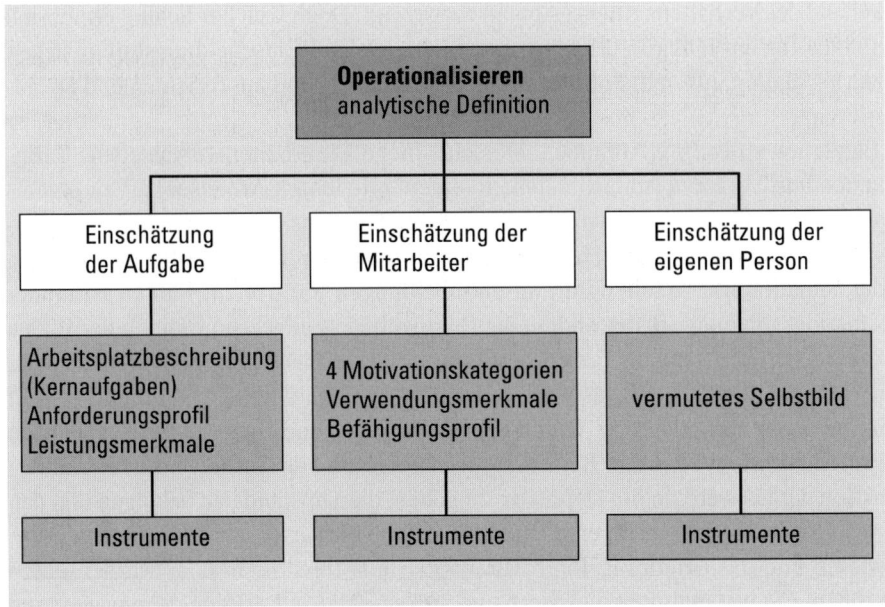

Abb. 11   Die situative (situationsgerechte) Führung

4.3.1   Einschätzung der Aufgabe(n)

Eine sorgfältig ausgearbeitete Arbeitsplatzbeschreibung (siehe hierzu Abschnitt 4.4.2), die den Aufgabenkatalog eines Arbeitsplatzes ausweist, ist die Grundlage für die Einschätzung der Aufgabe. Erfahrungsgemäß kann eine Arbeitsplatzbeschreibung in dieser Form nicht unbedingt vorausgesetzt werden. Als Grundlage für wichtige Führungsentscheidungen, zum Beispiel in bezug auf Personaleinsatz, Personalschulung und -beurteilung, sollte Ihnen jedoch der Aufgabenkatalog verschiedener Arbeitsplätze mit den eingeschätzten Soll-Anforderungen vorliegen. Wenn Sie über diese Informationen verfügen, dient das sowohl der Qualität der Pflege als auch dem Ziel der Arbeitszufriedenheit. Um Ihnen diesen notwendigen Überblick zu erleichtern, stelle ich Ihnen ein Instrument vor, das bereits den „Härtetest" der Praxistauglichkeit durchlaufen hat:

Das Befähigungsprofil (Abb. 12)

Die Methode, Anforderungsprofile zu erstellen, wird vorzugsweise in der Industrie und im gehobenen Management eingesetzt. Anforderungsprofile sind ein wesentlicher Teil der Stellen- und Arbeitsplatzbeschreibung, denn hier werden die

Anforderungen	Fähigkeiten	Fertigkeiten	Einschätzung (1–9)
Wissen um die Krankheitsbilder	Unterscheidungs- und Urteilsvermögen	Kenntnis der gerontopsychiatrischen Grundlagen	8
Einschätzung der Symptome und deren Auswirkung	Beobachten	standardisierte Biographiearbeit	7
Pflegeprozeßgestaltung Beziehungsaufnahme	Einfühlungsvermögen	Kommunikationstheorie	8
Gesamtbehandlungs- und Pflegeplan	systematisches und strukturiertes Handeln	Kenntnis der klassischen Pflegeplanung	5
psychiatrische Pflegeplanung	Einfühlungsvermögen und Toleranz	Erfahrung in psychiatrischer Pflegeplanung	8
Pflegedokumentation und Informationsweitergabe	Teamfähigkeit und Zuverlässigkeit	Methode der systematischen Informationsstruktur	7
Wissen über pflegerische Interventionsmöglichkeiten	Problemlösungskompetenz	Maßnahmen zur Aktivierung verbliebener Fähigkeiten	8
Beaufsichtigung und Kontrolle von Mitarbeitern	Entscheidungsfähigkeit und Durchsetzungsvermögen	Grundlagen der Personalführung und -beurteilung	6
Aktivierung und Anleitung der Patienten	Einfühlungs- und Durchsetzungsvermögen, Toleranz	Validationstechniken/nonverbale Botschaften	7
systematische Beobachtung/Krankheitssymptomverlauf	Zuverlässigkeit, Teamfähigkeit	Methode der systematischen Beobachtung	7
Erkennen von Ressourcen und Zusammenhängen	Kommunikations- und Teamfähigkeit	Methode der systematischen Beobachtung	6
Beratung und Anleitung von Angehörigen/Bezugspersonen	Durchsetzungsvermögen und Selbstsicherheit	Kenntnis der diagnostischen Leitlinien	5
Gesprächsführung und Gesprächstechnik	Kommunikationsfähigkeit und soziale Kompetenz	Grundlagen der Kommunikationstheorie	6
Gespräche zur Klärung von Konflikten	Kommunikationsfähigkeit und soziale Kompetenz	Methoden zur Konfliktanalyse	6
Reflexion des Krankheitsgeschehens	Beobachtungs- und Urteilsfähigkeit	Stufen des Pflegeprozesses und Moderationstechnik	7
Gespräche zur Krisenbewältigung	Kommunikationsfähigkeit und soziale Kompetenz	Theorie zur Führung von Personalgesprächen	6

Das Befähigungsprofil am Beispiel der Anforderungen an den Arbeitsplatz einer examinierten Altenpflegekraft im gerontopsychiatrischen Bereich   **Abb. 12**

Arbeitsanforderungen nach Art und Umfang systematisch spezifiziert. Das Befähigungsprofil basiert auf dieser Methode, setzt aber in der praktischen Handhabung und Auswertung naturgemäß ganz andere Schwerpunkte. Es ist ein Instrument, das speziell für den sozialen Bereich entwickelt wurde. Mit dem Pflegeversicherungsgesetz und den rechtlich sanktionierten Soll-Anforderungen für den Bereich der Pflege erweist sich das Befähigungsprofil als eine brauchbares Instrument, die geforderte Struktur, Organisation und begründete Entscheidungsfindung, zumindest für die organisatorische Einheit „Bereich" bzw. „Station", zu erfüllen. Außerdem kann das Befähigungsprofil als ein präziser Ausgangspunkt für „gelebte" Stellen- und Arbeitsplatzbeschreibungen verwendet werden. Damit ist es eine ideale Voraussetzung für die sorgfältige Personalbeurteilung und -schulung, liefert Basisinformationen für gezielte Ausschreibungen und Einstellungsgespräche, ist Richtlinie für Einarbeitungspläne und individuellen Nachqualifizierungsbedarf und liefert schließlich auch Beurteilungskriterien für die Probezeit. Das Befähigungsprofil zählt unbestritten zu denjenigen Arbeitsblättern bzw. Instrumenten, das den Teilnehmern „am meisten bringt". Es ist eine sogenannte „Vielzweckwaffe" und gibt Ihnen die Möglichkeit, Ihren Bereich fest im Blick zu haben und überschaubar zu gestalten.

Wie wird mit dem Befähigungsprofil gearbeitet?

Die Anforderungen an den Arbeitsplatz werden in der ersten Spalte aufgelistet. Falls weder eine „brauchbare" Stellen- noch Arbeitsplatzbeschreibung vorliegt, lassen sie sich am besten folgendermaßen ermitteln: „Kenner des Arbeitsplatzes" (am besten jedoch eine Gruppe) stellen eine Liste von Arbeitsgängen und Tätigkeiten zusammen, die an diesem Arbeitsplatz besonders häufig vorkommen (siehe Beispiele in der Anlage).

1. Anhand dieser Liste überlegt man, welche Fähigkeiten und Fertigkeiten erforderlich sind, um den Anforderungen im Sinne der Qualität von Pflege und Betreuung voll zu genügen (entspricht dem später einzuschätzenden Soll-Wert).

2. Wichtig ist, sich zu vergewissern, daß die „Kenner des Arbeitsplatzes" unter den genannten Fähigkeiten und Fertigkeiten das gleiche verstehen. Im Zweifelsfall empfiehlt sich auch hier das Operationalisieren.

3. Die gesammelten Arbeitsanforderungen werden nun in eine Rangfolge gebracht und entsprechend dieser in das Arbeitsblatt eingetragen (wichtigste Anforderung an erster Stelle usw.).

4. Im nächsten Arbeitsschritt wird eine *realistische* Soll-Einschätzung für die Stelle bzw. den Arbeitsplatz vorgenommen, das heißt, jede Arbeitsanforderung und die dazugehörigen Fähigkeiten und Fertigkeiten werden in der Spalte mit dem Zahlenkopf mit einer Ziffer zwischen 0 und 9 eingeschätzt und dort mit einem Punkt markiert. Als Maßstab für die Einschätzung sollte man sich an der „Personalressource" der Einrichtung orientieren.

5. Danach wird die momentane Ist-Einschätzung des Arbeitsplatzinhabers vorgenommen. Sie verfahren dazu genauso, wie bereits erwähnt, und markieren Ihre

Einschätzung wiederum mit einem Punkt in der Spalte 0-9. Als Grundlage Ihrer Ist-Einschätzung dienen Ihre Beobachtungen und Ergebnisbeurteilungen der Arbeitsleistung.

6. Schließlich verbinden Sie alle Punkte Ihrer vorgenommenen Soll-Einschätzung; ebenso verfahren Sie mit den Markierungen der Ist-Einschätzung. Sie erhalten so das Soll-Profil der Anforderungen des Arbeitsplatzes und im Vergleich dazu das aktuelle Leistungsprofil des betreffenden Mitarbeiters. Um den Unterschied zwischen den beiden so entstandenen Kurven deutlicher zu machen, empfehlen sich verschiedenfarbige Stifte.

7. Von einer Seminarteilnehmerin stammt folgender Vorschlag, der insbesondere dann von Vorteil ist, wenn bei einer zu besetzenden Stelle ganz bestimmte Anforderungen von ausschlaggebender Bedeutung sind: Für jeden Stellenbewerber wird die Einschätzungsskala auf eine durchsichtige Folie kopiert und entsprechend ausgefüllt. Durch Übereinanderlegen der einzelnen Folien auf dem Befähigungsprofil ist auf einen Blick zu erkennen, welcher Bewerber die vorgegebenen Soll-Anforderungen am besten erfüllt.

Auswertungsmöglichkeiten des Befähigungsprofils

Aufgrund der differenzierten und gewichteten Aufzählung der Arbeitsanforderungen dient das Befähigungsprofil sowohl der individuellen Erarbeitung einer Arbeitsplatzbeschreibung als auch der bereichsinternen Arbeitsorganisation. Werden die Arbeitsanforderungen mit den dazu benannten Fähigkeiten und Fertigkeiten näher betrachtet, insbesondere aber die *Differenz* zwischen Ist und Soll, erhalten Sie

● Hinweise für einen gezielten Personaleinsatz,
● Themen für die Nachqualifikation eines Mitarbeiters,
● spezifische Weiterbildungsthemen (Personalfortbildungsplan) für einen Bereich bzw. ein Team (Vergleich der Soll/Ist-Differenzen verschiedener Befähigungsprofile),
● die Grundlage für eine qualifizierte Ausschreibung,
● einen speziellen Leitfaden für Einstellungsgespräche und Auswahlverfahren,
● wichtige Hinweise für die Einarbeitung neuer Mitarbeiter,
● Informationen für Personalgespräche (Bedarfsanalyse-Gespräch),
● Kriterien für die Beurteilung in der Probezeit.

Halten wir fest:

▶ Durch die Einschätzung der Aufgabe bzw. des Aufgabenbereichs entsprechen Sie einem wesentlichen Punkt des § 80 Pflegeversicherungsgesetz, der Forderung nach einer sachgerechten Ablauforganisation.

▶ Durch die Einschätzung der Arbeitsanforderung im Soll/Ist-Vergleich können Sie mit geeigneten Maßnahmen rechtzeitig insbesondere der Überforderung eines Mitarbeiters vorbeugen und ihm zu einer erfolgreichen Aufgabenbewältigung verhelfen.

4.3.2 Einschätzung der Mitarbeiter

Für viele Führungskräfte, allem Anschein nach vor allem im sozialen Bereich, sind Einschätzung oder Beurteilung immer noch Reizworte. „Ich brauche meine Mitarbeiter nicht einzuschätzen und zu beurteilen, das habe ich im Gefühl", lautete die trotzige Vorwegnahme der Entscheidung einer Seminarteilnehmerin, dieses Thema nicht zu bearbeiten. Die Meinung einer Pflegedienstleitung war: „Ich komme mir als Mensch immer so schlecht vor, wenn ich einen Mitarbeiter negativ beurteilen oder gar ein Kritikgespräch führen muß." Die Liste solcher Beispiele ist lang, aber allen gemeinsam ist die Botschaft: Wer bin ich, und wie komme ich dazu, einen anderen Menschen zu beurteilen? Auf den ersten Blick eine sympathische Einstellung. Sie erweisen aber weder sich noch Ihren Mitarbeitern einen Dienst, wenn Sie danach handeln, und das aus mehreren Gründen. Erstens gehört die Mitarbeiterbeurteilung zum Anforderungsprofil einer Leitungskraft; zweitens hat jeder Mitarbeiter das Recht auf eine Beurteilung seiner Leistung; und drittens müssen Sie, wenn es die Umstände zwingend erfordern, *begründet* abmahnen. Soviel zu den formalen Gründen der Personalbeurteilung.

Nicht zu Unrecht wird mit dem Begriff der Personalbeurteilung ein unpersönliches und undifferenziertes „Anlegen von Leistungsmerkmalen" assoziiert, zumal etliche dieser Leistungsmerkmale branchenübergreifend entwickelt wurden. Betriebs- und Personalräte tendieren jedoch leicht zu der Annahme, daß gegen diese genormten Beurteilungsraster wenig einzuwenden sei, weil sie „in der Einrichtung oder im Betrieb XY auch ohne Beanstandung eingesetzt werden und außerdem von Fachleuten wie Psychologen und Soziologen erarbeitet wurden". Dadurch entsteht für den Betriebsrat der Vorteil, daß er diesen von Spezialisten entwickelten Beurteilungsinstrumenten leichter zustimmen kann. Hausintern erarbeitete und somit aussagekräftigere Kriterien für die Personalbeurteilung sind für viele Betriebs- und Personalräte offensichtlich das Reizthema schlechthin.

Leider ist sich eine auffallend große Anzahl des leitenden Personals nicht über seine Rechte und Pflichten bezüglich der Personalbeurteilung, Personalfürsorge und Personalentwicklung im Klaren. Noch wissen viele Leitungskräfte nicht, daß der Betriebsrat keine „Funktionsverbote" aussprechen kann und damit dem Leitungspersonal wichtige Führungsmittel, wie etwa individuelle und aussagekräftige Beurteilungen oder Kritikgespräche mit mündlicher Abmahnung, absprechen kann. Denn ohne diese Instrumente wäre die Führungsebene nicht in der Lage, korrekte Entscheidungen sowohl zur Förderung der Mitarbeiter als auch zur Korrektur von Fehlverhalten zu fällen.

Die Personalbeurteilung im Rahmen einer situationsgerechten Führung beruht jedoch nicht ausschließlich auf dieser kritischen Einstellung des Be- und Verurteilens von Arbeitsleistung und Mensch, wenngleich standardisierte, aber transparente Kriterien für die Mitarbeiterbeurteilung (Abb. 13) ein organisatorisches Muß darstellen. Situationsgerechte Führung entschärft den rigiden Begriff des Beurtei-

Mitarbeiterbeurteilung		0	2	4	6
I **Anwendung der Kenntnisse**	Sorgfalt/Genauigkeit				
	psychosoziale Betreuung				
	hygienische Maßnahmen				
	Zuverlässigkeit				
II **Arbeitseinsatz**	Belastbarkeit				
	Wirksamkeit				
	Selbständigkeit				
	Kostenbewußtsein				
III **Arbeitsverhalten in unterschiedlichen Situationen**	Überblick				
	Beweglichkeit				
	Setzen von Prioritäten				
IV **Teamfähigkeit**	Informationsaustausch				
	Kritikfähigkeit				
	Kompetenzüberschreitung				
	Fähigkeit zur gemeinsamen Lösung von Aufgaben				

Schema zur Mitarbeiterbeurteilung   **Abb. 13**

lens und ersetzt ihn durch den weitaus flexibleren Begriff der Einschätzung. Was aber Personalbeurteilung und Mitarbeitereinschätzung grundsätzlich voneinander unterscheidet ist das *Miteinbeziehen der Führungskraft* in den Prozeß der Einschätzung. Damit wird das einseitige Reaktionsschema zwischen Ursache (= Leistung) und Wirkung (= Beurteilung) aufgehoben zugunsten einer *Wechselwirkung* zwischen der Aufgabe, dem Mitarbeiter und der Führungskraft. Denn eine sichere Einschätzung des Mitarbeiters und seiner Leistungsbereitschaft sagt etwas über Ihre *Führungskompetenz* aus. Sie haben es in der Hand, durch geeignete Maßnahmen und Entscheidungen zum Beispiel einen qualifizierten und motivierten Mitarbeiter zu *fordern*, hingegen den eher unqualifizierten, aber motivierten Mitarbeiter zu *fördern*. In beiden Fällen demonstrieren Sie Ihre Führungskompetenz: Sie befriedigen das Achtungsbedürfnis beider Mitarbeiter und sichern die Zufriedenheit mit ihrer Arbeit. Genau hier setzt das Konzept der situationsgerechten Führung an: Die *Zufriedenheit* mit der Arbeit wird mit der *Qualität* der Arbeit gleichgesetzt. Nur wenn die Leistungsbereitschaft der Mitarbeiter weder überfordert noch unterfordert wird, kann das Arbeitsergebnis der geforderten Qualität entsprechen. Die Einschätzung der Leistungsbereitschaft ist daher grundlegend für die Führungsentscheidungen und deshalb auch der erste Schritt bei der Einschätzung des Mitarbeiters.

A. Der erste Schritt : Einschätzung der Leistungsbereitschaft des Mitarbeiters

Abbildung 14 zeigt die vier Motivationskategorien: 1. qualifiziert und motiviert, 2. qualifiziert, aber unmotiviert, 3. eher unqualifiziert, aber motiviert, 4. eher unqualifiziert und unmotiviert. Sie verdanken ihre Entstehung der resignierten und wohl auch weit verbreiteten Ansicht einer Leitungskraft, die während eines Seminars äußerte: „Ich habe überwiegend nur unmotivierte und meist schlecht qualifizierte Mitarbeiter!" Zögernde Zustimmung durch beifälliges Gemurmel in der Runde war die Antwort. Und jetzt wollte ich es genau wissen! Drei Wochen später gab ich den gleichen 26 Seminarteilnehmern, aufgeteilt in vier Arbeitsgruppen, eine Gruppenarbeit mit dem Arbeitsauftrag: Schätzen Sie die Mitarbeiter Ihres Teams in die vier Motivationskategorien ein, indem Sie folgendermaßen vorgehen:
1. Operationalisieren Sie die Begriffe „motiviert" und „qualifiziert" und einigen Sie sich auf je drei zu beobachtende Verhaltensweisen in Ihrer Gruppe.
2. Ordnen Sie danach Ihre Mitarbeiter den vier Motivationskategorien zu.
3. Überlegen Sie sich einen Arbeitsauftrag, den Sie delegieren wollen.

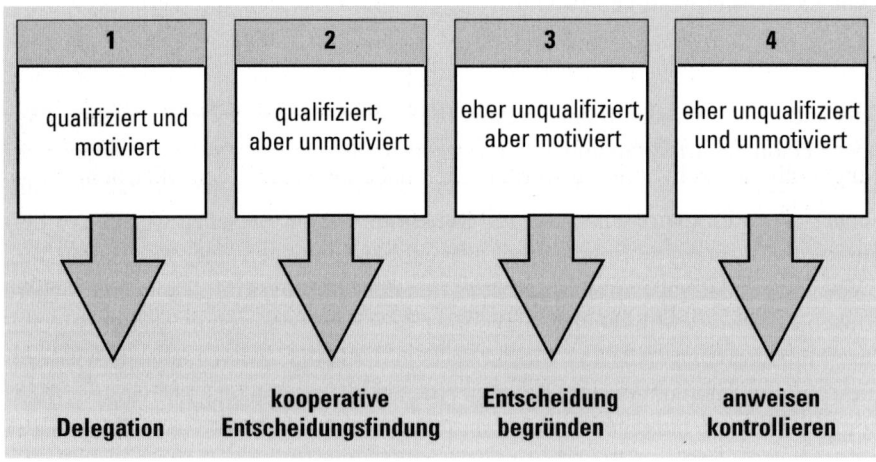

1	2	3	4
qualifiziert und motiviert	qualifiziert, aber unmotiviert	eher unqualifiziert, aber motiviert	eher unqualifiziert und unmotiviert
Delegation	**kooperative Entscheidungsfindung**	**Entscheidung begründen**	**anweisen kontrollieren**

Abb. 14   Motivationskategorien bei der Einschätzung eines Mitarbeiters

Das Ergebnis, am Flip-chart dem Plenum präsentiert, war wirklich erstaunlich, und ich will es Ihnen nicht vorenthalten:

1 qualifiziert und motiviert	2 qualifiziert, aber unmotiviert	3 eher unqualifiziert, aber motiviert	4 eher unqualifiziert und unmotiviert
11	9	13	5
14	6	8	3
21	2	14	3
21	10	16	6

„Woran lag es nur, daß ich spontan so einen negativen Eindruck von meinem Team geäußert habe?", fragte mich die vormals so resignierte Teilnehmerin. Bestimmt gibt es dafür viele und auch anspruchsvollere Erklärungen, als mir einfielen. Das Sprichwort: „Ein fauler Apfel steckt den ganzen Korb an" stammt aus dem Schatz meiner Erinnerungen, und die Weisheit: „Am Essen wird immer eher kritisiert als gelobt" beruht auf langjähriger Eheerfahrung. Wir hatten es in unserer Gruppe jedenfalls schwarz auf weiß: Ab jetzt war positives Denken angesagt!

Und nun zu den Führungsentscheidungen, die sich aufgrund der Einschätzung der Mitarbeiter in die verschiedenen Motivationskategorien ergeben. Jeder Mensch strebt danach, sich selbst – seinen Fähigkeiten und Fertigkeiten gemäß – zu verwirklichen. So lautete ein Fazit bei der Diskussion der Bedürfnispyramide. Ein qualifizierter und motivierter Mitarbeiter ist geradezu ein Paradebeispiel für die Wachstumsbedürfnisse! Die Chance, eine Aufgabe selbständig und eigenverantwortlich zu lösen, setzt kreative Motivationsenergie frei. Und genau darauf basiert das Prinzip der Delegation. Delegieren bedeutet das Übertragen von Aufgaben an Mitarbeiter, die Ihrer Einschätzung nach diese Aufgaben eigenverantwortlich ausführen können. Delegieren bedeutet aber auch das Übertragen von Kompetenzen, also Befugnissen, die ein Mitarbeiter benötigt, um die Aufgabe selbständig erledigen zu können. Genau an diesem Punkt fängt es für viele Führungskräfte an, schwierig zu werden. „Ich habe keine Zeit, den Mitarbeitern erst zu erklären, was und wie sie es machen sollen" und „Meine Mitarbeiter haben keine Zeit!", ist die Meinung des einen. Der andere fürchtet um sein Ansehen: „Wenn ich Aufgaben abgebe, glauben die anderen, daß ich es nicht mehr schaffe" und „Wenn ich nicht alles selber mache, verliere ich den Überblick und die Kontrolle!" Dagegen stehen die Vorteile der Delegation: Sie entlasten sich von Aufgaben, vor allem von Routine- und Detailaufgaben, und gewinnen damit Zeit für Ihre eigentlichen Führungsaufgaben. Und das Wichtigste: Ihre Teammitglieder werden so zu echten „Mit"-Arbeitern, die eigenständig und eigenverantwortlich Aufgaben bearbeiten, Entscheidungen treffen und Verantwortung übernehmen können und sollen.

Motivationskategorie 1: qualifiziert und motiviert

An einen Mitarbeiter, den Sie in diese Kategorie eingeschätzt haben, können Sie im Prinzip alle Aufgaben delegieren, die zwar wichtig sind, aber nicht die höchste Dringlichkeitsstufe haben. In erster Linie eignen sich Aufgaben, die zeitintensiv sind und einer besonderen Vorbereitung bedürfen, zum Beispiel alles zum Thema Pflegeplanung, Pflegekonzept und Pflegeleitbild, einzelne Projekte wie die Vorbereitung von Festlichkeiten oder Angehörigenarbeit und -information.

Die Delegation unterscheidet sich von einer einfachen Arbeitsanweisung dadurch, daß sie mit der Delegation ein Stück Ihrer *Verantwortung* auf den Mitarbeiter *übertragen*. Deshalb sollten Sie nach Möglichkeit immer schriftlich delegieren. Dies dient zum einen Ihrer eigenen Sicherheit, denn letztlich tragen Sie die Verantwortung. Sie können zwar Aufgaben delegieren, Ihre Vorgesetztenfunktion aber nicht. Zum zweiten sollte der Effekt des partiellen Zuhörens nicht unterschätzt werden. Konzentriertes Zuhören und das Verstandene auch noch richtig zu behalten, ist eine Kunst, auf der eine ganze Therapierichtung aufbaut. Jeder Gesprächstherapeut wird Ihnen das bestätigen, und in unzähligen Fortbildungen stöhnen Teilnehmer bei der Übung des „kontrollierten Dialogs". Es muß also keine böse Absicht dahinterstecken, wenn eine Mitarbeiterin vorwurfsvoll meint: „Aber das haben Sie nicht gesagt!" Damit solche Mißverständnisse erst gar nicht aufkommen, möchte ich Ihnen eine einfache Delegationsliste (Abb. 15) empfehlen, mit der in der Praxis gerne gearbeitet wird.

Hinweise zur Delegationsliste:
Wichtig ist, daß die *Aufgabe* präzise formuliert wird. Das hat den Vorteil, daß Sie gehalten sind, genau zu überlegen, was Sie wollen und zu welchem Zweck. Ihr Mitarbeiter kann sich in Ruhe auf die Aufgabe selbst konzentrieren, ohne ständig sicherheitshalber in seinem Gedächtnis zu kramen und der Frage nachzugehen „War da noch was Wichtiges?" Sie sollten das *Ziel* benennen, was für den Mitarbeiter eine zusätzliche Motivation bedeutet und Ihnen diese Entlastung bewußt macht. Den *Termin*, den Sie für die endgültige Erledigung der Aufgabe vorsehen, sollten Sie in Diskussion mit dem Mitarbeiter festlegen. Damit dieser sich nicht, vielleicht auch ungewohnt, mit der Aufgabe allein gelassen fühlt, ist die Möglichkeit für zwei Zwischentermine eingeplant. Sie dienen zwar der Kontrolle, ob alles nach Plan läuft, aber hört sich „Check up" nicht viel weniger martialisch an? Außerdem passen Delegation und Kontrolle wirklich nicht zusammen! Legen Sie die beiden Termine so, daß der erste kurz nach der Übergabe der Aufgabe, der andere kurz vor dem Abnahmetermin liegt. Spezielle Aufgaben bedürfen geeigneter *Vereinbarungen*, die als unterstützende Maßnahmen zu verstehen sind, wie zum Beispiel Bücher, eine Fortbildung, Berater, ein geeigneter Raum oder die Freistellung vom Dienst. Besonders mißtrauische Zeitgenossen lassen so eine Delegationsliste unterschreiben, was nicht unbedingt sinnvoll ist, denn schließlich heißt es Delegationsliste und nicht Delegationsvertrag! Wenn Sie sich vergewissert haben,

Datum: *1.2.00*
Aufgabe:

Aktualisierung der Pflegeplanung für alle Bewohner

Ziel: *Pflegeplanung auf den neuesten Stand zu bringen nach den*

gesetzlichen Bestimmungen der Pflegeversicherung

Wer?: *Stationsleitung in Zusammenarbeit mit Pflegeteam*

Bis wann?: *1.5.00*

Check up 1 *1.3.00*	Check up 2 *1.4.00*

Vereinbarungen:

2 Stunden pro Woche werden für Pflegeplanung vorgesehen

Als Räumlichkeiten stehen die Bibliothek, der Konferenzraum oder der

Wintergarten zur Verfügung

– Literatur wird bereitgestellt

– Unterstützung durch die Pflegedienstleitung

Beispiel für eine Delegationsliste **Abb. 15**

daß alles besprochen wurde, sollten Sie sich im Vertrauen auf Ihren Mitarbeiter bis zum ersten Check up zurückhalten, was natürlich für den Mitarbeiter ebenso gilt. Denn wenn in eine delegierte Aufgabe „reinregiert" wird, droht die Rückdelegation, und der zuvor motivierte und qualifizierte Mitarbeiter muß unverzüglich Motivationskategorie 2 zugeordnet werden!

Motivationskategorie 2: qualifiziert, aber unmotiviert

Die von Ihnen als qualifiziert, aber unmotiviert eingeschätzten Mitarbeiter stellen die eigentlichen Ressourcen in Ihrem Team dar. Deshalb sollte diesen Ihre besondere Aufmerksamkeit gelten. Wenn es Ihnen gelingt, auch diese qualifizierten Kräfte zu motivieren, haben sie fast die Hälfte Ihrer Mitarbeiter für eine engagierte und qualifizierte Unterstützung der Arbeit gewonnen. Zugegeben, dies ist vielleicht ein gewagt positiver Blickwinkel. Aber warum muß denn das Glas immer halb leer statt halb voll sein? Für fehlende Motivation, gerade bei qualifizierten Mitarbeitern, sind unter anderem folgende Gründe ausschlaggebend:

- Eine *mögliche Unterforderung.* Hier stellt sich wieder die Frage: Sind die Aufgabe und die Verantwortung, die ein Mitarbeiter hat, seiner Kompetenz, also seiner Qualifikation angemessen?

- *Ungenutzte Fähigkeiten und Fertigkeiten.* Sie sollten sich fragen, ob vielleicht besondere Fähigkeiten der sozialen Kompetenz bei einem qualifizierten Mitarbeiter, der von Ihnen als unmotiviert eingeschätzt wird, ungenutzt brach liegen. Ein solcher Mitarbeiter könnte sich angesichts eines immer anspruchsvolleren „Kunden" und seinen schwierigen Angehörigen als Glücksfall erweisen. Oder warten bei einem dieser Mitarbeiter vielleicht pädagogische und didaktische Fertigkeiten auf einen erfolgreichen Einsatz in Ihrer „Inhouse-Schulung"?

- *Konflikthafte Spannungen im Team oder im privaten Umfeld.* Beobachten und überprüfen Sie die soziale Stellung der Mitarbeiter im Team. Gerade qualifizierte, doch unmotivierte Mitarbeiter werden leicht zu Wortführern, aber auch zu Unruhestiftern im Team. Es kann aber auch sein, daß Probleme und Sorgen im privaten Umfeld Ihres Mitarbeiters seine Energie verbrauchen. In beiden Fällen sind Sie gehalten, im Rahmen der Personalfürsorge tätig zu werden. Die Konflikte sollten in einer gesonderten Teamsitzung angesprochen und bearbeitet werden. Sind die Konflikte allerdings zu schwerwiegend, dann verzichten Sie nicht auf professionelle Hilfe.

- *„Schwierige Zeitgenossen".* Sie kommen mit einem Mitarbeiter persönlich schlecht zurecht. Auf diesen Punkt werden wir im nächsten Kapitel näher eingehen.

Für die Reflexion der ersten beiden Faktoren empfiehlt sich eine gründliche Analyse der entsprechenden Befähigungsprofile. Zur Klärung der anderen Punkte ist hingegen Ihre soziale und persönliche Kompetenz gefragt. Als günstige Führungsentscheidung im Falle qualifizierter, aber unmotivierter Mitarbeiter gilt die kooperative Entscheidungsfindung. Nehmen Sie die Beratungsverantwortung Ihrer Mitarbeiter öfter in Anspruch. Fragen Sie nach ihrer Meinung, bitten Sie auch um gezielte Unterstützung und holen Sie den fachkundigen Rat dieser Mitarbeiter ein. Sie zeigen ihnen damit, daß Sie ihr Fachwissen schätzen und befriedigen so, ganz nebenbei, auch das Bedürfnis nach Anerkennung.

Motivationskategorie 3: eher unqualifiziert, aber motiviert

Mitarbeiter, die von Ihnen dieser Kategorie zugeordnet werden, verdienen Ihr besonderes Augenmerk. Denn alle diese Mitarbeiter, die keine abgeschlossene Berufsausbildung haben, wie zum Beispiel Altenpflegehelfer oder andere ungelernte (Teilzeit-)Kräfte sind im Vergleich zu ihren examinierten Kollegen in einer weniger privilegierten Position. Diese eher unqualifizierten Mitarbeiter zeigen ihre Motivation oft in erhöhtem Engagement und Einsatzbereitschaft, was mißverstanden entweder als Kompetenzüberschreitung oder scheinbar grenzenlose Gutmütigkeit ausgelegt werden kann. Sie sollten diesen Mitarbeitern gegenüber Ihre Entscheidungen öfter begründen, ihnen beispielsweise erklären, *warum* sie etwas nicht eigenständig tun dürfen, *worauf* besonders zu achten ist und aus welchem Grund. Gerade die motivierten Mitarbeiter, die eher unqualifiziert sind, sollten sich in den Arbeitsablauf eingebunden fühlen, Zusammenhänge verstehen und so über das Erfahrungswissen ihr Selbstbewußtsein stärken. Damit bleiben Ihnen diese motivierten Kräfte erhalten.

Motivationskategorie 4: eher unqualifiziert und unmotiviert

In diese Kategorie fallen meist „Jobber" oder Arbeitskräfte mit befristeten Zeitverträgen. Wenn Sie sich sicher sind, daß die Arbeitshaltung und Arbeitsleistung dieser Mitarbeiter Kategorie 4 entspricht, sollten Sie das so akzeptieren, aber nicht resignieren. Denn selbst eher unqualifizierte und unmotivierte Arbeitnehmer sind nicht von der Pflicht entbunden, ihr Geld auch zu verdienen. Führen Sie daher solche Arbeitskräfte mit verständlichen Arbeitsanweisungen, vergewissern Sie sich, was davon „angekommen" ist, und üben Sie regelmäßig Ihr Recht auf Kontrolle aus. Anders als bei der „Mißtrauenskontrolle" sollte sich eine faire Kontrolle nur auf die sachliche Prüfung der vereinbarten Ziele und die Wege der Zielerreichung beziehen. Und vergessen Sie nicht, auch Mitarbeiter der Kategorie „eher unqualifiziert und unmotiviert" brauchen Anerkennung. Selbst wenn eine Aufgabe fehlerhaft erledigt wurde, gibt es auch Positives zu erwähnen. Auch hier kommt es wieder auf den Blickwinkel und Ihr Fingerspitzengefühl an.

Zusammenfassend kann festgehalten werden:
▶ Die situationsgerechte Einschätzung der Aufgabe wurde definiert durch die Soll/Ist-Analyse der Arbeitsanforderungen.
▶ Die ermittelten Defizite zwischen den zielgerichteten Soll-Anforderungen und der aktuellen Ist-Einschätzung der Arbeitsleistung bestimmen die Maßnahmen für den Personaleinsatz und die Personalentwicklung.
▶ Aufgrund der situationsgerechten Einschätzung der Mitarbeiter in die vier Motivationskategorien können unterschiedliche Führungsentscheidungen begründet werden wie Delegation, kooperative Entscheidungsfindung und Anweisung.

Situationsgerecht führen heißt demnach, die aufgabenorientierten Soll-Anforderungen mittels personenorientierter Führungsentscheidungen zu erfüllen.

B. Der zweite Schritt: Förderung der persönlichen Qualität des Mitarbeiters

Personalfürsorge und Personalentwicklung gehören zu den gesetzlichen Vorgaben der Pflegeversicherung. Die Pflicht und das Recht zur Fortbildung sind arbeitsrechtliche Regelungen und sichern den Anspruch der Kunden auf Qualität. Wenn die Annahme zugrunde gelegt wird, daß die Qualität der Dienstleistungen unter anderem von der Qualität der geleisteten Pflege abhängt, ist der Schluß naheliegend, die individuelle Qualität des Mitarbeiters zu fördern. Eine bereits angesprochene Möglichkeit ergibt sich aus den ermittelten Qualifikationsdefiziten des Befähigungsprofils. Die hieraus ableitbaren Themenschwerpunkte finden in der Formulierung von Schulungsthemen des hausinternen Personalfortbildungsplanes und in der Auswahl der Fortbildungsangebote ihre Berücksichtigung. Diese Vorgehensweise betrifft die Mitarbeiterschaft in ihrer Gesamtheit. Die persönliche Qualität des einzelnen Mitarbeiters zu fördern heißt aber, die persönliche Selbstachtung zu stärken, um das geforderte hohe Leistungsniveau zu erreichen. Denn mit dem Verlust an Selbstachtung gehen ein Verlust an Engagement und eine zunehmend negative Einstellung zur Arbeit einher. In Untersuchungen zur Dienstleistungs- und Produktqualität in den USA wurden zwei Verhaltensstandards aufgestellt, mit deren Hilfe die persönliche Qualität bewertet werden kann. Diese sind der

- AP-Level: das aktuelle Niveau der täglichen Leistungen (actual performance) und der
- IP-Level: das ideale Leistungsniveau jedes einzelnen (ideal performance).

Die Schlußfolgerung besagt: Das Ziel einer zufriedenstellenden persönlichen Qualität ist dann erreicht, wenn sich das aktuelle Niveau der täglichen Leistungen, der AP-Level, dem ideal möglichen Leistungsniveau, dem IP-Level, des einzelnen annähert. In dieser offensiven Form kann ein Vergleich zwischen dem aktuellen und dem idealen Leistungsniveau meines Erachtens in der Pflege nicht und in der Wirtschaft wahrscheinlich auch nur bedingt stattfinden. Das Ziel der Gewinnorientierung ist doch zu vordergründig. Blendet man jedoch den Gesichtspunkt wirtschaftlicher Gewinnmaximierung aus und wählt nur die Befriedigung der persönlichen Achtungsbedürfnisse zur unspektakulären Zielsetzung, dann wird die Entwicklung der „persönlichen Ressource" des Mitarbeiters zu einem effizienten Ausgangspunkt für die verschiedenen Fördermaßnahmen. Als gängige Beispiele hierfür sei auf die sogenannten Fördergespräche und das Coaching verwiesen. Im Rahmen der situationsgerechten Führung bietet das Ziel der Balance zwischen Aufgabe, Kompetenz und Verantwortung einen Ansatzpunkt, das Achtungsbedürfnis des einzelnen zu befriedigen und seine Selbstachtung zu stärken. Mit dem Kompetenzprofil (Abb. 16) werden die festgelegten Befugnisse des Mitarbeiters, insbesondere seine Entscheidungsverantwortung, entsprechend der persönlichen Ressourcen erweitert. Das einzige Kriterium für diese Möglichkeit einer Ar-

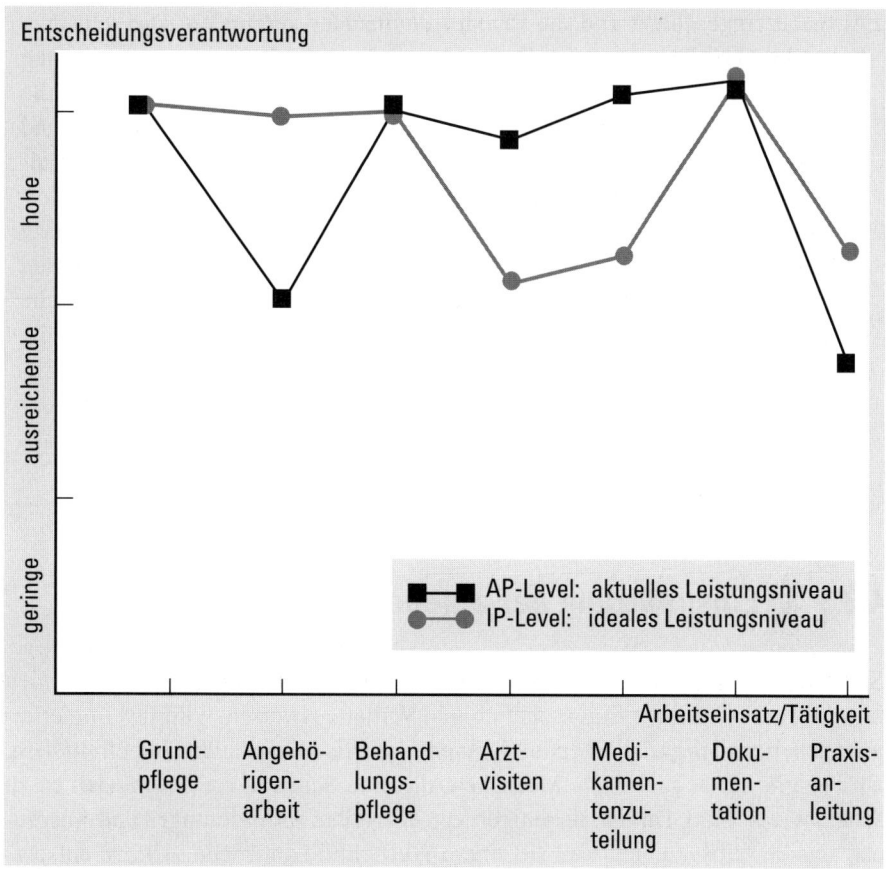

Entscheidungsverantwortung

hohe

ausreichende

geringe

AP-Level: aktuelles Leistungsniveau
IP-Level: ideales Leistungsniveau

Arbeitseinsatz/Tätigkeit

Grund-pflege | Angehö-rigen-arbeit | Behand-lungs-pflege | Arzt-visiten | Medi-kamen-tenzu-teilung | Doku-men-tation | Praxis-an-leitung

Das Kompetenzprofil am Beispiel einer examinierten Altenpflegerin (Erläuterung sie-he Fallbeispiel unten)

Abb. 16

beitsplatzbewertung ist die Überprüfung und gegebenenfalls Erweiterung des Ver-antwortungsbereichs. An einem Seminarbeispiel soll das Kompetenzprofil erläu-tert werden:

Die beiden verantwortlichen Leitungskräfte haben mit der Arbeitsmotivation und der Leistung einer examinierten Altenpflegerin Probleme. Beide äußern die Vermutung, daß entweder Überforderung oder Unterforderung der Grund sein könnte und überdies spezielle Fähigkeiten bislang nicht berücksichtigt würden. Mit Hilfe des Kompetenzprofils soll dies überprüft werden. Auf der X-Achse werden die Kernaufgaben der betreffenden Mitarbeiterin eingetragen: Grundpflege, Angehörigenarbeit, Behandlungspflege, Arztvisiten, Zuteilung von Medikamenten, Dokumentation und Praxisanleitung. Auf der Y-Achse wird das Ausmaß der bisherigen Entscheidungsverantwortung für jede einzelne

Aufgabe eingeschätzt und die Punkte miteinander verbunden. Die schwarze Kurve in Abbildung 16 zeigt den AP-Level der Entscheidungsverantwortung dieser Pflegefachkraft. Eine gleichbleibend hohe Verantwortung wird für alle benannten Aufgaben vergeben mit Ausnahme von Angehörigengesprächen und Praxisanleitung. Für diese beiden Aufgaben ist lediglich eine geringe Entscheidungsverantwortung angesetzt. Die Überprüfung möglicher Über- oder Unterforderung ergibt: Probleme mit der Aufgabenausführung hat die Mitarbeiterin bei den Arztvisiten und der Dokumentation. Hier wird von der unmittelbaren Vorgesetzten anhand von Vorfällen aus ihrer Erinnerung eine offensichtliche Überforderung bezüglich der Verantwortung festgestellt. Dagegen werden die sozialen Fähigkeiten dieser Pflegefachkraft bislang nicht genügend berücksichtigt. Als Maßnahme wird daraufhin eine beträchtliche Erweiterung der Entscheidungsverantwortung für die Angehörigengespräche und die Praxisanleitung entschieden.

4.3.3   Einschätzung der eigenen Person

Sich selbst einzuschätzen, sich also die Frage zu beantworten, wie sehe ich mich in bezug auf bestimmte Eigenschaften und Verhaltensweisen, wird fast immer als unangenehm oder gar als überflüssig angesehen. Es klingt vielleicht befremdlich, aber es gibt tatsächlich viele Menschen, die eine Scheu davor haben, sich so zu sehen, wie sie sind. Da sind diejenigen, die überhöhte Anforderungen und Ansprüche an sich selbst stellen, weil sie einem Wunschbild anhängen, dem zu entsprechen sie einfach nicht in der Lage sind. Sie überfordern sich selbst, und es gelingt ihnen bei aller Anstrengung nicht, die Kluft zwischen ihrem Selbstbild und ihrem Wunschbild zu überbrücken. Sie enttäuschen sich selbst, werden mit sich unzufrieden und geraten so in einen Intrarollenkonflikt, in dem sie sich immer wieder als unvollkommen und schwach erleben. Anderen wiederum macht es Angst, sie selbst zu sein, weil sie befürchten, nicht den Erwartungen der anderen zu entsprechen. Sie bemühen sich, in ihrem Verhalten dem *vermuteten* Wunschbild der anderen möglichst nahe zu kommen und entfernen sich gleichzeitig immer mehr von sich selbst. Denn ihr Bestreben zielt ja in erster Linie darauf ab, die anderen nicht zu enttäuschen. So werden bestimmte Verhaltensweisen vermieden oder gar Entscheidungen unterlassen, um nicht die Akzeptanz und Anerkennung der anderen zu verlieren. Dieses Vermeidungsverhalten verringert allerdings nicht die Angst vor dem Verlust sozialer Bestätigung, sondern es verstärkt vielmehr das Mißtrauen gegenüber der eigenen Person, dem eigenen Können und Wissen, den eigenen Fertigkeiten und Fähigkeiten. Diese Selbstblockaden führen zu einer „Non-o. k.-Einschätzung" der eigenen Person und haben Auswirkungen auf das Verhalten, wie es im Zusammenhang mit dem Betriebsklima deutlich wurde. Unabhängig von diesem extremen Vermeidungsverhalten bleibt unsere Wahrnehmung des anderen dennoch nicht ohne Bedeutung für unsere Verhaltensreaktionen. Welchen Eindruck uns die Wahrnehmung des anderen vermittelt, welche Vermutung und Interpretation wir damit verbinden, welche Gefühle dadurch ausgelöst werden, beeinflußt mehr oder weniger unsere Handlung. Daraus kann gefolgert werden: Auch das Verhalten einer Führungskraft ist nicht unabhängig von ihrem Eindruck, ihrer Vermutung, wie andere sie sehen. Wenn Sie neugierig darauf sind, diese Schlußfolgerung persönlich zu überprüfen, schlage ich Ihnen vor, dies mit dem in Abbildung 17 dargestellten Arbeitsblatt zu tun.

In diesem Arbeitsblatt sind Verhaltenskriterien aufgeführt, die von Leitungskräften als positiv und wünschenswert eingestuft wurden. Aus dem ansehnlichen „Datenpool", der sich so im Lauf der Zeit angesammelt hat, habe ich für Sie die Rangfolge der am wichtigsten erachteten Verhaltenskriterien für eine gute Zusammenarbeit aufgestellt. Jetzt müssen Ihnen nur noch zwei Mitarbeiter einfallen, an denen Sie die Verhaltenskriterien unter verschiedenen Blickwinkeln überprüfen wollen. Einer der beiden Mitarbeiter sollte jemand sein, mit dem Sie gut arbeiten können und keine Probleme haben. Der andere dagegen kann schon eher in die Rubrik „schwierige Zeitgenossen" fallen. Befolgen Sie nun folgende Arbeitsschritte:

1. Führen Sie in der Spalte „So sehe ich mich/Selbstbild" Ihre *Selbsteinschätzung* durch. Dafür stehen Ihnen Zahlen von 1 bis 7 zur Verfügung. Die Zahl 1 ist der niedrigste, die Zahl 7 der höchste zu vergebende Punktwert.

2. Tragen Sie nun in die dafür gekennzeichneten Spalten die Namen der beiden Mitarbeiter ein. Sie sollten sowohl für das Fremdbild als auch für das vermutete Fremdbild die gleichen Personen benennen. Das Ergebnis der Auswertung ist für Sie dann aufschlußreicher.

3. Zuerst ermitteln Sie jetzt Ihr *Fremdbild* der beiden Mitarbeiter. Wie sehen Sie die Mitarbeiter in bezug auf diese Verhaltenskriterien?

4. Nun können Sie Ihren Vermutungen freien Lauf lassen. Was vermuten Sie, wie Frau X Sie sieht und Herr Y Sie wohl einschätzt? Gehen Sie die einzelnen Verhaltenskriterien nach und nach durch und versetzen Sie sich in die Personen Ihrer Mitarbeiter. Wie sähe die Einschätzung von Frau X und die von Herrn Y wohl aus? So erhalten Sie das *vermutete Fremdbild* Ihrer Person.

5. Und nun zu Ihren besonderen Stärken als Führungskraft, so wie Sie selbst sie sehen. In der gesonderten Abteilung können Sie Ihre Stärken auflisten. Aber seien Sie nicht *zu* selbstkritisch, denn Sie haben ja auch die Gelegenheit,

6. Ihre Schwächen aufzuzählen, so wie Sie diese selbst in bezug auf Ihre Mitarbeiterführung sehen.

7. Und was vermuten Sie, welche Stärken bzw. welche Schwächen Ihre Mitarbeiter bei Ihnen sehen?

8. Überlegungen für die persönliche Auswertung:
   – Vergleichen Sie Ihre Eigeneinschätzung (Selbstbild) in bezug auf die Rangfolge der Verhaltenskriterien. Sind Sie zufrieden, oder wollen/müssen Sie etwas verändern?

So sehe ich mich /Selbstbild					
	So sehe ich die anderen/Fremdbild				
	Name	Name	So sehen mich die anderen/ vermutetes Fremdbild	Name	Name
			Verhaltenskriterien		
			1. berechenbar sein		
			2. sachbezogen argumentieren können		
			3. sensibel für andere sein		
			4. zuhören können		
			5. gerechte Kritik äußern und annehmen können		
			6. delegieren können		
			7. eigene Schwächen zugeben können		
			8. entscheidungsfähig sein		
			9. anleiten können		
			10. vollständige Informationen weitergeben können		
			11. Verantwortung tragen können		
			12. andere motivieren können		
			13. sebstsicher sein		

Selbstbild wie ich sie sehe	meine besonderen Stärken	vermutetes Fremdbild wie ich vermute, daß andere sie sehen
Selbstbild wie ich sie sehe	meine Schwächen	vermutetes Fremdbild wie ich vermute, daß andere sie sehen

Abb. 17   Verhaltenskriterien im Vergleich Selbstbild/Fremdbild: ein Arbeitsblatt zur Einschätzung der eigenen Person

Vergleichen Sie nun nach und nach Ihre Selbsteinschätzung mit den vermuteten Fremdeinschätzungen; zuerst die des „angenehmen" Mitarbeiters. Ist dessen vermutetes Fremdbild ähnlich oder gleich mit Ihrer Selbsteinschätzung. Gibt es doch vielleicht Abweichungen? Und nun der „schwierige Zeitgenosse": Weicht dessen vermutetes Fremdbild wirklich so stark von Ihrer Selbsteinschätzung ab? Wenn ja, welche Verhaltenskriterien sind das? Welche Maßnahmen könnten oder wollen Sie ergreifen, um diesen negativen Vermutungen auf den Grund zu gehen?

9. Vergleichen Sie die Aufzählung Ihrer Stärken und Schwächen doch einmal mit den Entscheidungen, die Sie in Ihrem Egogramm getroffen haben (siehe S. 134). Welche Stärken wollen Sie ausbauen, und wie könnten Sie Ihre Schwächen nach und nach abbauen?

10. Gibt es eine Stärke bzw. Schwäche in Ihrem vermuteten Fremdbild, die Sie so an sich noch nicht wahrgenommen haben?

Die intensive Beschäftigung mit dieser Übung trainiert Ihre Fähigkeit, sich in den/die anderen hineinzuversetzen, sich selbst quasi einmal von außen zu betrachten. Bei der Definition der sozialen Kompetenz war das eine der wichtigsten Eigenschaften. Nach der Auswertung des Arbeitsblattes werden Sie vielleicht feststellen, daß der Mitarbeiter, mit dem Sie Schwierigkeiten haben, gleichzeitig auch derjenige ist, von dem Sie *vermuten*, daß er Ihnen das notwendige Maß an sozialer und Führungskompetenz abspricht. Die Gründe für Ihre Vermutung sind wahrscheinlich vielfältig und mögen auch berechtigt sein. Vielleicht kommuniziert der problematische Mitarbeiter nonverbal eindeutig für Ihr Empfinden: Er verdreht die Augen, wenn Sie etwas sagen, murmelt gerade noch hörbar unsachliche Kommentare, sieht Ihnen nicht in die Augen und ist froh, wenn er Ihnen „den Rücken zudrehen kann". Sie *wissen* damit allerdings noch nicht, ob Sie wirklich recht haben, Sie können eben nur *vermuten*, und es ist fraglich, ob Sie eine ehrliche Antwort auf eine direkte Frage erhalten würden. Solange aber dieser Mitarbeiter seine Arbeit korrekt ausführt, Ihren Anweisungen folgt und seine vermutete negative Flüsterpropaganda Ihre Person betreffend nicht nachweisbar durch Zeugen belegt werden kann, haben Sie keine offizielle Handhabe gegen ihn. In solchen Fällen bleibt nur die lapidare Feststellung: Zwischen uns stimmt die „Chemie" nicht. Allerdings gilt diese Feststellung ausschließlich für die *informelle* Beziehung zwischen ihnen. Gegenseitige Sympathie kann nicht erzwungen werden, und es allen Leuten recht zu machen ist, wie allseits bekannt, eine Kunst, die niemand beherrscht. Vom strategischen Gesichtspunkt aus ist es jedoch immer wichtig zu wissen, wer mein potentieller Gegner ist und wo ich ihm einen möglichen Angriffspunkt biete. Fehlende Führungskompetenz ist solch ein beliebter Angriffspunkt, über den sich trefflich streiten läßt. Deshalb sollten Sie sich auf der *formellen* Beziehungsebene des Arbeitsplatzes gegen schwierige oder böswillige Zeitgenossen wappnen. Bieten Sie ihnen keine Chance, Ihnen nachzuweisen, daß Sie durch willkürliche Leistungsbeurteilung, eindeutige Benachteiligung etwa bei Dienstplan oder Urlaub oder unsachgemäße Kritik und Kontrolle seinen Leistungswillen erheblich beeinträchtigen. Ihre Führungsmaßnahmen im Rahmen der formellen Beziehungsstruktur des Arbeitsplatzes sind rechtlich abgesichert, wenn sie auf den ausgewiesenen Führungsrichtlinien basieren. Diese enthalten Maßstäbe für ein Führungsverhalten, das Sie vor unbegründeten Angriffen schützt. Als Führungskraft genügen Sie den Muß-Anforderungen der formellen Beziehungsstruktur Arbeitsplatz, wenn Sie die folgenden Kriterien berücksichtigen.

1. Legen Sie Aufgaben und Anforderungen eindeutig fest. Damit werden erfüllt:
   - die Vorgaben einer sachgerechten Ablauforganisation,
   - das Bedürfnis der Mitarbeiter nach Sicherheit, Stabilität und Orientierung,
   - die Forderung nach transparenten Beurteilungskriterien.

   Der Mitarbeiter hat damit die Gewißheit, es gilt:

$$\frac{\text{Aufgabe}}{\text{Beurteilung}} = \frac{\text{Aufgabe}}{\text{Beurteilung}}$$

   (ich)   (Kollege)

2. Akzeptieren Sie den Mitarbeiter als Person, indem Sie
   - ihn seiner Qualifikation und Motivation entsprechend einsetzen und lenken,
   - seine Fähigkeiten fördern und
   - fachliche Defizite beheben.

   Sie befriedigen damit die Achtungsbedürfnisse Ihrer Mitarbeiter und schaffen die Voraussetzung für Arbeitszufriedenheit, denn Ihre Mitarbeiter wissen, es gilt:

$$\frac{\text{Akzeptanz}}{\text{Lenkung}} = \frac{\text{Akzeptanz}}{\text{Lenkung}}$$

   (ich)   (Kollege)

3. Behandeln Sie offenkundige Problembereiche, wie Dienst- und Urlaubsplan sowie konflikthafte Spannungen im Team und privaten Umfeld, bei allen Mitarbeitern gleich. Ihre Mitarbeiter können so sicher sein, es gilt:

$$\frac{\text{Vorteil}}{\text{Nachteil}} = \frac{\text{Vorteil}}{\text{Nachteil}}$$

   (ich)   (Kollege)

4. Begründen Sie Ihre Führungsentscheidungen und treffen Sie sie damit für Ihre Mitarbeiter nachvollziehbar.

> Situationsgerechtes Führungsverhalten reduziert das strukturinduzierte Konfliktpotential und schafft damit die Voraussetzungen für die Arbeitszufriedenheit Ihrer Mitarbeiter, die Sie in Ihrer Funktionsrolle akzeptieren.

4.4 Strukturbezogene Konfliktbewältigung

Wir haben gesehen, daß ein situationsgerechtes Führungsverhalten bereits einen wesentlichen Beitrag zur Reduzierung des strukturinduzierten Konfliktpotentials leisten kann. Verhalten und das Befolgen bestimmter Regeln bzw. „Führungsformeln", wie sie im letzten Kapitel erstellt wurden, sind aber unbestritten immer abhängig von den Personen, die eine Leitungsfunktion innehaben. So gesehen könnte dem Bedürfnis der Mitarbeiter nach Orientierung und Stabilität quasi nur von Fall zu Fall oder anders ausgedrückt von Person zu Person entsprochen werden. Eine verläßliche strukturbezogene Konfliktbewältigung bedarf jedoch institutionalisierter Rahmenbedingungen der Arbeit, wie sie in § 75 Pflegeversicherungsgesetz gefordert sind: „Der Träger der Pflegeeinrichtung regelt im Rahmen seiner Organisationsgewalt die Verantwortungsbereiche und sorgt für eine sachgerechte Aufbau- und Ablauforganisation." Wird dieser gesetzlichen Anforderung Folge geleistet, entfallen die Konflikte zwischen Mitarbeitern, die entstehen, weil Aufgaben, Kompetenzen und Verantwortungsbereiche nicht klar definiert und abgegrenzt sind. Wie hoch die Reibungsverluste gerade in diesem strukturinduzierten Konfliktbereich sind, machen die Einschätzungen von Mitarbeitern aus dem Pflegebereich deutlich. So schätzen Mitarbeiter, daß bis zu 60% der wertvollen Arbeitsenergie im alltäglichen Kompetenzgerangel verlorengehen. Eine solche Verschleuderung bezahlter Arbeitsenergie kann sich ein kostenbewußtes und modernes Dienstleistungsunternehmen genauso wenig leisten wie die fehlende Kalkulation der zu erbringenden Pflegeleistung. Schon aus diesem Grund ist eine verläßliche strukturbezogene Konfliktbewältigung wichtig, denn sie spart Energie und Zeit der Mitarbeiter und nicht zuletzt das Geld der Einrichtung.

4.4.1 Voraussetzung für eine reibungslose Zusammenarbeit

In Kapitel 3 wurde versucht, den strukturinduzierten Konfliktauslösern „auf die Spur zu kommen" und verschiedene „Strukturinstrumente" für den Nachweis einer sachgerechten Aufbau- und Ablauforganisation vorgestellt. Neben dem Organigramm und dem Zielprofil der Institution kam den Stellen- und Arbeitsplatzbeschreibungen an der Nahtstelle zwischen dem Aufbau einer Organisation und dem sachgerechten Ablauf auf der Ausführungsebene die größte Bedeutung zu. In diesem Abschnitt soll versucht werden, eine Frage zu klären, die bei „Arbeitsplatzpraktikern" immer wieder auftaucht: Gibt es Unterschiede zwischen einer Stellenbeschreibung und einer Arbeitsplatzbeschreibung und wenn ja, welche sind das? Um es kurz zu machen: Selbst in der Fachliteratur werden die beiden Begriffe nicht sauber getrennt und vielfach identisch verwendet. Trotzdem sprechen einige

Gründe dafür, gewisse Unterschiede zu beachten, die im folgenden erläutert werden.

Die **Stellenbeschreibung**:
- Sie zeigt die Eingliederung des Stelleninhabers in die formale Aufbauorganisation an, also die hierarchische Einordnung der Stelle im Organigramm einer Institution.
- Sie zählt die Zielsetzung und die damit verbundenen Aufgaben einer Stelle auf und erläutert, wodurch der Aufgabenumfang bestimmt wird. Die Zielsetzung für die Stelle einer Bereichsleiterin kann zum Beispiel lauten: „Die Stelleninhaberin verantwortet die Arbeit ihres Bereiches in wirtschaftlicher, organisatorischer, fachlicher und personeller Hinsicht..., plant und initiiert alle Maßnahmen, die zur Gewährleistung einer in fachlicher, wirtschaftlicher und organisatorischer Hinsicht optimalen Versorgung und Betreuung der in ihrem Bereich betreuten Menschen geeignet sind."
- Die Stellenbeschreibung beschreibt die Kompetenzen und den Verantwortungsbereich und umreißt damit
- das Anforderungsprofil der Stelle.

Im Vergleich dazu die **Arbeitsplatzbeschreibung**:
- Sie zählt die Einzelaufgaben eines Arbeitsplatzes auf. Immer gleichbleibende Aufgaben können unter folgenden Bezeichnungen aufgelistet werden: Kernaufgaben, Sockelaufgaben, Tätigkeitsbeschreibung, Ausführungsaufgaben oder auch ein Katalog der Arbeitsanweisungen.
- Die Arbeitsplatzbeschreibung benennt die formellen Soll-Beziehungen der Zusammenarbeit mit anderen Stellen bzw. Arbeitsplätzen und legt die formalen Richtlinien der Informationspflicht fest.
- Sie beschreibt die zu verwendenden Verfahren (z. B. Standards) sowie Sachmittel und gibt nähere Hinweise für den zeitlichen und örtlichen Ablauf der Arbeitsorganisation.
- In der Arbeitsplatzbeschreibung werden Schwerpunkte der Informationspflicht aufgelistet, zum Beispiel das Eintragen und Führen der Dokumentation, formale und inhaltliche Richtlinien der Übergaben, Weitergabe von Beschwerden usw.
- Die Arbeitsplatzbeschreibung enthält Hinweise für die Nutzung und Lagerung von Sachmitteln.
- Nicht zuletzt ist sie die Grundlage und – wegen der detaillierten Benennung der Aufgaben – auch die Voraussetzung für eine Arbeitsbewertung. Es handelt sich hier um ein Verfahren der Lohn- und Gehaltsbemessung nach den einschlägigen Tarifbestimmungen.

Für welche der beiden gängigen Bezeichnungen Sie sich letztlich auch entscheiden, wichtig ist im Hinblick auf eine reibungslose Zusammenarbeit und die Reduzierung strukturinduzierter Konflikte, daß zumindest nachfolgende Punkte berücksichtigt werden.

1. Vollständiges Verzeichnis der Hauptaufgaben und Stellenziele bzw. der Kern- oder Sockelaufgaben.
2. Festlegung der Anforderungen und Anforderungsmerkmale. Das Befähigungsprofil ist hier ein hilfreiches Instrument.
3. Eintrag der Entscheidungsaufgaben und der daraus resultierenden Verantwortungsübernahme. Das entspricht den bereits genannten Zielen einer Stelle. Wichtig ist nur, daß auch entsprechende Befugnisse als Grundlage für Entscheidung und Verantwortung eingeräumt werden.
4. Sorgfältiges Vermerken der Zusammenarbeit mit anderen Arbeitsplätzen (Schichten/Bereichen) und der damit verbundenen Informationspflicht. Hier ist das Instrument „Grundraster der formellen Informationsstruktur" (siehe S. 121) hilfreich.
5. Detaillierte Ausweisung der Befugnisse eines Stellen- bzw. Arbeitsplatzinhabers. Als Beispiel die Befugnisse einer Stationsleitung:
   – Einleitung disziplinarischer Maßnahmen gegen Mitarbeiter bei Verstößen gegen gesetzliche Bestimmungen, Arbeitsvertrag und Kompetenzüberschreitungen,
   – Unterschriftsbefugnis bei Empfang von Pflegemitteln, Einweisungsdokumenten für das Krankenhaus, stationsinternen Anordnungen, Aufträgen und Delegationslisten,
   – Gewährleistung der Schlüsselordnung,
   – Beurteilung und Einschätzung von Mitarbeitern, Praktikanten und Schülern.

Die Begriffe Befugnis und Kompetenz werden häufig unterschiedlich, aber auch falsch gebraucht. Grundsätzlich können zwei wichtige Bereiche der Wortbedeutung **Kompetenz** unterschieden werden. Zum einen ist Kompetenz der Fachausdruck im Zusammenhang mit Personaleinstellung, -einsatz und -auswahl. Kompetenz bedeutet hier die berufliche Qualifikation, das fachlich-inhaltliche Wissen, die Berufserfahrung und die organisatorische Zuständigkeit der Entscheidungsverantwortung. In diesem Sinne gebraucht bedeutet Kompetenz die *professionelle Zuständigkeit für ein bestimmtes Handeln.* Kompetenz im Sinne einer Berechtigung, zum Beispiel Unterschrifts-*Befugnisse* und Autorisierung für gewisse Anweisungen, *ermächtigt zu einem bestimmten Handeln* im Rahmen verwaltungstechnischer Abläufe und Vollmachten.

Sowohl im Hinblick auf den erforderlichen Nachweis einer sachgerechten Aufbau- und Ablauforganisation als auch einer erfolgreichen strukturbezogenen Konfliktbewältigung hat das Instrument der Stellen- und Arbeitsplatzbeschreibungen zentrale Bedeutung. Da aber bekanntlich jede Medaille zwei Seiten hat, sollen die Nachteile nicht verschwiegen werden. Insbesondere die ausgefeilten Stellen- und Arbeitsplatzbeschreibungen können zu einem starren Instrument werden, wenn sie nicht in Abständen auf den neuesten Stand gebracht und somit an die Veränderungen angepaßt werden. Diese Überprüfung sollte spätestens vor dem Termin für eine anstehende Mitarbeiterbeurteilung erfolgen. Ein Vorurteil ist, daß mit der Festschreibung von Kompetenzen im Sinne von Befugnissen für die mittlere Leitungsebene ein gewisser „Verlust an Macht" für die oberste Leitung verbunden ist. Dem steht die Forderung gegenüber, daß jede Ermächtigung der Leitungskräfte mit einer unabdingbaren Pflicht zur sofortigen und vollständigen Information der Vorgesetzten verbunden ist. Das größte Hindernis beim Einsatz dieses gewichtigen Organisationsinstruments stellt jedoch immer wieder der Aufwand von Zeit und Arbeit dar. Haben sich dennoch einsichtige Bereichsleitungen die Mühe gemacht, Arbeitsplatzbeschreibungen mit ihren Mitarbeitern zu erstellen, ist es besonders demotivierend, wenn die oberste Leitung davon keine Kenntnis nimmt und statt dessen lieber auf „geliehene", genormte, fremd erarbeitete oder einfach abgeschriebene Stellen- und Arbeitsplatzbeschreibungen zurückgreift, ganz nach dem Motto, Hauptsache man hat welche. Diese kosmetische Korrektur dient zwar kurzfristig dazu, den Nachweis der gesetzlichen Anforderung zu erbringen. Als Grundlage für die strukturbezogene Konfliktbewältigung einer Einrichtung hingegen sind diese fremden Stellen- und Arbeitsplatzbeschreibungen völlig ohne Bedeutung. Denn der Mitarbeiter muß sich mit seiner Stellen- bzw. Arbeitsplatzbeschreibung identifizieren können, seine Aufgaben kennen, seine Rechte und Pflichten schwarz auf weiß zur Kenntnis nehmen können. Nicht umsonst ist die Stellen- bzw. Arbeitsplatzbeschreibung ein *Teil des Arbeitsvertrages.*

Als die wichtigsten Vorteile der Stellen- und Arbeitsplatzbeschreibungen gelten:
- Die genaue Festlegung der Aufgaben und Kompetenzen führt zu einer größeren Bereitschaft zur Übernahme von Verantwortung, weil sie dem Mitarbeiter genau zeigt, was von ihm an selbständiger Leistung erwartet wird.
- In Verbindung mit dem Befähigunsprofil ergeben sich wichtige Informationen und Anregungen für den Personalfortbildungsplan.
- Eine Stellen- bzw. Arbeitsplatzbeschreibung ist zusammen mit dem Befähigungsprofil für die Vorgesetzten oder die Personalabteilung eine qualifizierte Unterlage bei ihrer Auswahl der richtigen Mitarbeiter für Neueinstellungen, Versetzungen oder Beförderungen.
- Die Stellen- bzw. Arbeitsplatzbeschreibung dient als Grundlage für eine systematische Einarbeitung, enthält Informationen für eine gezielte Anleitung und zeigt Richtwerte für die Beurteilung in der Einarbeitungsphase auf.
- Sie macht den Mitarbeiter frei von Angst vor willkürlichem, oft intrigantem Kompetenzentzug und Statusverlust.
- Nicht zuletzt sind Stellen- bzw. Arbeitsplatzbeschreibungen die Grundvoraussetzungen für die Arbeitsmotivation und Zufriedenheit der Mitarbeiter.

Ganz abgesehen von der Erfüllung gesetzlicher Vorschriften befriedigen diese Instrumente der Arbeitsorganisation die Sicherheitsbedürfnisse nach Struktur, Orientierung und Stabilität aller am Arbeitsprozeß Beteiligter. Zusätzlich geben sie dem Träger oder der Heimleitung einen besseren und vollständigeren Überblick über Verantwortungs- und Entscheidungsbefugnisse in ihrer Einrichtung.

4.4.2 Der Inhalt von Stellen- und Arbeitsplatzbeschreibungen

In erster Linie geht es hier weniger um inhaltliche Gesichtspunkte als vielmehr um die Berücksichtigung der formalen Berechtigungen und Pflichten, die diesen Instrumenten das Gewicht verleihen. Im letzten Abschnitt wurde darauf verwiesen, daß der Unterschied zwischen einer Stellenbeschreibung und einer Arbeitsplatzbeschreibung gering ist und selbst in der Fachliteratur als vernachlässigbar angesehen wird. Es verwundert daher nicht, daß die Stellen- und Arbeitsplatzbeschreibungen auch in der Praxis entsprechend unverbindlich gehandhabt werden. Soweit überprüfbar, ist die Bezeichnung Stellenbeschreibung die gebräuchlichere Form, zumindest in der öffentlichen Verwaltung, aber auch in der Wirtschaft. Wichtig erscheint hier die *differenzierte Zielsetzung einer Stelle*, wie etwa die Benennung von Planungs- und Entwicklungsaufgaben. Für den Pflegebereich wären das zum Beispiel das Erarbeiten von Standards oder die Einrichtung von Qualitätszirkeln. Geht es jedoch um die *Ausführung der Aufgaben*, wie das Arbeiten nach Standards oder Routinetätigkeiten, die sich in Kern- bzw. Sockelaufgaben zusammenfassen lassen, ist die Arbeitsplatzbeschreibung funktionaler und näher an der Arbeitspraxis des Alltags. Mögliche Konsequenzen, die allein aus diesem Unterschied zu ziehen sind, wären zum einen, daß nur die mittlere und obere Leitungsebene eine Stellenbeschreibung erhält, während der Mitarbeiter, dessen Tätigkeiten sich vorrangig über das Ausführen von Aufgaben beschreiben läßt, eine Arbeitsplatzbeschreibung bekommt. Die andere Konsequenz aus dem Unterschied zwischen den „Zwillingsinstrumenten" wäre, daß jeder Arbeitnehmer sowohl eine Stellen- als auch eine Arbeitsplatzbeschreibung erhält. Dagegen spricht wohl mit Sicherheit der zeitliche und organisatorische Aufwand. Bereits durch diese Überlegungen wird verständlich, daß die gleichwertige Bezeichnung „Stellen- und Arbeitsplatzbeschreibung" eher verunsichert. Möglicherweise liegt hier auch ein Grund für die fehlende Motivation der Verantwortlichen mancher Einrichtungen, sich für die Vorteile und den Gebrauch dieser wichtigen Instrumente zu entscheiden. Eine Information, die die formalen Punkte einer Stellenbeschreibung von denen der Arbeitsplatzbeschreibung unterscheidet, kann unter Umständen eine Entscheidungshilfe sein und Sie im Hinblick auf die strukturinduzierten Konflikte ermutigen, sich doch für eines dieser „Strukturinstrumente" zu entscheiden.

Die folgenden formalen Punkte müssen in einer **Stellenbeschreibung** berücksichtigt werden:

1. Bezeichnung der Stelle
2. Rang des Stelleninhabers
3. Vorgesetzter des Stelleninhabers (Stellenbezeichnung, nicht Name)
4. unmittelbar unterstellte Mitarbeiter
5. Stellvertreter
   – Stelleninhaber wird vertreten durch...
   – Stelleninhaber vertritt...
6. Zielsetzung der Stelle/Aufgaben
   – organisatorische Aufgaben
   – fachliche Aufgaben
   – personelle Aufgaben
   – wirtschaftliche Aufgaben
7. Befugnisse des Stelleninhabers
   – Verfügungsbefugnisse (Berechtigungen)
   – rechtliche Befugnisse
   – Unterschriftsbefugnisse
8. schriftliche Informationen der Stelle
   – eingehende Informationen
   – ausgehende Informationen
9. Zusammenarbeit mit anderen Stellen
10. Mitarbeit in Ausschüssen und Arbeitskreisen
    – innerbetriebliche
    – außerbetriebliche
11. Einzelaufträge außerhalb des Aufgabengebietes
12. Anforderungen an den Stelleninhaber

Eine **Arbeitsplatzbeschreibung** muß folgende Punkte beinhalten:
1. Bezeichnung des Arbeitsplatzes
2. Name des Arbeitsplatzinhabers
3. Anforderungen an den Arbeitsplatzinhaber
   – berufliche Qualifikation
   – Berufserfahrung
   – intern erstelltes Anforderungsprofil
4. Vorgesetzter des Arbeitsplatzinhabers (Stellenbezeichnung, nicht Name)
5. Stellvertreter
   – Arbeitsplatzinhaber wird vertreten durch...
   – Arbeitsplatzinhaber vertritt...
6. Befugnisse des Arbeitsplatzinhabers
   – Verfügungsbefugnisse (Berechtigungen)
   – Unterschriftsbefugnisse
7. Zusammenarbeit mit anderen Stellen/Arbeitsplätzen
   – intern: schriftlich, mündlich
   – extern: schriftlich, mündlich

8. Entscheidungsaufgaben
9. Ausführungsaufgaben
   Katalog der Kernaufgaben (Beispiele siehe Anhang)
10. zu verwendende Arbeits- und Sachmittel in alphabetischer Reihenfolge
    – Bezeichnung und Aufgabe der Mittel
    – Einsatz und Handhabung der Mittel

4.4.3 Die wichtigsten Instrumente zur Konfliktreduzierung

Bislang muß immer noch davon ausgegangen werden, daß die idealen Voraussetzungen für die „gelebten" Stellen- und Arbeitsplatzbeschreibungen nicht in allen
Einrichtungen vorhanden sind. Einige erprobte Instrumente und Praxistips können
unter Umständen den Leitungsverantwortlichen die Koordination von Arbeitsabläufen auch ohne die Stellen- und Arbeitsplatzbeschreibungen erleichtern. Es geht
in diesem Zusammenhang insbesondere um die zwei Instrumente „Funktionsdiagramm" und „Grundraster der Informationsstruktur". Sie helfen diejenigen
Konflikte vermeiden, die zum einen zu dem berüchtigten Kompetenzgerangel führen, zum anderen ein gefährliches Fehlverhalten auslösen können.

A. Das Funktionsdiagramm (Abb. 18)

Bei der Anwendung eines Funktionsdiagramms, auch als Verantwortungsmatrix
bezeichnet, geht es in erster Linie darum, Verantwortungsbereiche und Befugnisse
festzulegen. Unter Funktion wird die dem Stelleninhaber zugewiesene Aufgabe
bzw. Aufgabenbereiche verstanden. So gehört zum Beispiel zur Funktion einer
Pflegedienstleitung, die Qualität der Pflege zu sichern, Standards zu erarbeiten
und deren Umsetzung im Arbeitsablauf zu kontrollieren. Dabei handelt es sich bei
den meisten Funktionen um jene personengebundenen Teilaufgaben, die nur in
Abhängigkeit und Zusammenarbeit mit anderen Beteiligten erfüllt werden können. Ein Funktionsdiagramm bestimmt also die *Anteile der verschiedenen Stellen
oder Arbeitsplätze an der Erfüllung einer Gesamtaufgabe*. Die Aufgaben eines
Bereiches werden untereinander in den Zeilen aufgelistet, während im Kopfbereich des Diagramms die Stellen- bzw. Arbeitsplatzbezeichnungen nebeneinan-
der in den Spalten festgehalten werden. In der beigefügten Legende sind Buch-
stabenkombinationen aufgeführt, die die verschiedenen Handlungsbefugnisse
definieren. In die freien Felder der Matrix werden diese Abkürzungen entsprechend der unterschiedlichen Befugnisse der aufgeführten Beteiligten eingetragen.
Nehmen wir als Beispiel die verantwortungsvolle Aufgabe der Personaleinstellung, so könnte das in unserem Funktionsdiagramm folgendermaßen ausse-

Tätigkeiten	Beteiligte					
Funktionsbereiche/ Stellenbeschreibung	Träger	Heim-leitung	Pflege-dienst-leitung	Stations-leitung	examinierte Mitarbeiter	Mitarbeiter-vertretung
Informationen über das Pflegeversicherungsgesetz	E, INF, KE	MS, E	MS, KE, E, KA	B, D, MS	D, MS	—
Begutachtungen durch den Medizinischen Dienst	INF	INF, KE	E, MS, INF	D, INF, MS	D, B	—
Pflegeprozeß/ Pflegeplanung	—	KE	E, KE, MS	D, MS, KA	D, B	—
Angegörigenarbeit	E, V, MS	E, MS, KE	B, KA, E	D,B,KA,MS	D, B	MS, B
Öffentlichkeitsarbeit	E, V, KE	MS, KA, D	B, D, KA	D, MS, KA	D	MS
Betriebsärztliche Untersuchungen/Impfschutz	INF, E	INF, KE, D	D, KA, INF	INF	—	—
Dienst- u. Urlaubsplanung	V	V, MS, E	E, D, KE	D, MS, KA	—	—
Personaleinstellung	V	V, E, INF	INF, D, E	B, MS	—	MS
Personalfortbildung	E, V	E, KE	E, D, KA	MS, B, D	—	MS

B = Beratung
D = Durchführung
E = Entscheidung
INF = Informationspflicht
KA = Kontrolle bei Ausführung
KE = Ergebniskokntrolle
MS = Mitsprache
V = Vetorecht

Abb. 18 Das Funktionsdiagramm

hen. Die Beteiligten in ihrer jeweils unterschiedlichen Funktion sind der Träger, die Heimleitung, die Pflegedienstleitung, die Stationsleitung, examinierte Mitarbeiter und die Mitarbeitervertretung. Dem Träger obliegt gemeinhin die letzte Entscheidung, da sein Vetorecht (V) das gewichtigste ist. In der Praxis hat jedoch meist die Heimleitung das Vetorecht, unter anderem bei Personaleinstellungen, die ihre eigene Einrichtung betreffen. Die Heimleitung kann aber auch ihrer Pflegedienstleitung, unter Berücksichtigung der Informationspflicht (INF), die Durchführung (D) und Entscheidung (E) der Einstellungsgespräche übertragen. Die Stationsleitung ist an dieser Aufgabe selbstverständlich durch Beratung und Mitsprache beteiligt (B, MS). Die anderen Beteiligten haben in unserem Beispiel weder Mitsprache noch Entscheidungsbefugnis, sie müssen lediglich rechtzeitig und angemessen informiert werden (INF). Somit klärt das Funktionsdiagramm eindeutig Fragen der Zuteilung und Abgrenzung von Kompetenzen im Sinne der Ermächtigung zu einem bestimmten Handeln. Dadurch werden Kompetenzüberschneidungen vermieden, die sensiblen „Schnittstellen" können zweifelsfrei markiert werden, was die sinnvolle Koordination von Arbeitsabläufen und Zuständigkeiten erleichtert.

Das Problem der Weitergabe von Informationen

Informationen und Informationsfluß sind gleichsam das Nervensystem einer Organisation. Wenn ich etwas nicht weiß, kann ich nicht handeln, wird mir etwas Falsches gesagt, mache ich Fehler. Wenn mir nicht einsichtig ist, wozu ich etwas tun soll, stellen sich Desinteresse und Nachlässigkeit ein. Ohne rechtzeitige, vollständige und verbindliche Informationen kommt es vermehrt zu Fehlern und Arbeitsunlust, was wiederum konflikthafte Spannungen im Team oder zwischen den einzelnen Schichten auslöst. Jede Informationslücke kann daher tragische Folgen haben, wie das folgende Beispiel zeigt:

> Herr G. klagt wiederholt über Unwohlsein und Leibschmerzen. Er wird dem behandelnden Arzt vorgestellt, der sofort die Medikation umstellt. Der Arzt weist ausdrücklich auf die Gefahren für den Bewohner hin, die entstehen, wenn die bislang verabreichten Medikamente weiter gegeben werden. Aus später nicht mehr nachvollziehbaren Gründen wird diese wichtige Information weder in der Dokumentation festgehalten, noch mündlich an die andere Schicht weitergegeben. Einen Tag später muß Herr G. in lebensbedrohlichem Zustand ins Krankenhaus eingewiesen werden. Gegen den Arzt und die Stationsleitung wird Anklage wegen Pflichtverletzung erhoben.

Probleme mit dem Informationsaustausch in der Einrichtung gehören zu den besonders gefährlichen Konfliktauslösern, da sie nicht nur die Zusammenarbeit erschweren, sondern, wie an dem Beispiel ersichtlich, auch ernsthaften Schaden verursachen können. Dabei ist das Problembewußtsein in bezug auf den mangelhaften Informationsfluß bei den meisten Beteiligten durchaus vorhanden. Es wird präzise beobachtet, wie sich der unzureichende Informationsaustausch am Arbeitsplatz auswirkt, zugrundeliegende Ursachen werden treffend analysiert, konstruktive Lösungsansätze vorgeschlagen und die hemmenden Faktoren eindeutig aufgelistet. Dem Konfliktauslöser „Informationsdefizit" kommt man also relativ schnell „auf die Spur". Dazu ein Beispiel aus einer berufsbegleitenden Fortbildung für Pflegedienstleitungen: In drei Arbeitsgruppen sollten zum Thema „Probleme mit dem Informationsaustausch in unserer Einrichtung" möglichst spontan vier Fragen beantwortet und die Antworten schriftlich festgehalten werden. Tabelle 1 zeigt das Ergebnis.

Tab. 1 Probleme mit dem Informationsaustausch: spontane Antworten der Teilnehmer von drei Arbeitsgruppen bei einer berufsbegleitenden Fortbildung für Pflegedienstleistungen

	1. Frage: Wie äußert sich das?	2. Frage: Was könnte die Ursache dafür sein?	3. Frage: Was könnte dagegen unternommen werden?	4. Frage: Was spräche eventuell dagegen?
	Als Beobachtungen und Indizien wurden aufgezählt:	Als Vermutungen wurden genannt:	Als Maßnahmen wurden vorgeschlagen:	Widerstände und Ängste wurden preisgegeben:
Gruppe 1	• Mißverständnisse • „das hab' ich nicht gewußt" • Desinteresse • Inkompetenz • Gerüchte (stille Post) • Mobbing (bewußte Falschinfo) • unzureichende Weitergabe von Infos	• Info wird nicht hinterfragt, nicht interpretiert/fehlinterpretiert • Begriffe nicht eindeutig • kein Konsens • kein Zeitrahmen für Austausch • mangelnde Motivation • „Jobdenken" • Störfaktoren des Ich/Wir-Gefühls	• Zeitrahmen für Infoaustausch schaffen und festsetzen • Hintergrund der Information vermitteln • Planung und schriftliche Fixierung (Dokumentation) der weitergegebenen Informationen • eindeutige Begriffsklärung (Konsens/Kompromiß) • Handlungskompetenzen (Entscheidungsfreiraum) • Einbindung aller am Informationsprozeß Beteiligten von Beginn an	• mangelnde Fachkompetenz • mangelnde soziale Kompetenz • Angst vor Machtverlust • Angst vor Veränderung • Arbeitsüberlastung Fehlorganisation, mangelnde Strukturierung) • keine Kompromißfindung • Schichtsystem, freie Tage, keine gemeinsame Terminfindung

Gruppe 2			
• vorgeschobene Unwissenheit • Desinteresse • überflüssige Fragen • träge Handlungsweisen • jeder macht, was er will • keine vernünftige Koordination • keine Rückmeldung	• keine Gelegenheit zum Austausch • unklare Zuständigkeiten • Unsicherheit (falsch verstandene Solidarität) • Machtkämpfe durch (Konkurrenz und Neid) • Vergeßlichkeit, Nachlässigkeit • keine Bereitschaft, Anweisungen entgegenzunehmen und Infos umzusetzen	• Institutionalisierung eines Infosystems • konkrete Team- und Mitarbeiterbesprechung • klare Anweisung mit Abzeichnung • Zuordnung von Verantwortlichkeiten • Gelegenheiten schaffen, z. B. Dienstbesprechungen	• eigene Interessen der Mitarbeiter • „das haben wir nie" oder „immer so gemacht" • mangelnde Motivation • zu wenig Zeit (falsche Arbeitsorganisation) • fehlende Fachlichkeit • Blockade • informelle Netze werden nicht berücksichtigt

Gruppe 3			
• Schweigen im Walde • hinter dem Rücken reden • Egoismus • „ohne mich läuft nichts" • Information bewußt zurückhalten • mangelnder Qualitätsstandard • hohe Mitarbeiterfluktuation	• Altersunterschiede der Mitarbeiter (Cliquenwirtschaft) • Zeitmangel • Schubladendenken • Desinteresse • Demotivation • Resignation • zu autoritäres Verhalten • eingeschränkte Aufnahmefähigkeit • fehlende Fachkompetenz • mangelnde Organisation • private Verkettung • Mobbing	• Fortbildung • Rollenspiele/Supervision • Trainingsmaßnahme durch fachkompetente Dozenten • Mitarbeiter motivieren/Teamarbeit • Mitarbeiter auffangen • Vertrauensperson wählen • anonymer Kummerkasten	• Zeitmangel • Finanzierung • fehlende Bereitschaft • fehlende Räumlichkeiten • fehlende Fachkompetenz

Wir halten fest:

> Reibungslose Zusammenarbeit basiert auf einer lückenlosen Informations-
> kette, die lautet: Wer hat wem was und wozu, wie und bis wann an Information
> zukommen zu lassen.

B. Das Instrument „Grundraster der Informationsstruktur" (Abb. 19)

Dieses Arbeitsblatt bezieht sich zum einen auf die Informationspflicht, wie sie in
der Stellen- und Arbeitsplatzbeschreibung festgelegt ist, zum anderen auf den
Nachweis einer Informationsstruktur der Einrichtung gemäß § 80 Pflegeversicherungsgesetz. Um beiden Anforderungen zu entsprechen, ist das Grundraster der
Informationsstruktur ein hilfreiches Arbeitsmittel. Einige Hinweise zum Umgang
mit dem Instrument sollen Ihnen den Einstieg in die erfolgreiche Vernetzung Ihrer
hausinternen Nachrichten erleichtern.

Im Kopfbereich des Arbeitsblattes ist die Informationskette aufgeführt, wie wir sie
schon kennen. Zur besseren Übersicht sind die Informationsbereiche in „Intern"
und „Extern" unterteilt. Im unteren Teil des Arbeitsblattes finden Sie folgende
Punkte: **Wer:** 1; 2; 3;...bzw. **Wem:** 1; 2; 3;...Wollen Sie zum Beispiel das Arbeitsblatt in Ihrem Bereich anwenden, erhält jeder Ihrer Mitarbeiter – bitte sich selbst
nicht vergessen – eine Nummernkennziffer. Das könnte folgendermaßen aussehen:

Pflegedienstleitung	1	
Stationsleitung	2	
Altenpfleger	3	(stellvertretende Stationsleitung)
Pflegefachkräfte	4	(entweder einzeln numerieren oder als Team bzw. Schicht numerisch ausweisen)
Pflegehilfskräfte	5	(desgleichen)
therapeutische Leitung	6	
hauswirtschaftliche Leitung	7	

Damit kann die Frage geklärt werden, **wer** an **wen** eine Information weitergeben
muß. Nehmen wir an, die Pflegedienstleitung (1) will ihrer Stationsleitung (2) eine
fachliche Information weitergeben. Dann gehen Sie in die entsprechende Zeile und
setzen in der Spalte **wer** eine 1 ein und – in der gleichen Zeile – in die Spalte **wem**
eine 2. Das **was** bezieht sich auf den Inhalt der Information, nehmen wir an, es geht
um eine dringende Änderung in der Pflegeplanung der Bewohnerin X. Die Begründung für Ihre Information an die Stationsleitung vermerken Sie in der Spalte **wozu.**
Wie wollen Sie diese Information weitergeben? Sie können das entscheiden, indem
Sie **a** (mündlich), **b** (schriftlich), **c** (ganz) oder **d** (auszugsweise) in die dafür vorge-
sehene Spalte eintragen. **Wann** schließlich bezieht sich auf den von Ihnen gewählten Zeitpunkt für die Informationsvermittlung. Selbstverständlich sollte das Grundraster der Informationstruktur nur der Weitergabe „gewichtiger" Informationen

Intern	Wer	Wem	Was	Wozu	Wie	Wann
Extern						

Legende: Wer: 1, 2, 3,...
Wem: 1, 2, 3,...

Wie: mündlich: a
schriftlich: b
ganz: c
auszugsweise: d

Das Grundraster der Informationsstruktur

Abb. 19

dienen, wie zum Beispiel Veränderungen von Gesetzen und Verordnungen, fachliche Informationen, Finanzlage und Projektplanungen, die von allgemeinem Interesse sind. Haben Sie ein Grundraster erarbeitet, erfüllen Sie eine der zentralen Anforderungen des § 75 Abs. 2 des Pflegeversicherungsgesetzes: den Nachweis einer sachgerechten Aufbau- und Ablauforganisation. Sie können die *Grundstruktur einer nachvollziehbaren Informationsweitergabe* demonstrieren.

4.5 Kommunikationsbezogene Konfliktbewältigung

Die zwischenmenschliche Kommunikation ist immer und überall ein heikler und komplizierter Prozeß. Dabei sind Menschen von guten Beziehungen zu anderen abhängig, sie wollen akzeptiert und verstanden werden, sie brauchen Aufmerksamkeit und Anerkennung, um ihr Selbstwertgefühl zu befriedigen. Wir können also davon ausgehen, daß Konflikte, die aufgrund von Mißverständnissen und Fehlinterpretationen entstehen, nicht willentlich beabsichtigt sind, sondern unwissentlich ausgelöst werden. Denn wer kommt schon auf die Idee, daß die Art, *wie* ich etwas sage, zumindest genauso wichtig ist wie das, *was* ich sage. Der Gesichtsausdruck und die Körperhaltung, Mimik und Gestik geben mehr preis als gewollt. Kommunikation ist also auch ein Prozeß ohne Worte, ein Prozeß, der bereits läuft, bevor wir unseren Verstand auf das eigentliche Thema und die zu klärenden Probleme einstellen können. Auf der verdeckten psychologischen Ebene werden unbeabsichtigt Botschaften gesendet, die vom anderen subjektiv entschlüsselt werden und so sein Bild und seine Einschätzung der Situation ergeben und damit sein Verhalten beeinflussen. Wie das abläuft und hauptsächlich wie schnell sich das Bewußtheitsrad dreht, haben wir an Beispielen gezeigt. Damit stehen die verhaltensinduzierten Konflikte im Mittelpunkt einer kommunikationsbezogenen Konfliktbewältigung. Denn die subjektive Interpretation der Wahrnehmung ist unmittelbar mit Gefühlen verbunden und beeinflußt dadurch positiv oder negativ die beobachtbare Verhaltensreaktion. In dieser wortlosen Kommunikation, die in Bruchteilen von Sekunden abläuft, werden die entscheidenden Weichen gestellt, wie und mit welchem Resultat der nachfolgende Austausch mit Worten verläuft. Dieses „eingebaute Mißverständnis" ist also Auslöser für verhaltensinduzierte Konflikte und damit das wesentliche Hindernis einer „entstörten Atmosphäre", in der Kommunikation verlaufen sollte.

Um den Zusammenhang zwischen der psychischen Befindlichkeit einer Person und dem von ihr gezeigten Verhalten zu klären, aber auch zu erklären, bietet sich die Transaktionsanalyse als ein Modell der Persönlichkeitstheorie an. Obwohl die Verwandtschaft zur Psychoanalyse unverkennbar ist – Eric Berne, der Begründer der Transaktionsanalyse, war Psychoanalytiker – ist die Transaktionsanalyse eine verständlichere Methode, sich mit dem eigenen Verhalten auseinanderzusetzen und sich der verhaltenssteuernden Werte, Erfahrungen und Gefühle bewußter zu werden. Damit soll und wird eine Möglichkeit gegeben, sich selbst besser verstehen zu lernen und damit auch andere Menschen. Die Transaktionanalyse basiert auf einem spezifischen Menschenbild, das sich in drei Grundüberzeugungen äußert:

1. Menschen sind in Ordnung.

Oder wie Berne es in seinem berühmt gewordenen Kürzel ausgedrückt hat: Ich bin o. k. – du bist o. k., was besagt, ich akzeptiere mich so, wie ich bin, und akzeptiere dich so, wie du bist. Diese Grundannahme gilt für das Wesen, die Person des Menschen, aber nicht unbedingt für sein Verhalten.

2. Menschen entscheiden, welche grundsätzliche „Lebensposition"[2] sie einnehmen.

Diese Entscheidungen beruhen zumeist auf frühkindlichen Beschlüssen. Wenn Kinder zum Beispiel von für sie maßgebenden Bezugspersonen Botschaften hören wie: „Du bist zu dumm, das kannst du nicht", „Wenn Du nicht da wärst, ging's uns allen besser" oder „Du bringst mich zur Verzweiflung", dann kann es sein, daß ein Kind beschließt: Ich bin nicht o. k. Aufgrund einer solchen Entscheidung, die natürlich nicht rational begründet, sondern intuitiv und gefühlsmäßig getroffen wird, entwickelt das Kind bestimmte Vermeidungsstrategien und Verhaltensweisen. Wird diese Entscheidung nicht im Verlauf des weiteren Lebens rückgängig gemacht, können diese Verhaltensweisen bzw. Verhaltensäußerungen bis in das Erwachsenenalter hinein erhalten bleiben. Typische Äußerungen aufgrund solch früher Beschlüsse sind: „Das versteh' ich nicht, dazu bin ich zu dumm", „Ich möchte niemandem zur Last fallen" oder „Ich habe immer Pech."

3. Jeder hat die Fähigkeit zum Denken.

Jede Entscheidung, die wir in bezug auf unsere Person getroffen haben, kann überdacht und rückgängig gemacht werden, denn für unsere eigenen Gefühle und unser Verhalten sind wir selbst verantwortlich. Der Mensch entscheidet über sein eigenes Schicksal und kann seine Entscheidungen auch ändern. Dieser entscheidungsorientierte Ansatz der Transaktionsanalyse ist ein positives Signal, das Mut macht, alten Entscheidungen und Verhaltensmustern nachzugehen und durch neue, passendere zu ersetzen. Das heißt, Menschen können sich ändern und ihre Persönlichkeit weiterentwickeln, gerade auch in bezug auf Funktionsrollen, wie der Berufsalltag es fordert. Dieses Hineinwachsen in neue Funktionsrollen durch sukzessive Verhaltensänderung setzt aber voraus, daß man sich der Einsicht in eigenes Verhalten nicht verschließt. In diesem Fall ist Selbsterkenntnis der erste Weg zur Verbesserung. Erst wenn ich weiß, was ich für mich erreichen will, kann ich das ändern, was mich von meinem Ziel trennt.

Dieser Wille zur Selbsterkenntnis ist notwendig, um ein Verhaltensbewußtsein zu entwickeln, das vor allem da schützt, wo wir uns selbst schaden, weil wir in einem momentanen Ich-Zustand unangemessen agieren oder aber reagieren. Von allen Begriffen der Transaktionsanalyse ist das Ich-Zustands-Modell der wichtigste. Nach den Annahmen dieses Modells kann sich jeder Mensch in drei verschiedenen Ich-Zuständen befinden, aus denen heraus er denkt, fühlt und handelt. Diese Ich-Zustände sind geprägt durch individuelle Wertvorstellungen, Erfahrungen, Informationen und Gefühle, die ihre Wirkung im beobachtbaren Verhalten entfalten.

---

2 Die vier Alternativmöglichkeiten der Lebenspositionen sind in Abbildung 10 (S. 83) im Zusammenhang mit den Auswirkungen des Führungsverhaltens auf das Betriebsklima dargestellt.

Da für jeden Ich-Zustand typische Verhaltensweisen, ein „Satz" von Verhaltenssignalen unterschieden werden, wird es so umgekehrt auch möglich, ein beobachtbares Verhalten einem bestimmten Ich-Zustand zuzuordnen. Damit gewinnt die Transaktionsanalyse als die verständlichere Alternative der Psychoanalyse überall dort an Bedeutung, wo es um das Verständnis des einzelnen, das Erfassen von Beziehungen und um die Theorie und Praxis der Kommunikation geht. Ausdrücklich soll jedoch darauf verwiesen werden, daß trotz der einfachen Sprache und den leicht zugänglichen Gedanken sich hinter dem Theoriekonzept der Transaktionsanalyse ein differenziertes und komplexes Gedankengut verbirgt. Die Transaktionsanalyse ist beileibe keine Psychologie im „Westentaschenformat", sie bietet allerdings für jedermann eine reale Chance, sich selbst besser verstehen zu lernen und einfühlsamer mit der Andersartigkeit des anderen umzugehen.

Das Ich-Zustands-Modell bildet, wie schon erwähnt, den Kern der Transaktionsanalyse-Theorie. Durch die drei Ich-Zustände wird die Persönlichkeit strukturiert. Das Strukturmodell (Abb. 20) befaßt sich mit dem *Inhalt* der Ich-Zustände:

- Das *Eltern-Ich* beinhaltet Werte, Normen, Meinungen, Gebote und Verbote. Hier sind die Ergebnisse unserer Prägung und Sozialisation durch Eltern oder

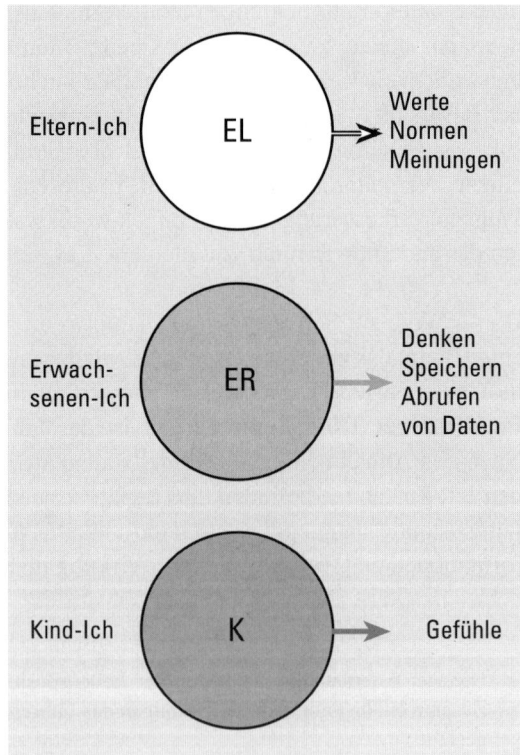

Abb. 20 Das Strukturmodell der Transaktionsanalyse

Elternfiguren festgeschrieben. Diese sind vielfach ungeprüft und wurden zum Teil bereits in früher Kindheit durch den Erziehungsprozeß übernommen.

● Das *Erwachsenen-Ich* entsteht durch die rationale Auseinandersetzung mit der Realität und den Erfahrungskonsequenzen. Denken, Speichern und Abrufen von Daten sowie die sachbezogene Lösung von Problemen beschreiben die Inhalte dieses Ich-Zustandes.

● Das *Kind-Ich* beinhaltet vor allem gefühlsmäßige Reaktionen und Verhaltensmuster, die bereits aus der Kindheit stammen. Auch der Erwachsene in diesem Ich-Zustand reagiert auf ähnliche äußere Ereignisse mit denselben gefühlsmäßigen Reaktionen.

Das Funktionsmodell (Abb. 21) befaßt sich mit dem Prozeß, der *Art der Vorgänge*. Dieses Transaktionsanalyse-Modell der Ich-Zustände eignet sich besser zur Demonstration beobachtbarer Verhaltensweisen, da die Inhalte und Reaktionsmuster differenzierter dargestellt werden können.

● Der Eltern-Ich-Zustand wird unterteilt in das kritische und das nährende bzw. fürsorgliche Eltern-Ich, wobei sich der *Inhalt* des Eltern-Ich-Zustandes nicht

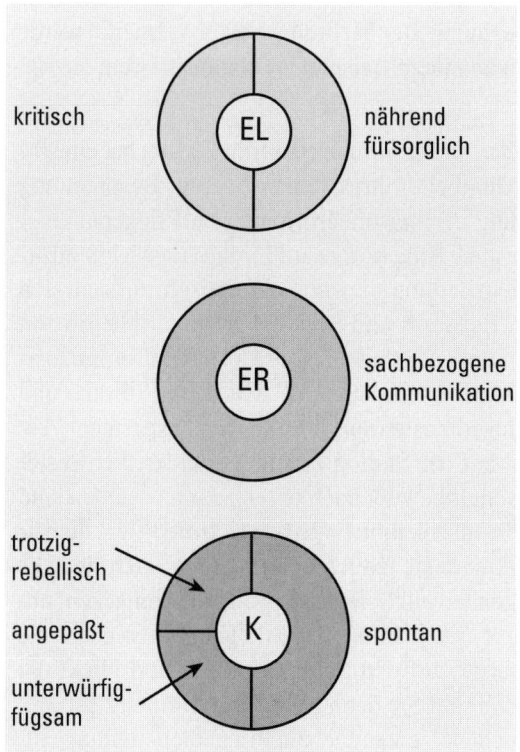

Das Funktionsmodell der
Transaktionsanalyse   **Abb. 21**

ändert, wohl aber die Art und Weise der Reaktionen in den beiden unterschiedlichen Anteilen des Eltern-Ich. So werden zum Beispiel bestimmte soziokulturelle Werte wie Diziplin, Ordnung und Pünktlichkeit im kritischen Eltern-Ich direkt und autoritär eingefordert, während sie im nährenden Eltern-Ich durch indirekte, verdeckt autoritäre Kritik und Kontrollmaßnahmen erreicht werden.

- Das Erwachsenen-Ich ist im Vergleich dazu durch eine weitgehend emotionsfreie, kooperative und sachbezogene Kommunikation gekennzeichnet.
- Unterschiedliche, vorwiegend gefühlsmäßig gesteuerte Reaktionen und Verhaltensweisen beschreiben das Kind-Ich. Es wird zwischen einem angepaßten und spontanen Anteil unterschieden. Der angepaßte Anteil des Kind-Ich kann weiter differenziert werden in trotzig-rebellische und unterwürfig-fügsame Verhaltensweisen.

Gehen wir nun die Ich-Zustände des Funktionsmodells der Reihe nach durch und versuchen uns jeweils eine Person vorzustellen, die sich gerade in einem der Ich-Zustände befindet bzw. von einem in den anderen Ich-Zustand wechselt. Normalerweise kann eine Person jeden Ich-Zustand besetzen, lediglich die Häufigkeit und die Dauer des Aufenthaltes in den verschiedenen Ich-Zuständen variiert zwischen einzelnen Personen. Selbstverständlich ist es um vieles einfacher und auch spaßiger, eine Demonstration der verschiedenen Ich-Zustände „life" vorzunehmen, insbesondere deshalb, weil die beobachtbaren Veränderungen, die den Wechsel von einem in den anderen Ich-Zustand charakterisieren, deutlicher wahrzunehmen sind und auf einem speziellen Beobachtungsbogen vermerkt werden können. Versuchen wir es trotzdem an einem Beispiel zu demonstrieren:

Die Pflegedienstleitung einer großen und renommierten Einrichtung hat eine ihrer Bereichsleitungen und zwei Mitarbeiter ihres Teams zu einer Besprechung gebeten. Es geht um die Erstellung der bewohnerorientierten Pflegeplanung, über deren Ziele und Maßnahmen auch Angehörige auf ihren Wunsch hin informiert werden sollen. Die Pflegedienstleitung sitzt am Schreibtisch, auf dem sich ein Fülle von Unterlagen stapelt. Es klopft und Schwester Irmgard betritt mit ihren beiden Mitarbeitern das Zimmer. „Wir hatten doch 15 Uhr als Termin festgelegt, daß Sie aber auch nie pünktlich sein können!" Mit lauter Stimme und strengem Blick empfängt die Pflegedienstleitung ihre Gesprächspartner. „Tut mir leid, aber es war noch soviel auf der Station zu tun", erwidert Schwester Irmgard kaum hörbar und blickt schuldbewußt nach unten. „Um Ausreden sind Sie ja nicht verlegen. Das ist allgemein bekannt…" Bevor sich die Pflegedienstleitung noch weiter ereifern kann, wird sie jedoch unterbrochen: „Ich finde es ungerecht, wie Sie bei jeder Gelegenheit auf Schwester Irmgard rumhacken, unser Team ist froh, daß wir *so eine Stationsleitung* haben!" Kampflustig tritt die resolute Schwester Eva zwei Schritte auf den Schreibtisch zu und blickt die Pflegedienstleitung wütend an. „Wer hat Sie denn nach Ihrer Meinung gefragt, Sie waren doch gar nicht angesprochen!", entgegnet die Pflegedienstleitung entrüstet mit lauter Stimme. Da geht Schwester Irmgard dazwischen: „Danke, Eva, daß du mich verteidigst, aber das kann ich zur Not auch alleine. Ich finde, wir sollten jetzt endlich zum Thema kommen, die Zeit rinnt uns sonst davon." Mit ruhiger und sachlicher Stimme versucht Schwester Irmgard, die Wogen zu glätten. „Allerdings, wenn ich auf die Uhr sehe, hätte ich noch in aller Ruhe den Eintrag in die Dokumentation machen können, denn was bis jetzt gelaufen ist, hätte ich mir wirklich ersparen können!" Dabei blickt sie die Pflegedienstleitung ärgerlich an. „Entschuldigung, ich weiß, manchmal bin ich etwas zu direkt." Verunsichert wendet die Pflegedienstleitung den Kopf ab und kann keinen von beiden anschauen. „Aber Sie haben recht, Schwester Irmgard, wir sollten uns jetzt wirklich mit dem Problem der Pflegeplanungen beschäftigen." Die Pflegedienstleitung steht auf, nimmt einen Ordner in die Hand und bittet ihre drei Mitarbeiter zum Besprechungstisch. „Gott sei Dank, das Unwetter ist glimpflich vorübergezogen", witzelt der junge Pfleger mit einem ausdrucksvollem Augenaufschlag, „ich sag's ja immer, Frauen und sachliche Diskussionen, das geht nicht zusammen!"

Bevor die nächste Möglichkeit einer Arbeitsstörung auftritt – die drei Frauen könnten den einzigen Mann in der Runde zurechtweisen, oder die Pflegedienstleitung sorgt jetzt resolut für ein vernünftiges Arbeitsklima – wollen wir die Szene verlassen und versuchen festzustellen, wer wann in welchem Ich-Zustand war:

1. Die Pflegedienstleitung empfängt ihre Gesprächspartner im kritischen Eltern-Ich. Pünktlichkeit ist für sie offensichtlich ein hoher Wert, „man hat pünktlich zu sein", und wenn die Mitarbeiter es nicht sind, fühlt sie sich durchaus im Recht, energisch darauf hinzuweisen. Sie spricht Schwester Irmgard im kritischen Eltern-Ich an. Das geschieht durch ihre Mimik und Stimme, die unterstreichen, was sie zu sagen hat.
2. Durch ihre Reaktion zeigt Schwester Irmgard, daß sie die Botschaften, die verbale und nonverbale, verstanden hat. Sie reagiert schuldbewußt in ihrem angepaßten Kind-Ich.
3. Offensichtlich ist es nicht das erste Mal, daß Schwester Irmgard von der Pflegedienstleitung in dieser autoritären Weise getadelt wird. Da es um die Belange der Station und um die beliebte Stationsleitung geht, fühlt sich Schwester Eva indirekt angesprochen. Sie reagiert aber nicht wie Schwester Irmgard im angepaßten Kind-Ich und bringt noch andere Entschuldigungen vor, sondern geht in ihr kritisches Eltern-Ich und bietet der Pflegedienstleitung die Stirn. Die beiden Kolleginnen befinden sich hier im wahrsten Sinne des Wortes auf der gleichen Ebene, sie kommunizieren von kritischem Eltern-Ich zu kritischem Eltern-Ich. Man bezeichnet diese Art der Kommunikation in der Transaktionsanalyse als eine Paralleltransaktion. In unserem Beispiel wäre es zwischen der Pflegedienstleitung und Schwester Eva zu einem Streitgespräch gekommen, in dem sich beide direkt „die Meinung sagen", hätte Schwester Irmgard nicht rechtzeitig einge-

griffen. Es handelt sich hier wieder um eine offene, aggressive Konfrontation, die nur zur Verschärfung des Konfliktes beiträgt. Hätten sich die beiden Kolleginnen dagegen über die Vor- und Nachteile der Pflegeversicherung oder über das respektlose Verhalten der neuen Nachtwache unterhalten, hätte dieser Austausch bzw. diese Transaktion von kritischem Eltern-Ich zu kritischem Eltern-Ich so lange weiterlaufen können, bis eine der Kolleginnen ihren Ich-Zustand gewechselt hätte oder beide keine Lust mehr an dem Thema gehabt hätten. Das Kennzeichen einer Paralleltransaktion ist demnach der ungestörte Ablauf und Gedankenaustausch von Personen, die sich im gleichen Ich-Zustand befinden. Als Ausnahme für das kritische Eltern-Ich gilt, daß die eigene Person nicht betroffen sein darf, wie wir ja gesehen haben. Um so besser geht es jedoch, wenn *andere Personen* das Thema des Gesprächs sind.

4. Schwester Irmgard wechselt aus ihrem angepaßten Kind-Ich in das Erwachsenen-Ich und mahnt die Pflegedienstleitung zur Aufgabenbewältigung an. Allerdings kann sie sich es doch nicht ganz „verkneifen", ihrem Ärger über das aufbrausende Verhalten der Pflegedienstleitung Ausdruck zu verleihen. Dafür wechselt sie ganz kurz in ihr kritisches Eltern-Ich und tadelt die Pflegedienstleitung, indem sie von Zeitvergeudung spricht.

5. Die Pflegedienstleitung reagiert auch prompt mit einer Entschuldigung aus ihrem angepaßten Kind-Ich. Danach zeigt sie sich entschlossen mit „Wort und Tat" im Erwachsenen-Ich, und die beiden Kolleginnen stellen sich ihrerseits auf die nun folgende sachbezogene Kommunikation ein.

6. Der junge Mann war bislang nur teilnehmender Beobachter des Geschehens und fühlt sich daher bemüßigt, auch noch einen Kommentar abzugeben. Er witzelt im spontanen Kind-Ich, versäumt aber nicht, gestenreich zu unterstreichen, daß es wirklich nur witzig gemeint ist, was er sagt. Damit löst er, beabsichtigt oder nicht, eine Irritation der noch instabilen Arbeitsatmosphäre aus, denn die drei Kolleginnen haben ja gerade erst ihr Erwachsenen-Ich erreicht.

Fassen wir die wichtigsten Punkte zusammen:

▶ Im Funktionsmodell der Transaktionsanalyse werden die Ich-Zustände, mit Ausnahme des Erwachsenen-Ich, weiter unterteilt. Diese funktionellen Unterteilungen werden als *verhaltensbezogene Beschreibungen* bezeichnet.

▶ Normalerweise kann jede Person jeden der angegebenen Ich-Zustände besetzen. Lediglich die Dauer und die Häufigkeit des Verweilens in einem dieser Ich-Zustände sind von Person zu Person unterschiedlich.

▶ Um sachbezogene Probleme oder Konflikte zu lösen, eignet sich *ausschließlich* der Zustand des *Erwachsenen-Ich*. Voraussetzung dabei ist, daß beide Personen diesen Ich-Zustand während des gesamten Problemlösungsprozesses beibehalten. Man spricht in diesem Fall von einer *Paralleltransaktion*.

Damit wir das Thema der kommunikationsbezogenen Konfliktbewältigung am Arbeitsplatz nicht aus dem Auge verlieren, werden die kennzeichnenden Reaktionen und Verhaltensweisen speziell auf die Berufsrolle und das beobachtbare Verhalten am Arbeitsplatz bezogen. Die „Spezialdefinitionen" der Ich-Zustände wurden aus den Übungsergebnissen mehrerer Seminare zusammengestellt und sind im Zusammenhang als erklärende Demonstrationshilfe zu Abbildung 10 gedacht. Übertragen wir die Beschreibung des Kommunikationsverhaltens der einzelnen Ich-Zustände auf das Führungsverhalten, läßt sich zeigen, wie sich die verschiedenen „psychischen Befindlichkeiten" der Ich-Zustände auf das Führungsverhalten auswirken. Dieser Zusammenhang wird deutlich, wenn die beschriebenen Ich-Zustände den vier Grundpositionen des Transaktionsanalyse-Kreuzes zugeordnet werden:

Grundposition 1

Ich fühle mich o. k., wenn die zugewiesene Führungsrolle grundsätzlich von mir angenommen wird und die Fähigkeit vorhanden ist, diese Rolle auch selbstkritisch zu hinterfragen. Dies geschieht im Bewußtsein, daß effiziente Zusammenarbeit auf der Bereitschaft des anderen beruht, sich aktiv mit seiner Kompetenz in den Arbeitsprozeß einzubringen. Diese positive Grundhaltung dem anderen gegenüber beinhaltet die verpflichtende Zielsetzung, ihm die Chance zu geben zu beweisen, daß er o. k. ist. Hierfür sind vorwiegend rationale Fertigkeiten gefragt, um zu einer sachlichen Beurteilung und Einschätzung von Aufgabe und Mitarbeiter zu kommen. Nur im Erwachsenen-Ich ist diese realitätsbezogene Konzentration auf das „Hier und Jetzt" möglich.

Ausgehend von der Grundposition „ich bin o. k. – du bist o. k." ist das Erwachsenen-Ich mit dem beschriebenen Kommunikationsverhalten der kennzeichnende Ich-Zustand für ein partnerschaftliches Führungsverhalten.

Grundposition 2a

Ich fühle mich o. k., wenn die zugeschriebene bzw. erworbene Führungsrolle selbstverständlich von mir besetzt wird. In diesem Fall bin ich von mir sehr überzeugt. Dementsprechend fehlt sowohl die Fähigkeit als auch die Bereitschaft, das eigene Führungsverhalten zu hinterfragen, und kritische Einwände von anderen werden ebenfalls nicht geduldet. Diese Grundhaltung beruht auf der Überzeugung, daß die anderen ohne Anweisung und Kontrolle die anstehenden Aufgaben nicht bewältigen können, denn es wird ihnen weder eine ausreichende fachliche Kompetenz noch die Verantwortungsübernahme zugetraut. Die Botschaft „du bist nicht o. k." wird durch das typische Kommunikationsverhalten im kritischen Eltern-Ich unterstrichen. Das gezeigte offen autoritäre Führungsverhalten duldet keinerlei Einspruch. Der Mitarbeiter erhält keine Möglichkeit zur selbständigen

Arbeit. „Herrschaftswissen" aufgrund von Fachkompetenz oder langjähriger Berufserfahrung wird als Berechtigung zur Kritik angesehen. Durch das typische Kommunikationsverhalten im kritischen Eltern-Ich wird dem anderen die unterlegene Rolle zugewiesen. Etwaiger Konkurrenz wird offen und aggressiv begegnet und so um den Erhalt der Vormachtstellung gekämpft.

Ausgehend von der Grundposition „ich bin o. k. – du bist nicht o. k." ist das kritische Eltern-Ich mit dem beschriebenen Kommunikationsverhalten der kennzeichnende Ich-Zustand für ein offen autoritäres Führungsverhalten.

Grundposition 2b

Ich fühle mich o. k., wenn ich in meiner Führungsrolle dem anderen beweise, daß ich es eigentlich immer besser kann und weiß. Ohne meine Hilfe und Unterstützung kann der andere die Aufgaben offensichtlich nicht bewältigen, was mir zeigt, daß er nicht o. k. ist. Mir selbst aber wird dadurch verstärkt bestätigt, daß ich o. k. bin. Das typische Kommunikationsverhalten, das eine Führungskraft im nährenden Eltern-Ich zeigt, macht es den anderen schwer, offenen Widerstand gegen das ungebetene Eingreifen und die permanente Unterstützung zu entwickeln. Denn die freundliche, zugewandte Art, von der man zwar auf der verdeckten psychologischen Ebene spürt, daß sie nur „aufgesetzt" und nicht echt ist, erzeugt bei dem anderen eine Art von „Beißhemmung", gegen die er sich schlecht zu wehren vermag. Durch dieses bewußt eingesetzte Verhalten wird der andere manipuliert und gerät durch die subtil gesteuerte Überforderung in eine Abhängigkeit von der Hilfe, der Unterstützung und dem Rat der „fürsorglichen" Führungskraft.

Ausgehend von der Grundposition „ich bin o. k. – du bist nicht o. k." ist das nährende Eltern-Ich mit dem beschriebenen Kommunikationsverhalten der kennzeichnende Ich-Zustand für ein manipulativ autoritäres Führungsverhalten.

Grundposition 3

Ich fühle mich nicht o. k., wenn ich mir meine Führungsrolle selbst nicht zutraue, diese aber trotzdem übernommen habe, weil ich darum gebeten wurde. Diese negative Selbsteinschätzung führt zu häufigem und ängstlichem Hinterfragen der eigenen Fertigkeiten und Fähigkeiten und ist typisch für die psychische Befindlichkeit im angepaßten Kind-Ich-Zustand. Ausgehend von dieser Grundposition erscheint mir der andere eher als o. k., und ihm traue ich letztlich mehr zu als mir selbst. Da *ich* aber in der Führungsposition bin, darf ich nicht offen zu meiner Schwäche stehen. Durch die gezielte persönliche Überforderung des anderen verweise ich ihn verdeckt autoritär „in seine Schranken" und kann *mir* so beweisen, daß der andere doch nicht so o. k. ist, wie ich angenommen habe. So ein selbst eingeschätztes Unvermögen ist zusammen mit dem geringen Selbstwertgefühl äußerst problematisch für eine Führungskraft. Auf der offenen sozialen Ebene ordnet sie sich dem vermeintlich Stärkeren und seiner Meinung im angepaßten Kind-Ich unter und der andere erhält die vermeintliche Botschaft „du bist o. k". Um sich aber selbst zu schützen und in der Führungsposition zu verbleiben, werden dem anderen bewußt solche Aufgaben zugewiesen und Verantwortung übertragen, an denen er aufgrund fehlender Kompetenz oder Erfahrung scheitern muß.

Ausgehend von der Grundposition „ich bin nicht o. k. – du bist o. k." zeigt der Ich-Zustand des angepaßten Kind-Ich ein Kommunikationsverhalten, das auf fehlende Führungskompetenz und persönliche Unsicherheit schließen läßt. Die getroffenen Führungsentscheidungen kalkulieren eine gezielte Überforderung des anderen mit ein und programmieren damit bewußt sein Versagen.

Dieses *verdeckt autoritäre Führungsverhalten* ist besonders demotivierend für engagierte und kompetente Mitarbeiter, denn es wird ihnen ja etwas zugetraut, was ihnen trotz Anstrengung nicht gelingen kann und darf.

Grundposition 4

Ich fühle mich in meiner Führungsposition nicht o. k., wenn ich diese ohne Engagement wahrnehme und nur als besser dotierten „Job" auffasse. Den anderen traue ich ebenso wenig professionelles Verhalten zu wie mir, uns geht es schließlich nur darum, anfallende Arbeiten so gut wie eben möglich zu erledigen. Die Frage, wer was macht, scheint daher eher uninteressant. Wichtig ist, daß es gemacht wird. Die formelle Beziehungsstruktur wird durch schwelende soziale Konflikte und beständiges Kompetenzgerangel untergraben. Die Zusammenarbeit im Team erfolgt überwiegend auf „informellen Bahnen", die persönliche Sympathie bzw. Antipathie ist somit das verhaltenssteuende Kriterium. Die Führungskraft selbst reagiert auf Hinweise fehlender Arbeitsorganisation und Führungskompetenz im rebellischen Kind-Ich und schiebt die Verantwortung von sich weg und auf die anderen, denn „mit solch einem Team ist kein anderes Arbeiten möglich".

Ausgehend von der Grundposition „ich bin nicht o. k. – du bist nicht o. k." ist konstruktive Zusammenarbeit unmöglich. Das Führungsverhalten des „laissez faire" signalisiert fehlendes Engagement und Vertrauen in sich selbst und die anderen und wirft die Mitglieder eines Pflegeteams auf ihre informelle Subjektivität zurück.

Unklare Aufgaben und Verantwortungsbereiche sind Kennzeichen eines Führungsverhaltens, das genauer betrachtet nichts mit Führung, sondern eher etwas mit „Chaosmanagement" zu tun hat. Es ist daher auf fehlendes Führungsverhalten zurückzuführen, daß wertvolle Arbeitsenergie anstatt zur Aufgabenerfüllung eher für Mobbing-Strategien gegenüber unliebsamen Kollegen verwendet wird.

Halten wir fest:

▶ Das Führungsverhalten einer Leitungskraft hat immer etwas mit ihrer psychischen Befindlichkeit und ihrer persönlichen Einschätzung zu tun, ob sie sich zutraut, den Erwartungen dieser Funktionsrolle zu entsprechen.

▶ Erst wenn eine Leitungskraft sich selbst die Führungskompetenz zutraut, kann sie anderen die Akzeptanz für partnerschaftliche Zusammenarbeit gewähren. Daher ist das beschriebene Führungsverhalten im Erwachsenen-Ich die beste Voraussetzung für gute Kooperation und Arbeitszufriedenheit.

▶ Ist eine Führungskraft grundsätzlich von ihrer Fachkompetenz und Erfahrung überzeugt, was bedeutet, daß sie vorzugsweise aus dem Eltern-Ich mit ihren Mitarbeitern kommuniziert, dann sind die Arbeitszufriedenheit und das Betriebsklima mittelbar davon betroffen. Hierbei ist letztlich dem offen autoritären Führungsverhalten der Vorzug zu geben, denn bei diesem weiß wenigstens jeder, „woran er ist", und kann persönliche Konsequenzen ziehen. Die manipulativ autoritäre Führung hingegen verwirrt und frustriert die Mitarbeiter und gibt ihnen das Gefühl zu versagen.

▶ Die beiden Kombinationen des Führungsverhaltens auf der „Ich-bin-nicht-o. k.-Achse" des Transaktionsanalyse-Kreuzes gefährden das Arbeitsverhalten, die Arbeitszufriedenheit wie auch das Betriebsklima unmittelbar. Das verdeckt autoritäre Führungsverhalten mindert die Akzeptanz der Leitungskraft bei ihren Mitarbeitern und untergräbt ihre Autorität. Das „Laissez-faire"-Verhalten einer Führungskraft über einen längeren Zeitraum hinweg ist streng genommen ein Grund zur Abmahnung wegen fehlender Führungskompetenz. Die hohen Anforderungen an die Pflege setzen gerade bei den Führungskräften eine gewisse Professionalität im Umgamg mit ihren Mitarbeitern voraus. Führen heißt auch, Vorbild zu sein und die Qualität des Verhaltens zumindest der Fachkompetenz gleichzusetzen.

4.5.1 Ich fühle ich mich ganz o. k., aber wie erleben mich andere?

Vielleicht meinen Sie, das sei eine ganz und gar überflüssige Frage, zu der höchstens diejenigen Menschen gezwungen sind, die sich von Berufswegen Gedanken machen müssen, „wie sie bei den anderen ankommen". Mit Sicherheit gehören Schauspieler in diese Berufskategorie, aber auch jeder erfolgreiche „Starverkäufer" weiß um das Geheimnis seiner Wirkung auf die Kunden. Beide, der Schauspieler und der Starverkäufer, haben gelernt, sich *professionell* zu verhalten und den Erwartungen an ihre *Berufsrolle zu entsprechen.* Keine Sorge, das Pflegen und Arbeiten mit hilfsbedürftigen oder kranken Menschen soll jetzt nicht mit den Anforderungen an die Schauspielkunst verglichen werden. Dazu ist Ihre „Rolle" weiß Gott zu anstrengend und verantwortungsvoll und nicht bereits nach drei Stunden beendet, von dem fehlenden öffentlichen Applaus mal ganz zu schweigen! Allerdings hören sich Begriffe wie „kundenorientiertes Verhalten" und „Dienstleistungsmerkmale" schon verdächtig nach erwarteter und geforderter Professionalität an. Bekanntermaßen ist es immer leicht, Forderungen zu stellen und Erwartungen zu formulieren und dann die Umsetzung, wie am Beispiel der Pflege zu sehen, auf die Praxis abzuwälzen: Der Bewohner wird zum Kunden, der Altenpfleger zum Dienstleistungserbringer. So einfach ist das. Vielleicht haben Sie sich mit Ihrer Einstellung zu den veränderten Rollenerwartungen an Ihren Beruf bereits abgefunden, aber gilt das auch für Ihr Verhalten?

In den vorangegangenen Abschnitten haben wir die verhaltensbezogenen Unterschiede der einzelnen Ich-Zustände kennengelernt und sie dem Führungsverhalten zugeordnet. Wir haben weiter festgestellt, daß die Einschätzung der eigenen Person, bezogen auf bestimmte Anforderungen und Erwartungen anderer, die psychische Befindlichkeit beeinflußt und sich im Verhalten niederschlägt. Fühle ich mich in meiner Haut wohl, das heißt in meiner Rolle o. k., setze ich ganz andere Signale und Botschaften, als wenn ich mich in einer Rollenfunktion nicht akzeptiere. Wie erleben mich also die anderen? Eine Frage, die nicht nur für Führungskräfte höchst aufschlußreich ist. Denn ich kann zwar überzeugt oder mir relativ sicher sein, daß ich mit meinen Entscheidungen und meinem Verhalten „richtig liege", aber ich kann es im vorhinein nicht wissen. Erst die Reaktionen der anderen geben mir Hinweise, die aber selten konkret und vor allem ehrlich genug sind, um etwas damit anfangen zu können. Zur Lösung dieses Problems bleiben einer Führungskraft somit drei Strategien:
1. Sie koppelt bewußt ihre soziale Kompetenz ab und befreit sich damit von der Überlegung: „Wie erleben mich die anderen?" Eine fragliche Einstellung, wie wir ja wissen, dennoch läßt sich sowohl in der Wirtschaft als auch im sozialen Bereich eine zunehmende Tendenz zu fehlender sozialer Sensitivität beobachten. Demzufolge können Stichworte wie Motivation, Engagement und Arbeitszufriedenheit bei einer Wahl dieser Strategie gänzlich vergessen werden.
2. Eine Führungskraft, die über genügend Selbstwert und Methodenkompetenz verfügt, kann ihre Mitarbeiter direkt ansprechen. Diese Strategie hat gewisse Chancen, das Problem zumindest konkret abzustecken. Zudem werden bei dem anderen Achtungsbedürfnisse befriedigt, die selbstkritische Haltung der Führungskraft kommt meist positiv an und eröffnet damit Möglichkeiten zu einer ehrlichen Antwort des Mitarbeiters und einer konstruktiven Problemlösung.
3. Die Führungskraft geht die Frage selbst an und verzichtet auf das Feedback ihrer Mitarbeiter.

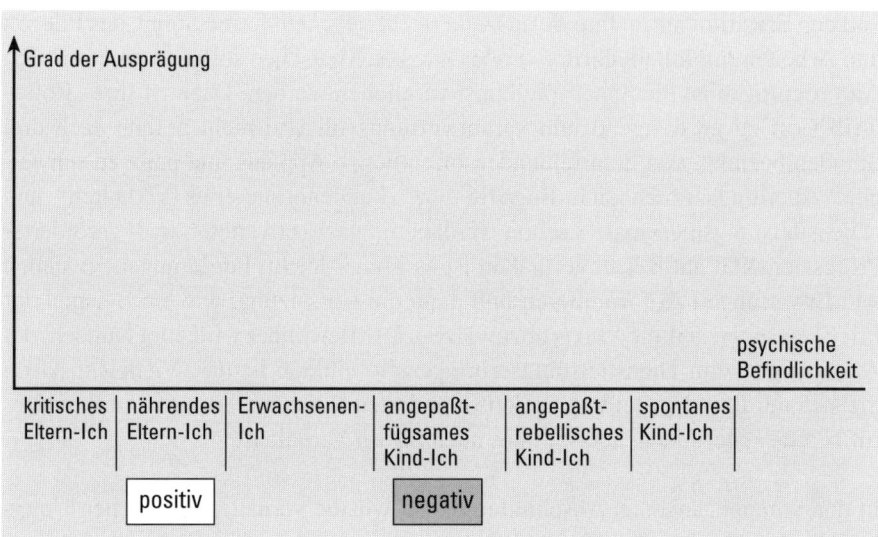

Abb. 22 Das Egogramm

Für die dritte Strategie möchte ich Ihnen eine einfache Übung vorschlagen: das Erstellen eines Egogramms[3] (Abb. 22). Mit ihm können Sie selbst einschätzen, welche Ich-Zustände Sie besetzen, und das Ausmaß Ihres Aufenthalts in dem jeweiligen Verhaltenskontinuum abwägen. Ein Egogramm kann prinzipiell zu verschiedenen Themen erstellt werden, zum Beispiel „ich in meiner Berufsrolle" oder „ich als Privatperson", mit all den möglichen „Rollenvarianten", die sich daraus ergeben. Das Thema für diese Übung lautet: Mein Verhalten während der Arbeit innerhalb der formellen Beziehungsstruktur Arbeitsplatz. Nicht gefragt ist bei dieser Überlegung Ihre Einschätzung des privaten Rollenverhaltens, obwohl sie sehr informativ und lehrreich sein kann! Auch Ihre informellen Beziehungen zu den Kollegen bleiben weitgehend außer acht. Nur Ihr professionelles Rollenverhalten als Führungskraft sollte jetzt interessieren. Um genügend Rohmaterial für die Erstellung des Egogramms zu erhalten, beobachten Sie sich selbst eine Zeit lang „wohlwollend kritisch". Beobachtungskriterien könnten zum Beispiel sein: *wie sagen Sie es* bzw. *was* sagen Sie, wenn Sie

- einen Arbeitsauftrag vergeben,
- Lob aussprechen,
- Hinweise zu korrektem Verhalten geben,

---

3 Das Egogramm analysiert und visualisiert die einzelnen funktionellen Anteile der Ich-Zustände. Jack Dusay hat dieses intuitive Verfahren entwickelt und in die Transaktionsanalyse eingeführt.

- Kontrolle ausüben,
- das wiederholte Übertreten einer wichtigen Regel feststellen.

Ganz wichtig und bei der Bewertung Ihres Rollenverhaltens nicht zu vergessen ist die Frage: *Wie fühlen Sie sich während der Ausübung Ihrer Funktionsrolle?*

Und nun zum Umgang mit dem in Abbildung 22 dargestellten Arbeitsblatt:
1. Entlang der X-Achse sind sechs wichtige Unterteilungen der Ich-Zustände eingetragen. (Um die „funktionellen Betrachtungen" lebendig werden zu lassen, werfen Sie am besten noch einmal einen Blick auf Tabelle 2.)
2. Auf jeder dieser sechs Unterteilungen kann eine Säule errichtet werden. Sie bestimmen anhand Ihrer Einschätzung
   - über welchem Ich-Zustand eine Säule errichtet wird, und wenn ja
   - welche Höhe diese Säule hat.
Die Höhe der Säule richtet sich nach der Zeit, dem Ausmaß, wie oft und wie lange Sie in der betreffenden Erlebens- und Verhaltensweise verbringen.

Wenn Sie Ihr Egogramm erstellen, gehen Sie bitte eher spontan vor und wägen Sie Ihre Einschätzungen nicht allzu lange ab. Bekanntlich haben wir viel weniger Schwierigkeiten, andere einzuschätzen und zu beurteilen als uns selbst. Da es sich bei dieser Übung aber keineswegs um einen „Test" handelt, fällt es bestimmt leichter. Mit Hilfe des Egogramms erhalten Sie einen Überblick über den Ist-Zustand Ihres persönlichen Verhaltensmusters. Wie bei all den anderen Anforderungen, die wir bereits angesprochen haben, mißt sich auch hier das „Ist" an dem gewünschten „Soll". Allerdings gilt hier die Einschränkung, daß Sie nicht von außen auf ein bestimmtes Führungsverhalten „programmiert" werden können, sondern allein „Herr der Dinge" sind. Selbstmanagement ist eine der Schlüsselqualifikationen einer Führungskraft, die aber leider viel zu selten eingefordert wird. Diese Übung gibt Ihnen Gelegenheit, sich im wahrsten Sinne des Wortes „selbst zu managen", indem *Sie* bestimmen, welche Verhaltensanteile Sie im Sinne eines professionellen Führungsverhaltens abbauen bzw. welchen der Ich-Zustände Sie unbedingt öfter besetzen sollten. Auf dem unteren Teil des Arbeitsblattes finden Sie hierzu ein helles Kästchen mit der Bezeichnung „positiv" und daneben ein dunkel schattiertes mit der Bezeichnung „negativ". Managen hat immer etwas mit Zielsetzung und Zielerreichung zu tun. Sehen Sie sich daher die Höhe der einzelnen Säulen genauer an. Haben Sie als Führungskraft zum Beispiel eine unverhältnismäßig hohe Säule über dem angepaßten Kind-Ich, sollte Ihre Entscheidung lauten: Was zuviel ist, ist zuviel! Rücken Sie daher dieser Säule zu Leibe und reduzieren Sie deren Höhe um einen entsprechenden Anteil, den Sie dunkel schraffieren. Bleiben Sie aber bitte realistisch und muten Sie sich selbst nicht zuviel zu. Mit Sicherheit aber sollte ein selbsteingeschätzter hoher Anteil des eigenen Führungsverhaltens im angepaßten Kind-Ich abgebaut werden, denn ohne das Vermögen, sich durchzusetzen und Entscheidungen zu treffen, kann auch nicht

Tab. 2 Kommunikationsverhalten anhand des Funktionsmodells der Transaktionsanalyse

Bezeichnung der Ich-Zustände	Nonverbale Verhaltenssignale (Mimik, Gestik, Körperhaltung, Stimme)	Reaktionen und Verhaltensweisen	Typische Redewendungen	Führungsverhalten nach Abbildung 10
Kritisches Eltern-Ich	streng wirkender Gesichtsausdruck, zusammengezogene Augenbrauen, hält Augenkontakt, aufrechte Körperhaltung, typisch der erhobene Zeigefinger, Stimme eher laut, kurze Sätze	kritisiert die Fachkompetenz anderer, wertet sie ab, betont eigenes Wissen und Berufserfahrung, übt Kontrolle aus, kann nicht delegieren, betont die Last der Entscheidung und Verantwortung	„Das habe ich Ihnen schon x-Mal gesagt!" „Wenn das noch einmal vorkommt ..." „Das muß schneller gehen." „Schließlich muß ich für alles geradestehen."	offen autoritäres Führungsverhalten
Nährendes Eltern-Ich	freundlich „betulicher" Gesichtsausdruck, Augenkontakt, Körperhaltung leicht vorgebeugt und zugewandt, Stimmführung eher gemäßigt, was gesagt wird, stimmt mit dem wie nicht zusammen	greift häufig helfend ein, ohne darum gebeten worden zu sein, setzt keine klaren Grenzen, sondern wirkt eher verzeihend, hat für private Probleme der Mitarbeiter ständig ein offenes Ohr, korrigiert Mitarbeiter bzw. nimmt ihnen die Arbeit ab, entmündigt Mitarbeiter auf betuliche Art	„Ich seh' schon, Sie kommen nicht zurecht, ich zeig Ihnen noch einmal, wie es richtig geht." „Das war zwar nicht ganz korrekt, aber ich lasse es noch einmal durchgehen." „Da muß man schon länger im Geschäft sein, bis man das wirklich beherrscht."	manipulativ autoritäres Führungsverhalten
Erwachsenen-Ich	offener, konzentrierter Gesichtsausdruck, hält Augenkontakt, entspannte Körperhaltung, emotionsfreie Stimme, deutliche Sprechweise	hört aufmerksam zu und stellt sachliche Fragen, setzt klare Grenzen und hält diese konsequent ein, kann sich emotional zurücknehmen und beherrschen, ist kritikfähig, berücksichtigt alternative Vorschläge und ist kompro-	„Welche Schwierigkeiten hatten Sie bei der Pflegeplanung von Frau N.?" „Der MDK hat einige Punkte als unzureichend angemerkt. Wir werden diese gemeinsam versuchen aufzuarbeiten." „Der Personalfortbildungsplan	partnerschaftliches Führungsverhalten

		mißfähig, kann delegieren; sammelt Fakten, ist um Problemlösung bemüht, konzentriert sich auf das, was tatsächlich im Hier und Jetzt ist	hat höchste Priorität. Ich verlasse mich darauf, daß er nächste Woche für die Teambesprechung vorliegt."	
Angepaßt-fügsames Knd-Ich	gesenkter Kopf, hängende Schultern, scheuer und kurzer Augenkontakt, leise Stimme, undeutliche Sprechweise	unselbständig, ordnet sich unter, hat Angst und traut sich nichts zu, gibt nach und verzichtet darauf, seine eigene Meinung zu äußern, ist auch von konstruktiver Kritik betroffen, hat Schwierigkeiten, sowohl Lob und Anerkennung als auch Kritik zu äußern	„Das habe ich auch gedacht." „Sie sehen das richtig." „Dazu habe ich keine Meinung." „Davon verstehe ich nichts." „Ich störe doch bestimmt, oder?"	verdeckt autoritäres Führungsverhalten
Angepaßt-rebellisches Kind-Ich	abgewandter Kopf, wiederholte, kurze Augenkontakte, angespannte Körperhaltung, Wechsel zwischen lauter und explosiver Stimme und trotzigem, beharrlichem Schweigen	fühlt sich sofort angegriffen und reagiert aggressiv, hat Schwierigkeiten, sich auf sachliche Argumentationen einzulassen, ist nachtragend, merkt sich alle begangenen Verfehlungen	„Immer bin ich der Schuldige!" „Dazu hab' ich nichts zu sagen!" „Die Sache ist unwichtig, wir müssen erst unser Problem lösen." „Sie wissen ja, ich habe ein gutes Gedächtnis."	Laissez-faire-Führungsverhalten
Spontanes Kind-Ich	überzogenes Mienenspiel, um die augenblickliche Gefühlslage zu demonstrieren, z.B. seufzen, die Augen verdrehen, lautes Lachen etc.; lebhafte Gestik	nimmt die eigenen Stimmungslagen und Bedürfnisse wahr und lebt sie, wenn irgend möglich, aus, ist undiszipliniert und unorganisiert, hat kreative Ideen, ist emotional einfühlsam, kann sich leicht auf die Stimmungslage des anderen einstellen	„Ihr könnt ja weitermachen, ich gehe jetzt." „Wegen fünf Minuten braucht man doch keinen solchen Aufstand zu machen." „Ich habe das Gefühl, Herrn N. geht es nicht gut." „Hört mal alle her, ich hab' da eine tolle Idee."	Laissez-faire-Führungsverhalten

geführt werden. Stellen Sie dagegen einen zu hohen Anteil im angepaßt-rebellischen Kind-Ich fest, dann überlegen Sie, wo Sie diese frei werdende Verhaltensenergie zum Aufbau oder zur Stärkung eines anderen Ich-Zustandes verwenden können. Vielleicht müßten Sie häufiger in Ihr kritisches Eltern-Ich gehen. Oder beschließen Sie, ab jetzt die Verhaltensanteile Ihres Erwachsenen-Ichs für Ihr „Berufsegogramm" bewußter auszubauen? Sie sehen, durch Beobachtung und in Kenntnis Ihrer eigenen Person ist es quasi möglich, sich selbst den Plan für ein „Verhaltenstraining" aufzustellen. Dieses Selbstmanagement ist allerdings durch zwei Pole begrenzt: Zum einen sollten Sie Ihre Persönlichkeit mit der ihr eigenen geprägten Struktur berücksichtigen, zum anderen die theoretisch begründete Idealverteilung der Ich-Zustände in der Führung nicht außer acht lassen. Auch für diese Überlegungen kann die Tabelle 2 (Kommunikationsverhalten in den verschiedenen Ich-Zuständen) als Anregung dienen. In dem Raum, der durch diese beiden Pole begrenzt wird, liegt *Ihre* erreichbare Zielsetzung für ein professionelles Führungsverhalten, das Ihrer Person entspricht.

Fassen wir zusammen:
► Anforderungen und Erwartungen an eine bestimmte Berufsrolle definieren weitgehend auch das professionelle Verhalten in dieser Rolle, wobei Mitarbeiterführung einen wesentlichen Anteil dieses professionellen Verhaltens ausmacht.
► Theoretische Erkenntnisse und Strategien der Führung beeinflussen und verändern unter Umständen meine Einstellung. Die Auswirkung auf mein Verhalten läßt sich allerdings von mir selbst nur schwer kontrollieren. Erst die Reaktionen bzw. das qualifizierte Feedback meiner Mitarbeiter geben mir die notwendigen Hinweise für eine Verhaltenskorrektur.
► Die Beobachtung und Selbsteinschätzung der eigenen Person mit Hilfe des Egogramms ermöglicht eine Überprüfung und Korrektur der eigenen Verhaltensanteile.

5 Wir in unserem Team

Im Mittelpunkt der „Qualitätsrevolution", die seit Einführung der Pflegeversicherung stattfindet, stehen offensichtlich die Anstrengungen im Bereich der Kostenreduktion. Wird aber diese Priorität gesetzt, geraten zwangsläufig Qualitätsmerkmale ins Hintertreffen, die in Dienstleistungsunternehmen von gleichrangiger Bedeutung sind: die Qualität der Teamarbeit und das Engagement des einzelnen Mitarbeiters. Wenn es stimmt, daß Qualität das *Wie* der Arbeit betrifft, wird deutlich, wie wichtig gute Kooperation und Teamgeist für die Gesamtleistung und den Ruf einer Einrichtung sind. Denn das Team ist das wichtigste Qualitätsinstrument für den Erfolg in der Pflege, aber auch gleichzeitig für die „Atmosphäre" in einer Einrichtung.

Ein Team besteht aus einer bestimmten Anzahl von Menschen mit unterschiedlichen Fähigkeiten und Fertigkeiten, die zur Erlangung von bestimmten Zielen in einer eindeutig aufeinander abgestimmten Arbeitsorganisation und in einer klar definierten sozialen Beziehung miteinander arbeiten und auskommen müssen. Nicht jede Ansammlung von Menschen, selbst wenn sie dazu bestimmt ist, zusammen zu arbeiten, ist jedoch ein Team. Solange keine Struktur, Organisation und partnerschaftliches Verhalten vorhanden sind, spricht man besser von einem Haufen, einer Horde oder im günstigsten Fall von einer Gruppe. In diesen Vorformen der Teamorganisation herrschen zumeist Darwins bekannte Regeln des „Survival of the fittest", wobei hauptsächlich Konflikte aufgrund nicht befriedigter Bedürfnisse sowie das destruktive Spiel von Sympathie und Antipathie voll ausgelebt werden. Die typischen und überhaupt möglichen Führungsformen in solchen Gruppen sind entweder eindimensional autoritär oder eher chaotisch dem Prinzip des „laissez faire" untergeordnet. Erstaunlicherweise lassen sich selbst hierdurch gewisse Erfolge erzielen, allerdings nur um den Preis großer Reibungsverluste. Bis zu 70% der Arbeitsenergie werden gebunden und gehen somit ungenutzt verloren. In dieser destruktiven Atmosphäre können sich die kreativen Ressourcen der Führung und der Mitarbeiter weder aktivieren noch weiterentwickeln.

An einem Beispiel aus der Welt der Technik läßt sich dies gut nachvollziehen: Ein Motor besteht aus einer Vielzahl verschiedener Einzelteile, die auf bestimmte Weise miteinander verbunden sind. Erst wenn sie reibungslos und in einem definierten Rhythmus funktionieren, läuft der Motor. Kupplungsfehler der Führung oder unkoordinierte Fehlfunktionen der Mitarbeiter führen zum Stottern des Motors bis hin zum abrupten Stillstand. Hieraus soll deutlich werden, welche Bedeutung dem Team als der effektivsten Organisationsform zukommt. Um eine Gruppe zu einem effektiven Team zu entwickeln, sind einige Stadien zu durchlaufen, die zwar mit gewissen Anstrengungen für die Führung und die Mitarbeiter verbunden sind, aber letztlich den Aufwand aller Beteiligter lohnen. Denn nur wer die Befriedigung seiner Bedürfnisse in einem Team erlebt hat, weiß, was sich hinter dem Ausruf „Hurra, wir sind ein Team" verbirgt.

5.1   Von der Gruppe zum Team

Wir müssen also davon ausgehen: eine Arbeitsgruppe ist noch kein Team. Es handelt sich vielmehr um eine Gruppe von Mitarbeitern, deren Tätigkeiten durch einen organisatorisch festgelegten Arbeitsablauf aufeinander abgestimmt sind. Die formellen Gesichtspunkte sind hierfür ausschlaggebend, zum Beispiel die Arbeitsplatzbeschreibungen, die Dienstplangestaltung, Übergaben und Dienstbesprechungen. Der Arbeitsalltag zeigt jedoch, daß diese *formellen* Beziehungen nur als „Gerüst" dienen, an dem man sich orientieren kann. Damit ist allerdings noch keinerlei Aussage getroffen über die tatsächlichen und „gelebten" Beziehungen der einzelnen Mitarbeiter untereinander, auf die es ja letztlich auch ankommt. Sie werden aus Ihren Erfahrungen bestätigen können, daß die Beziehungen, die zwischen verschiedenen Mitarbeitern bestehen, sehr differieren. Sie werden sich unterschiedlich sympathisch sein, sich unterschiedlich einschätzen und unterschiedlich gern zusammenarbeiten. Diese *informellen* Beziehungen – auch als „informelle Netze" bezeichnet – haben einen Einfluß auf das Arbeitsverhalten des einzelnen und die wirkliche Zusammenarbeit in der Gruppe, wie zum Beispiel die Weitergabe von Gerüchten, die Beeinflussung der Arbeitslust, das Zurückhalten von Informationen. Aus betriebspsychologischen Untersuchungen wissen wir, daß Gruppen, deren Mitglieder sich gegenseitig wählen konnten, unter vergleichbaren Umständen effizienter arbeiten als Gruppen, die ohne Wahlmöglichkeit zusammengestellt wurden. Die Bedeutung von Sympathien und Antipathien und ihr Einfluß auf das Arbeitsverhalten ist ein zentrales Problem, das es zu lösen gilt, um aus einer Gruppe ein Team zu entwickeln.

Halten wir fest:
- ▶ Eine Gruppe ist noch kein Team.
- ▶ Eine formelle Arbeitsgruppe wird durch die Arbeitsorganisation und den Arbeitsablauf bestimmt. Auf zwischenmenschliche Sympathien bzw. Antipathien kann und wird in aller Regel keine Rücksicht genommen.
- ▶ Eine informelle Gruppe definiert sich in erster Linie durch gegenseitige Wahl oder Ablehnung.

Dieser Sachverhalt gegenseitiger Sympathien und Antipathien bzw. positiver und negativer Beziehungen zueinander läßt sich durch ein sogenanntes Soziogramm veranschaulichen. Das Soziogramm ist eine graphische Darstellung zwischenmenschlicher Beziehungen, die in einer Gruppe oder einem Team bestehen. Es wird vorwiegend unter dem Aspekt der Bevorzugung, Gleichgültigkeit oder Ablehnung erstellt und macht die Struktur einer Gruppe unmittelbar deutlich. Insbesondere bei Sozialarbeitern und Pädagogen gilt die soziometrische Methode als ein bewährtes Hilfsmittel zur Darstellung und Analyse der Beziehungen in einer Gruppe oder Klasse, um so gezielt praktische Maßnahmen zur Verbesserung der Gruppenstruktur einzusetzen. Letztendlich gilt das jedoch für alle Berufe, die mit verschiedenen Menschen arbeiten, vor allem dann, wenn es sich um Personen mit einer Leitungsfunktion handelt.

Im Soziogramm wird jedes Gruppenmitglied durch einen numerierten Kreis symbolisiert. Die Wahlen werden als Pfeile eingetragen, wobei die für die Integration der Gruppe besonders wichtigen gegenseitigen Wahlen mit stärkerem Strich eingezeichnet werden. Charakteristische Konfigurationen wie Paare, Dreiecke und Ketten, die durch gegenseitige Wahlen entstehen, heben sich unmittelbar heraus, ebenso wie die typischen Positionen in einer Gruppe. Es hat sich eingebürgert, folgende Typen zu unterscheiden: den „Gruppenstar", das heißt das Gruppenmitglied, das auffallend viele Wahlen auf sich vereinigt, den „Außenseiter", der von den meisten Gruppenmitgliedern abgelehnt wird, und die „Randfigur", die weder wählt noch abgelehnt wird. Eine Ablehnung ist dabei durch fehlende auf ein Kreissymbol gerichtete Pfeile gekennzeichnet. Abbildung 23 zeigt ein einfaches Beispiel für ein solches Soziogramm. Unschwer ist hier zu erkennen, wer die meisten Wahlen auf sich vereinigt und damit die zentrale Position in der Gruppe einnimmt. Das Raster hilft bei der Auszählung der Wahlen.

So anschaulich die Bezeichnungen für die möglichen Positionen in der Gruppe auch sind, genügen sie nicht für eine exakte und wertfreie Definition. Erst wenn ein Soziogramm unter einer bestimmten Fragestellung erstellt wird, werden die unterschiedlichen Positionen wie auch die Struktur der Gruppe aussagekräftig. Für die Praxis erweist sich die soziometrische Methode im Hinblick auf zwei Fragestellungen interessant:

● Wie sieht die graphische Darstellung der betrieblichen Interaktionen der formellen Beziehungsstruktur in einer Arbeitsgruppe aus? (formelles Soziogramm)

● Wie sieht im Vergleich dazu die graphische Darstellung der informellen zwischenmenschlichen Beziehungsstruktur in derselben Arbeitsgruppe aus? (informelles Soziogramm)

Als Instrument der Mitarbeiterführung ist die soziometrische Methode besonders aussagefähig, wenn Vergleiche zwischen dem formellen und dem informellen Soziogramm angestellt werden. Das **formelle** Soziogramm basiert auf der Darstellung von organisatorisch festgelegten Beziehungen, wie sie in einer Arbeits-

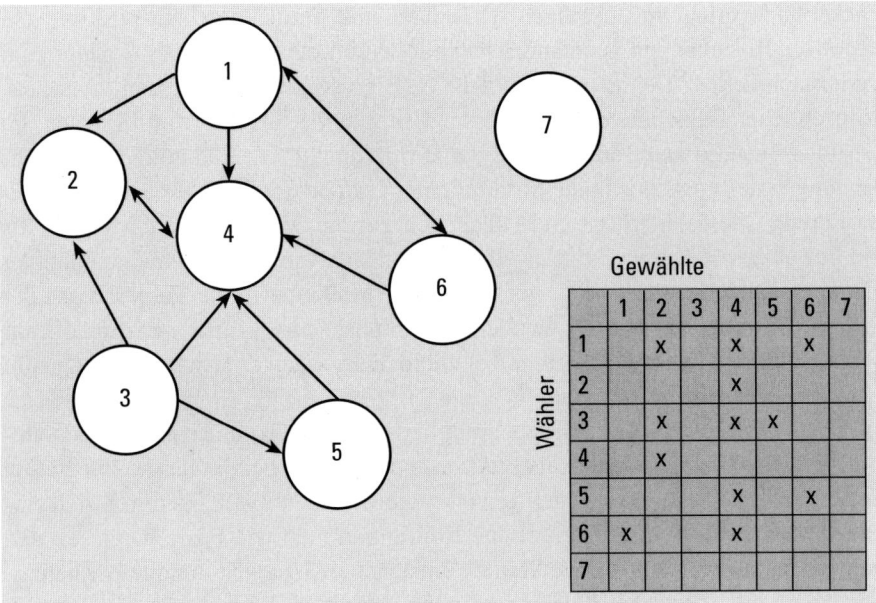

Gewählte

Wähler	1	2	3	4	5	6	7
1		x		x		x	
2				x			
3		x		x	x		
4		x					
5				x		x	
6	x			x			
7							

Abb. 23 Beispiel für ein einfaches Soziogramm (graphische Darstellung der sozialen Beziehungen in einer Gruppe) mit dazugehörigem Raster zur Auswertung der Wahlen

gruppe oder einem Team sein sollten, damit ein störungsfreier Arbeitsablauf gewährleistet ist. Das bedeutet: Die Beziehungen der Gruppenmitglieder untereinander werden durch die gemeinsame Aufgabenstellung und die unterschiedlichen Funktionen bestimmt, die ein jeder aufgrund seiner Kenntnis und Befähigung ausübt. Ein formelles Soziogramm kann unter anderem mit Hilfe von Informationen erstellt werden, die sich aus den Strukturinstrumenten ergeben: dem Aufgabenkatalog der Stellen- und Arbeitsplatzbeschreibung, dem Funktionsdiagramm und dem Grundraster der Informationsstruktur. Im Soziogramm zeigen die unterschiedlich gestalteten Pfeile, welche Interaktionen zwischen den bezeichneten Personen ablaufen müssen oder sollten: Wer, wem, was zu sagen hat, wer Einfluß ausüben darf, die Entscheidungen trifft und Informationen erhalten bzw. weitergeben muß. Nach den Erfahrungen aus der Praxis wird häufig die rechtzeitige, eindeutige und vollständige Weitergabe von Informationen als der wesentliche Indikator für eine funktionierende Arbeitsorganisation angesehen (vgl. hierzu Tab. 1, S. 118). Daher empfiehlt sich neben den anderen Strukturinstrumenten das „Grundraster der Informationsstruktur" (Abb. 19) als besonders geeignet für die Erstellung eines formellen Soziogramms. Für jeden in einer Führungsposition dürfte es höchst interessant sein, mit der soziometrischen Methode das „Bermuda-Dreieck" zu orten, in dem auf unerklärliche Weise so manche wichtige Botschaft verschwindet.

In einer Seminargruppe von Stationsleitungen wurden folgende wichtige Überlegungen für die Erstellung eines formellen Soziogramms gesammelt:

- Die Beziehungsstruktur wird durch die Arbeitsorganisation vorgegeben. Das setzt eine *exponierte Position der Stationsleitung* voraus, denn
- in ihrer Funktionsrolle trägt sie Verantwortung und muß entscheiden.
- Die Stationsleitung verfügt über die notwendige Fachkompetenz.
- Sie ist Informationsträger, aber auch auf vollständige Informationen angewiesen. Im einzelnen wurden hier die Dokumentation, Dienstübergaben und Dienstgespräche genannt.
- Die Stationsleitung sollte einen Überblick darüber haben, wer von den Teamkollegen unzureichend in den Arbeitsprozeß eingebunden ist.

Abbildung 24 zeigt ein formelles Soziogramm, das gemeinsam mit einer Seminargruppe erarbeitet wurde. Die Stationsleitung steht hier deutlich an exponierter Stelle. Sie hält sozusagen die Fäden in der Hand. Die Vernetzung der wesentlichen Interaktionsschienen sichert sowohl den Aufbau als auch den störungsfreien Ablauf der Arbeitsorganisation. Auffallend an diesem formellen Soziogramm ist die institutionalisierte Kontaktmöglichkeit, die sowohl zur Pflegedienstleitung als auch zur Stationsleitung für besonders belastete Mitarbeiter besteht. Ein Beispiel für integrierte Personalfürsorge.

Wenn davon auszugehen ist, daß diese organisatorisch festgelegte formelle Soll-Struktur im Arbeitsalltag lediglich als „Gerüst" dient, an dem man sich orientieren kann, ist es wiederum entscheidend zu wissen, wie sich der Ist-Zusatand der „gelebten" Beziehungen der einzelnen Mitarbeiter untereinander darstellt. Das **informelle** Soziogramm der gleichen Gruppe gibt dazu die Möglichkeit. Nur im Idealfall sind das formelle und das informelle Soziogramm deckungsgleich. Eine wohl kaum realisierbare Wunschvorstellung, denn Sympathien und Antipathien üben im Miteinander der Gruppenmitglieder einen nicht zu unterbindenden Einfluß aus. Vielleicht erinnern Sie sich selbst an Sätze wie diese: „Ich möchte nicht mit XY in der gleichen Schicht eingeteilt werden" oder: „Wäre es nicht möglich, daß ich mit Schwester XY bei diesem Projekt zusammenarbeite?"

Bestimmt sind Sie als Stationsleitung oder Pflegedienstleitung daran interessiert zu erfahren, wie die zwischenmenschlichen Beziehungen in Ihrer Arbeitsgruppe aussehen. Versuchen Sie einmal, auf einem Blatt Papier nach Ihren Beobachtungen und bisherigen Erfahrungen ein informelles Soziogramm Ihrer Gruppe aufzuzeichnen, indem sie nach folgenden Fragen vorgehen:

1. Welche Personen wünschen zu welchen Gruppenmitgliedern Kontakt?
2. Welche Personen lehnen wen ab?
3. Werden die gegenseitigen Ablehnungen bzw. die positiven Wahlen entsprechend beantwortet oder nicht?

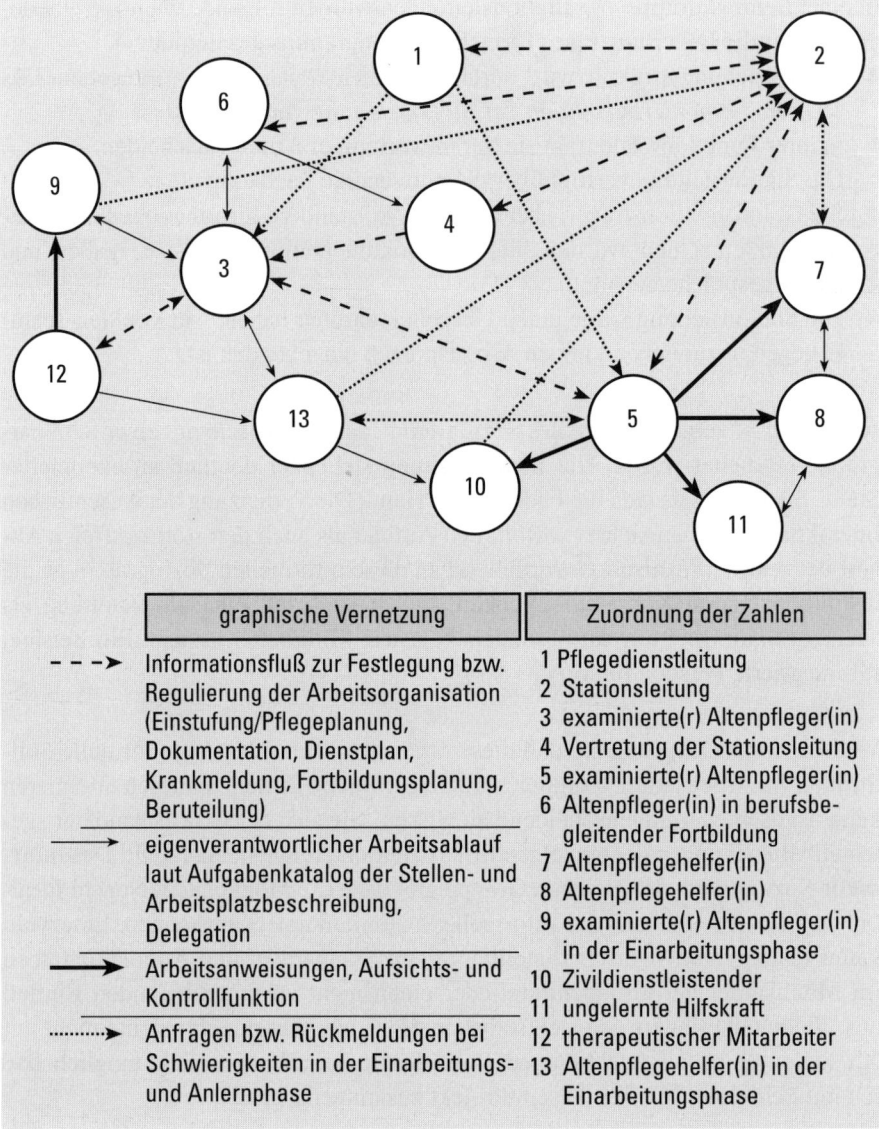

graphische Vernetzung	Zuordnung der Zahlen
– – ➤ Informationsfluß zur Festlegung bzw. Regulierung der Arbeitsorganisation (Einstufung/Pflegeplanung, Dokumentation, Dienstplan, Krankmeldung, Fortbildungsplanung, Beruteilung)	1 Pflegedienstleitung 2 Stationsleitung 3 examinierte(r) Altenpfleger(in) 4 Vertretung der Stationsleitung 5 examinierte(r) Altenpfleger(in) 6 Altenpfleger(in) in berufsbe- gleitender Fortbildung
———➤ eigenverantwortlicher Arbeitsablauf laut Aufgabenkatalog der Stellen- und Arbeitsplatzbeschreibung, Delegation	7 Altenpflegehelfer(in) 8 Altenpflegehelfer(in) 9 examinierte(r) Altenpfleger(in) in der Einarbeitungsphase
━━━➤ Arbeitsanweisungen, Aufsichts- und Kontrollfunktion	10 Zivildienstleistender 11 ungelernte Hilfskraft
⋯⋯⋯➤ Anfragen bzw. Rückmeldungen bei Schwierigkeiten in der Einarbeitungs- und Anlernphase	12 therapeutischer Mitarbeiter 13 Altenpflegehelfer(in) in der Einarbeitungsphase

Abb. 24   Beispiel für ein formelles Soziogramm

4. Welche Mitglieder einer Gruppe werden von anderen mehr oder weniger geschätzt?
5. Konzentriert sich die Bevorzugung auf einige wenige Personen, oder sind die Sympathien unter den Gruppenmitgliedern gleichmäßig verteilt?

In Seminaren lasse ich die Teilnehmer oftmals eine Übung machen, die das Problem der informellen Beziehungen während der Arbeitssituation „hautnah" erfahrbar macht. Die Anweisung lautet: „Ich stelle mein Team." Glücklicherweise findet sich immer ein(e) Mutige(r), der/die den Anfang macht. Aus dem Kreis der Teilnehmer – der Schutzwall der Tische ist längst beiseite geräumt – sucht sie oder er sich die Personen, deren Aufgabe es gleich sein wird, die Arbeitskollegen mit der für sie typischen Haltung und Mimik darzustellen. Keine Angst, es handelt sich hierbei um kein Rollenspiel im klassischen Sinne, eher um eine Art „lebendiges Soziogramm", bei dem Sprechen und Bewegung unterbleiben. „Du bist meine Stationsleitung, die noch nicht lange dabei ist", wird eine Teilnehmerin aufgefordert. „Deine Haltung ist nicht gerade selbstbewußt, vornübergebeugt, den Kopf in einer wichtigen Unterlage vergraben. Etwa so… Kannst du so stehenbleiben?" Danach tritt die „altgediente Pflegefachkraft" in Aktion. Sie wird akribisch gedreht und gewendet, bis sie schließlich in der gewünschten Position ist. Herausfordernd steht sie da, die Arme in die Hüften gestemmt, den Blick vorwurfsvoll auf die Stationsleitung gerichtet. Der Abstand zu ihr spricht Bände! Ganz nah, hinter ihrem Rücken versteckt, steht verschüchtert eine Pflegehelferin. Weitab vom Geschehen stecken zwei examinierte Kräfte die Köpfe zusammen und tuscheln, bedrängt von einer dritten, die offensichtlich gerne dazugehören würde. Eine andere Teilnehmerin wird – vorbei an der „starken Frau" – in der Nähe der Stationsleitung postiert. Die Arme macht einen erschöpften Eindruck. Sie wischt sich sogar den Schweiß von der Stirn. Das alles geht den Zivildienstleistenden überhaupt nichts an. Er steht am äußersten Ende, das Gesicht dem Fenster zugewandt, ganz offensichtlich sehnsuchtsvoll den Dienstschluß erwartend.

Nach und nach nimmt das Bild Gestalt an, je mehr Teilnehmer auf ihre Position, in ihre Rolle gestellt werden. Ein lebendes Soziogramm entsteht, das keiner zusätzlichen Erklärung bedarf. Ganz zum Schluß stellt sich die Akteurin selbst neben die Stationsleitung, rauft sich bildlich die Haare und sagt: „Ich bin die Pflegedienstleitung, und das ist mein Team!" Einen Moment lang sind wir ganz still und lassen das ausdrucksstarke Beziehungsbild auf uns wirken. Dann machen wir uns gemeinsam an die Analyse. Zuerst sagt jede der stummen Figuren, was sie für einen Eindruck hat von ihrer Situation im „Hier und Jetzt", was sie denkt, wie sie sich fühlt. Anschließend kommen die übrigen Teilnehmer zu Wort. Sie fragen, kommentieren, machen Vorschläge, auch Gefühlsäußerungen, viele entdecken Ähnlichkeiten mit ihrer eigenen Situation... Eine unglaublich kreative Übung, an der alle beteiligt sein können, die „etwas bringt" und bislang so manches „Aha-Erlebnis" ausgelöst hat.

Durch diese Übung wird besonders deutlich, wie auf informellen Bahnen Gerüchte verbreitet werden, die Arbeitslust beeinträchtigt wird, Informationen festgehalten oder fehlgesteuert werden können, bis hin zu gezieltem Mobbing. Für Führungskräfte, aber auch für die Mitglieder einer Gruppe ist es wichtig, sich der Gefahr dieser „informellen Netze" bewußt zu sein. Mehr als eine Möglichkeit lauert hier, um den einen oder anderen so richtig „auflaufen" zu lassen, wie dieses Beispiel zeigt:

„Die Urlaubzeit ist Gott sei Dank zu Ende", denkt sich die Pflegedienstleitung erleichtert. „Was für ein Trubel in den letzten drei Wochen! Vier Neuaufnahmen und drei Entlassungen aus dem Krankenhaus, diverse Arztbesuche in der Einrichtung selbst – aber Schwester Anne als Stellvertretung der Bereichsleitung hat sich tüchtig geschlagen! Ich sollte endlich, wie versprochen, mit dem Personalchef über sie reden…" Sie nimmt sich dieses Gespräch gleich nach ihrem Urlaub vor. Im Moment aber gibt es Wichtigeres zu tun. Sie muß unbedingt mit Schwester Anne die Arztverordnungen noch einmal durchsprechen, denn da hat sich doch einiges geändert! Die Pflegedienstleitung bittet Schwester Anne zu sich und beide gehen sorgfältig die Veränderungen in der Medikation und den Diätanweisungen durch. „Denken Sie bitte daran, das Medikament von Herrn M. für seinen Blutdruck wurde verändert, und bei Frau D. muß streng auf die Einhaltung der neuen Diät geachtet werden! Aber ich weiß ja, ich kann mich auf Sie verlassen! Übrigens, Ihre Bereichsleitung ist in drei Tagen auch wieder da. Bitte geben sie ihr die neuen Informationen – neben dem Eintrag in die Dokumentation, was sich ja von selbst versteht – zusätzlich schriftlich weiter. Unsere Schwester Irma war ja in letzter Zeit so vergeßlich." Die Pflegedienstleitung bemerkt, daß Schwester Anne sichtlich betroffen ist beim Verlassen des Zimmers und sie weiß auch, daß ausgerechnet diese beiden Mitarbeiterinnen sich von Anfang an nicht „grün waren". „Nach dem Urlaub werde ich die Sache ins Reine bringen" – und damit schiebt die Pflegedienstleitung die unangenehmen Gedanken beiseite. Die Angelegenheit hat ein böses Nachspiel. Schwester Anne gibt die Informationen zwar weiter, aber nicht vollständig. Frau D. muß daraufhin wieder ins Krankenhaus und ihr Hausarzt wird mit einer Beschwerde unter Androhung weiterer juristischer Schritte bei der Heimleitung vorstellig.

Wie dieser Fall zeigt, hängt die sachbezogene Kommunikation eng mit den sozialen Beziehungen im Team zusammen. Zwar erhebt sich zu Recht die Frage, ob man als Führungskraft an bestehenden Antipathien etwas ändern kann. Andererseits ist die Transparenz der sozialen Beziehungen eine der wichtigsten Voraussetzungen, um aus einer Arbeitsgruppe ein funktionstüchtiges Team zu machen. Gefährlich wird es immer dann, wenn Sie feststellen, daß Entscheidungsträger einer Gruppe, die Stationsleitung oder ihre Vertretung, den meisten Gruppenmitgliedern eher unsympathisch sind, in informellen Situationen gemieden werden oder gar Außenseiter sind. An folgendem Fall aus der Praxis mag dies deutlich werden:

Bei einer Bewerbung glaubt die Heimleitung mit einer berufserfahrenen und qualifizierten Altenpflegerin einen „Glücksgriff" getan zu haben. Ihre Zeugnisse und hervorragenden Fachkenntnisse empfahlen sie unter allen Mitbewerbern für die ausgeschriebene Stelle. Noch in der Probezeit kündigt „die Neue". Im

> Gespräch erklärt sie, daß sie nur als „Besserwisserin" tituliert worden sei und keinen Kontakt gefunden habe.

In diesem Beispiel hat die Außenseiterposition spontan zur „Flucht aus der Situation" geführt. Zwei Gründe waren hier wohl maßgebend: einmal die offensichtliche Frustration und Verletzung der Gefühle des Dazugehörens, zum anderen sah diese Mitarbeiterin keine Möglichkeit, sich entsprechend ihrer Funktion in den Arbeitsprozeß einzubringen. So entstehen Konflikte, die lähmen und destruktiv sind und damit demotivierend wirken, sowohl für den einzelnen als auch für die Gruppe insgesamt.

Fassen wir zusammen:
► Die soziometrische Methode ermöglicht aufgrund verschiedener, aber gezielter Informationen die graphische Darstellung der Beziehungen innerhalb einer Gruppe.
► Es wird unterschieden zwischen dem so erstellten formellen Soziogramm und einem informellen Soziogramm.
► Die Beziehungen des formellen Soziogramms orientieren sich an der Struktur und Organisation des Arbeitsablaufes. Das formelle Soziogramm wird somit nach *rationalen* Gesichtspunkten mittels der „Strukturinstrumente" erstellt. Damit legt es sowohl die Muß-Anforderungen des Arbeitsablaufes fest als auch die erforderlichen Kompetenzen der Gruppenmitglieder.
► Das informelle Soziogramm gibt aufgrund von Beobachtungen die tatsächlichen, gelebten Beziehungen innerhalb einer Gruppe wieder. Sympathie und Antipathie verzerren durch ihren irrationalen Einfluß eine konkrete Aussage über allein sachorientierte Beziehungsaufnahmen.
► Erst durch den Vergleich der beiden Soziogramme wird eine Überprüfung möglicher Störfaktoren unter anderem anhand folgender Fragen aussagekräftig:
  – Entspricht die Position des Mitarbeiters im informellen Soziogramm seiner Funktion?
  – Welche Funktionen sind davon betroffen bzw. wie viele Abweichungen vom formellen Soziogramm sind zu ermitteln?
  – Befinden sich Inhaber wichtiger Funktionsrollen auf der Außenseiterposition?
  – Welche Funktion hat der „Gruppenstar" im formellen Soziogramm?

Als allgemeiner Richtwert kann gelten: Je größer der Unterschied in wesentlichen Positionen zwischen dem formellen und informellen Soziogramm ist, desto weiter ist eine Gruppe von den Idealanforderungen an ein Team entfernt.

5.2 Phasen der Teamentwicklung

Bestimmt erinnern Sie sich noch an Ihren ersten Tag in einer neuen Arbeitsgruppe oder an eine ähnliche Situation, in der Sie ganz alleine und fremd sich unbekannten Menschen gegenüber sahen. Für die meisten von uns ist das eine Situation, die verunsichert. Wir suchen nach Anhaltspunkten, die uns helfen, uns zu orientieren, um erst einmal unauffällig angepaßt der Dinge zu harren, die auf uns zukommen. Im Grunde genommen ist das aber ein ganz normaler Prozeß, denn als soziales Wesen ist „kein Mensch eine Insel", sondern er ist Zeit seines Lebens in verschiedenster Weise an Gruppen gebunden. Gruppen sind für das Individuum von vielfältiger Bedeutung: Sie dienen der Befriedigung seiner Bedürfnisse und Wünsche, helfen ihm, seine Ziele zu erreichen, sie sind Bezugspunkte seiner Wahrnehmungs- und Urteilsprozesse, seiner Selbsteinschätzung und Beurteilung anderer. Nur in Gruppen erfahren wir die soziale Anerkennung und Unterstützung, die in weitem Ausmaß unser Selbstwertgefühl und Prestige bestimmen. Aber ebenso sind Gruppen Quellen der Machtausübung und Aggression, der Mißachtung und Diskriminierung. Schon deshalb ist die Erforschung von Gruppen und typischen Gruppenprozessen ein zentrales Thema in den Sozialwissenschaften. Wie groß die Vielfalt möglicher Gruppenbildungen ist, wird mit der Annahme allein dieser zwei Voraussetzungen deutlich: Erstens können bereits drei Personen eine Gruppe bilden, unter anderem zählt die Familie zu diesen „natürlichen" oder Kleingruppen. Zweitens kann ein bestimmter Zweck oder ein beliebiges Thema Menschen veranlassen, sich in Gruppen zusammenzufinden. Das reicht vom Kaffeekränzchen über den Kegelklub bis hin zu politischen Parteiausschüssen. Selbst mit viel Fantasie ist es unmöglich, ein Pflegeteam in diese Art von Gruppen einzureihen. Folglich muß es noch andere Kriterien geben, um Gruppen voneinander zu unterscheiden. Wenn wir davon ausgehen, daß es Gruppen gibt, die eine Funktion haben, festgelegten Anforderungen genügen müssen und bestimmte Verhaltensregeln brauchen, um konstant arbeitsfähig zu sein, dann haben wir die drei Kriterien, die exakt eine Arbeitsgruppe definieren. In der Sozialpsychologie spricht man in diesem Zusammenhang von den Aufgaben- und Selbsterhaltungsfunktionen einer Gruppe, von „task functions" und „maintenance functions". Die Aufgabenfunktionen beziehen sich naturgemäß auf die Erfüllung von Aufgaben mit der jeweils festgelegten Zielerreichung, also eine Funktion, die klar durch Organisation und Führung definiert ist. Damit enden zumeist Interesse und Bemühen um eine Arbeitsgruppe. Und genau *das* ist das Problem. Erst die Berücksichtigung der sogenannten Selbsterhaltungsfunktionen, und das sind hauptsächlich die gruppenspezifischen Regeln für akzeptiertes und erwünschtes Verhalten, machen aus einer Gruppe ein Team, geben seinen Mitgliedern die Berechtigung zu sagen: „Wir in unserem Team."

Die Phasen, die ein Team mit Hilfe von selbstregulierenden Gruppenprozessen durchlaufen muß, sind durch zu beobachtende Verhaltensweisen charakterisiert. Sie werden nachfolgend beschrieben.

1. Phase: Anfangsstadium der Gruppenentwicklung

Werden Menschen dazu bestimmt, in einer Gruppe zusammenzuarbeiten, sind die meisten zunächst befangen und versuchen sich zu schützen. Das gezeigte Verhalten ist daher sehr häufig auf Selbstverteidigung bedacht. Man begegnet sich mit Vorsicht. Bei diesem ersten flüchtigen Kennenlernen werden häufig Etiketten, aber durchaus auch Vorurteile benutzt wie zum Beispiel: „Die sieht aus wie eine typische Besserwisserin" oder „Das scheint ein richtiger Macho zu sein." Dabei übertragen wir bereits erlebte Erfahrungen mit Menschen auf andere, die uns ähnlich oder gleich erscheinen. Vielen erleichtert das die Orientierung und die Einordnung unbekannter Situationen. In dieser ersten Phase machen wir uns Gedanken, was die anderen von uns erwarten, und sind eher bereit, Anweisungen entgegenzunehmen, um möglichst wenig Eigeninitiative zeigen und Verantwortung übernehmen zu müssen. Deshalb tendieren die meisten dazu, sich an der Leitungskraft oder an einer selbstsicheren Person zu orientieren, um hier Akzeptanz und Unterstützung zu finden. Typische Verhaltensweisen, die in dieser ersten Phase beobachtet werden können sind:

- Gefühle werden gegenseitig nicht mitgeteilt. Es wird versucht, zu rationalisieren gemäß dem Motto: „Schließlich bin ich zum Arbeiten hier!"
- Bestehende Regeln werden möglichst nicht angetastet.
- Man geht kaum aufeinander ein und man hört sich gegenseitig nicht genügend zu.
- Schwächen werden verdeckt und können somit nicht einkalkuliert werden.
- Die eingesetzte Führungskraft übernimmt die meisten Entscheidungen.

In sehr vielen Gruppen bleibt dieser Zustand der ersten Phase für längere Zeit oder aber auch dauerhaft erhalten. Viele fruchtbare Einflußfaktoren für die gemeinsame Arbeit wie Ideen und Leistungsreserven, aber auch die Gefühle der Mitarbeiter treten nicht in Erscheinung. In dieser ersten Phase der Gruppenentwicklung steht beim einzelnen die Orientierung im Vordergrund und der Versuch herauszufinden, welche Anforderungen auf ihn zukommen, welche Regeln bestehen und welche Verhaltensweisen akzeptabel sind, um sich in die Gruppe einfinden zu können.

Zur Position der Leitungskraft:
Die Vermutung besteht wohl zurecht, daß die meisten Stationsleitungen sich genau so einer Gruppe gegenüber sehen. Für Erklärungen, *warum* das so ist und so sein *muß*, weil es eben nicht anders zu machen ist, finden sich viele Gründe, manchmal sind es auch nur Ausreden. Denn – um den roten Faden wieder aufzunehmen – wenn die Rahmenbedingungen der Arbeit nicht stimmen, kann ganz einfach keine Qualität der Arbeit erwartet werden. Zu wenig Personal, unqualifizierte Mitarbeiter, partiell engagierte „Jobber", ein Schichtsystem, das zum Teil nur „fliegende Übergaben" zuläßt, eine zu hohe Krankheitsquote und Personal-

fluktuation sind eben keine günstigen Rahmenbedingungen. Um mit einer Gruppe – die ja im eigentlichen Sinn noch keine Gruppe ist – den „task functions", der Aufgabenerfüllung gerecht zu werden, bleibt der Stationsleitung meist nichts anderes übrig, als mit „straffer Hand" zu führen. Denn aus ihrem „Team" kann in dieser ersten Phase der Gruppenentwicklung nur wenig kommen. Dabei liegt dem kein Unvermögen oder gar böse Absicht zugrunde. Den Mitarbeitern fehlt lediglich noch die entlastende Sicherheit des Vertrauens in die Gruppe nach dem Motto: „Wenn wir zusammenarbeiten und uns einigermaßen verstehen, dann werden wir's schon packen!" So aber ist der einzelne wirklich auf sich „zurückgeworfen": „Nur nicht auffallen" oder „sich zu weit aus dem Fenster hängen", sind nun einmal Gedanken, die Motivationssperren errichten. Eigeninitiative und Verantwortlichkeit werden aus Selbstschutz nicht zugelassen. So bleibt der Leitungskraft wenig anderes übrig, als eine klare Aufgaben- und Arbeitsorganisation zu entwickeln und Anweisungen deutlich, wenn nötig schriftlich, mitzuteilen, die Kontrollmerkmale eindeutig festzulegen und das leidige Problem der Dokumentation zu ihrem „Hobby" zu machen. Um sich selbst und ihre Mitarbeiter zu „entstressen", ist bei solch einer Gruppe viel Führungskompetenz gefragt. Vor allem Gespräche und eine verläßliche Einschätzung der Mitarbeiter, nicht zu vergessen die Orientierungshilfe mittels der Soziogramme, sind unterstützende Maßnahmen. Um es auf den Punkt zu bringen: Das persönliche Führungsfernziel sollte sein, die Struktur des formellen Soziogramms wenigstens annähernd zu erreichen.

2. Phase : Gegenseitige Öffnung und Konfrontation

Während in der ersten Phase das gegenseitige Kennenlernen, die Anforderung der Aufgabe und die Einordnung der Situation im Vordergrund standen, wächst in der zweiten Phase die aktive Beschäftigung mit den Problemen der Gruppe und der eigenen Position in der Gruppe. Die einzelnen versuchen herauszufinden, wer ähnliche Einstellungen und Empfindungen hat. Die Gruppenmitglieder lernen sich gegenseitig besser kennen und beginnen, Vorurteile abzubauen, die sie gegen bestimmte Personen hatten. Es finden offene Auseinandersetzungen statt. Die Arbeitsweisen, die Methoden und Regeln werden kritisiert. Man fängt an, dem anderen zu sagen, „was einem an ihm nicht paßt". In dieser zweiten Phase konzentriert sich die Gruppe auf sich selbst und auf ihre Konflikte. Für diese Phase ist es auch typisch, daß sich Cliquen und Allianzen bilden, je nachdem wer ähnlich denkt oder sich gegenseitig unterstützt. Gefühle werden immer offener gezeigt und ausgesprochen. Das gilt auch gegenüber der Leitungskraft. Stellt sie zum Beispiel bei Dienstbesprechungen neue Anforderungen oder andere Methoden vor, treten auch hier Widerstände offen in Erscheinung. Durch den Prozeß der gegenseitigen Öffnung wird die Kommunikation innerhalb der Gruppe zunehmend identischer. Wenn es jetzt gelingt, unterschiedliche Stärken und Schwächen kennenzulernen und zu akzeptieren, verschiedene Meinungen darzulegen und zu respektieren, dann wird es möglich, Gründe für Leistungsmängel und persönliche Defizite in der Kooperation zu berücksichtigen. In dieser Phase wächst das Interesse am Auskommen mit den anderen. Man hört sich gegenseitig zu, die Meinung und der Ratschlag des anderen wird nicht mehr als Kritik, sondern als Versuch persönlicher Unterstützung gewertet. Das Interesse an der gemeinsamen Situation, das Gefühl, „wir sitzen alle im selben Boot" wird durch jeden Erfolg der Gruppe verstärkt. Dadurch wächst die Bereitschaft, auch neue Wege zu beschreiten, kritische Vorschläge gemeinsam zu diskutieren, die Aufgaben und Rollen des einzelnen zu definieren und besser abzugrenzen.

Diese zweite Phase der Gruppenbildung ist durch folgende Kriterien charakterisiert:

- Der einzelne ist auf „Positionssuche", um seinen Platz in der Gruppe und auch um „Gleichgesinnte" zu finden. „Wer ist mir sympathisch?" „Wer denkt ähnlich wie ich?" „Wen kann ich fragen, wenn ich nicht mehr weiterkomme?" „Wer hilft mir?"
- Es bilden sich Cliquen, Untergruppen und Allianzen.
- Offene Auseinandersetzungen entzünden sich vorwiegend an der Kritik von Arbeitsweisen, Regeln und Methoden. Diese Konfrontation findet sowohl in der Gruppe, meist zwischen Mitgliedern der Cliquen, als auch gegenüber der Leitungskraft statt. Nur wenn der „Aggressionsstau" zu groß ist, wird man auch einmal persönlich und sagt dem anderen „was einem an ihm nicht paßt".
- Die Gruppe ist vorwiegend mit sich und den verschiedenen Rivalitäten beschäftigt.
- Die Leitungskraft, meist ist es ja die Stationsleitung, wird als nicht der Gruppe zugehörig betrachtet. „Wir hier drinnen sitzen im gleichen Boot, du als Stationsleitung gehörst nicht direkt zu uns, du bist ja was Besseres."
- Die Gruppe hat die Tendenz, sich nach außen, gegenüber anderen Gruppen abzuschirmen. Konflikte zwischen zwei verschiedenen Schichten haben unter anderem hier ihren Ursprung.

Zur Position der Leitungskraft:

Der typische Rollenkonflikt der Stationsleitung wird besonders in dieser zweiten Phase der Gruppenbildung deutlich. Sie arbeitet zwar *mit* dem Team, aber sie ist nicht *im* Team integriert und nicht an den Prozessen, die in der Gruppe ablaufen, beteiligt, oder sollte es zumindest nicht sein. Denn in ihrer Funktion als Stationsleitung kann sie sich nicht nach dem „Sympathierichtwert" auf Positionssuche innerhalb der Gruppe begeben, noch darf sie sich einer der Cliquen oder Allianzen eindeutig geneigt zeigen. Macht sie es dennoch – und viele Stationsleitungen tun es, weil sie den Streß, außerhalb der Gruppe zu stehen, schlecht aushalten –, setzt sie ihre Führungsautorität aufs Spiel. Ihre Entscheidungen werden angegriffen oder ignoriert, ihre Fähigkeit zur Gleichbehandlung und Gerechtigkeit wird angezweifelt, denn: „Die hat ja sowieso ihre Lieblinge!" Kurzum, eine Stationsleitung, die sich in dieser kritischen zweiten Phase in den Gruppenprozeß „einklinkt", wird wie ein Mitglied der Gruppe behandelt. Insbesondere für jüngere oder noch unerfahrene Leitungskräfte ist das eine persönlich sehr belastende Situation. Das gilt um so mehr, wenn sie selbst ein ehemaliges Mitglied des Teams sind, dessen Vorgesetzte sie nun sein sollen. Natürlich ist es immer eine persönliche Entscheidung, ob man seine Führungsrolle annimmt oder nicht. Streßfreier für die Leitungskraft selbst, aber auch für ihr Team, ist auf jeden Fall eine klare Entscheidung: für oder wider!

Was also könnte die Stationsleitung tun? Ein Ansatzpunkt zur Bewältigung ihrer Führungsrolle ist die offene, meist emotionale Auseinandersetzung in der Gruppe. Werden Sie also frontal angegriffen, zum Beispiel in einer Dienstbesprechung, dann fordern Sie Ihre Mitarbeiter auf, ihre Kritik zu präzisieren und Lösungsvorschläge zu unterbreiten: *Warum* paßt ihnen diese Arbeitsmethode nicht, *was* müßte besser sein und *wie* ließe sich das erreichen? Argumentieren Sie in einer persönlichen Begründung mit Ihrer Funktionsrolle: „Meine Aufgabe ist es", „als Stationsleitung muß ich..." Es muß deutlich werden, daß nicht Sie persönlich für die neuen Anforderungen, Methoden oder die schlechte Personalsituation verantwortlich sind. Stellen Sie klare Regeln für die Arbeitsorganisation auf. Alles, was Information und Dokumentation anbelangt, ist ein Muß, das keine Entschuldigungen gelten läßt wie „wußte ich nicht, hat mir keiner gesagt, habe ich in der Eile vergessen". Sehen Sie sich außerdem gelegentlich die „Netze" Ihres informellen Führers in der Gruppe an. Müssen Sie da vielleicht eine Führungsentscheidung revidieren oder neu treffen? Nutzen Sie die Frustenergie in der Gruppe, die diese Phase kennzeichnet. Denn solange gestritten wird, ist eine Beziehung lebendig, sagt man zu Recht, es müssen nur die Kommunikationswege aufgezeichnet werden, damit Unmut angemessen geäußert und Probleme zivilisiert angegangen werden können. Die störungsfreie Kommunikation in Ihren Cliquen und Allianzen setzt Signale für das vorhandene Potential! Irgendwie sind schließlich alle an vernünftigen Verhaltensregeln, die alle kennen und gleich interpretieren und die vor allem gelten, interessiert.

3. Phase: Übereinstimmung und Kooperation

Nachdem die Gruppe in der zweiten Phase vor allem die zwischenmenschlichen Probleme erkannt, Stärken und Schwächen des einzelnen zu berücksichtigen gelernt hat, wächst das Vertrauen. Die Gruppe hat jetzt die einzelnen Aufgaben und Rollen definiert und abgegrenzt. Überdies wird den Gruppenmitgliedern zunehmend bewußt, daß sie sich mit übertriebenem Konkurrenzverhalten selbst, aber auch der Gruppe schaden. Die Funktionsfähigkeit der Gruppe an sich wird zu einem Wert, dessen Existenz es zu erhalten gilt.

Erst in dieser dritten Phase wird die Selbsterhaltung der Gruppe das gemeinsam akzeptierte Ziel. Es entwickelt sich ein hohes Maß an Zusammenhalt und macht mit dem damit verbundenen „Wir-Gefühl" jetzt aus der Gruppe das *Team*. Das Team wird für den einzelnen ein Lebensbereich, in dem er sich wohl fühlen kann. Die meisten sehen sich als Person akzeptiert, brauchen Schwächen nicht vertuschen und auf ihre Stärken pochen, sie können ihre Meinung frei äußern, ihre Probleme ansprechen und um Unterstützung bitten. Selbst bei auftretenden Konflikten haben die Teammitglieder – im Unterschied zu anderen Gruppen – das Vertrauen, daß diese Konflikte bewältigt werden. Diese entspannte zwischenmenschliche Atmosphäre wirkt sich zunehmend positiv auf die Arbeit aus. So werden offene Vereinbarungen über Ziele des gemeinsamen Handelns getroffen, Informationen gesammelt und sorgfältig weitergeleitet. Das, was zu tun ist, wird detailliert geplant und abgesprochen. Fehler dienen als Basis der gemeinsamen Arbeitsverbesserung und nicht der individuellen Schuldzuweisung. Die Arbeitsergebnisse werden zusammen beobachtet und ausgewertet. Positive Rückmeldungen, zum Beispiel von Angehörigen oder Leitungskräften, werden als gemeinsamer Erfolg verbucht und bestärken die Motivation des Teams zur Zusammenarbeit.

Diese dritte Phase der Gruppenbildung wird durch folgende Punkte charakterisiert:

- Regeln der Arbeitsorganisation sind bekannt und werden eingehalten.
- Rivalitäten treten zugunsten von Kooperation zurück.
- Die Gruppe entwickelt ein „Wir-Gefühl", das es im eigenen Interesse zu pflegen und erhalten gilt. Aus der Gruppe ist das Team geworden.
- Das Team entwickelt ein bestimmtes Kommunikationssystem und ein zuverlässiges Feedback-Verfahren.
- Ziele werden diskutiert und gemeinsam festgelegt. Getroffene Vereinbarungen gelten als verpflichtende Zielsetzungen.
- Befriedigende Arbeitsergebnisse und positive Rückmeldungen werden als gemeinsamer Erfolg angesehen.

Zur Position der Leitungskraft:

Ein selbstbewußtes Team, das kreativ ist und flexibel Stärken und Schwächen seiner Mitglieder austariert, arbeitet effizient. Die anstehenden Aufgaben werden ohne große Reibungsverluste bewältigt. Es ist aber sehr kritisch gegenüber seiner Leitung. Es will informiert werden, Entscheidungen müssen begründet sein, und die Meinungen bzw. die Einwände von seiten der Teammitglieder wollen berücksichtigt werden. Als Leitungskraft steht Ihre Fachkompetenz bei einem solchen Team ständig auf dem Prüfstand. Sie sollten auf jeden Fall dagegen gewappnet sein! Das Team öffnet sich in dieser Phase wieder stärker und nimmt Anregungen und Informationen von außen an, aber immer unter dem Gesichtspunkt, ob sie für das Team von Nutzen sind. Die Leitung wird jetzt in ihrer Rolle akzeptiert, sofern sie partnerschaftlich die Verhaltensregeln des Teams akzeptiert, sich für „ihr Team" einsetzt und gleichberechtigte Diskussionen nicht scheut. Ein Team in der dritten Phase kann kreativ geführt werden. Projekte konzipieren, Ideen für neue

Standards und Delegation sind mit einem Team der dritten Phase kein Thema. Ganz besonders wichtig ist die Berücksichtigung des kollektiven Achtungsbedürfnisses des Teams. Sorgen Sie deshalb für Ihre Leute und nehmen Sie alle Chancen zur Personalentwicklung wahr, die sich Ihnen bieten.

4. Phase: Das optimale Team

Das Ziel, das es zu erreichen gilt, lautet hier: Zufriedenheit für den einzelnen wie auch für das Team als Ganzes. Denn wenn von einem Team optimale Leistung erwartet wird, müssen sich die einzelnen Mitglieder in ihrem Team wohlfühlen. Dieses ideale Ziel kann nur erreicht werden, wenn eine Gruppe die Chance hat, die Phasen der Teamentwicklung zu durchlaufen. Gelangt ein Team in diese letzte Phase, ist es nicht nur selbstbewußt, sondern annähernd selbständig und entwickelt eine Eigendynamik mit positiven, aber auch negativen Zielsetzungen. Die positive Zielsetzung ist dem Schlachtruf der drei Musketiere ähnlich: „Alle für einen, einer für alle!" Aus einer „Zukunftswerkstatt" mit Leitungskräften stammen nachfolgende optimale Anforderungen an ein ideales Team, die ich Ihnen nicht vorenthalten möchte:

- Alle Teammitglieder sind sich des gemeinsamen Ziels voll bewußt und zu jedem Zeitpunkt um seine Erreichung bemüht.
- Wenn ein Teammitglied unsicher ist oder in Schwierigkeiten gerät, wird dies schnell von anderen wahrgenommen und kompensiert.
- Alle Schwächen und Leistungsdefizite müssen jederzeit schnell erkannt und beseitigt werden.

Um Sie nicht zu demotivieren, erspare ich Ihnen den Rest der Liste. Interessant ist vielleicht die Beobachtung, daß diese Leitungskräfte offensichtlich nicht bemerkten, daß diese optimalen Anforderungen ihnen selbst genauso gelten.

Anmerkungen zum optimalen Team

Ein nahezu selbständig agierendes Team kann unbestritten optimale Leistung erbringen, jedoch zu einem hohen Preis. Jede Aufnahme eines neuen Mitglieds in solch einen festgefügten „Teamkörper" kommt einem Drama gleich. Darüber hinaus muß die Stationsleitung eine beachtliche Durchsetzungskraft besitzen, denn sonst übernimmt das Team die Führung und sie wird zur bloßen „Staffage" degradiert. Ein weiteres Problem, das sich mit einem optimalen Team ergeben kann, umschreiben „Altgediente" diskret mit „never on the job". Schärfer formuliert heißt das „im Team nicht intim". Wenn Mitglieder eines Teams sich persönlich sehr gut verstehen, kann das zur einer richtigen Harmoniesucht ausarten, und es entstehen „Harmoniefallen", die der Arbeit keineswegs zugute kommen:

Harmoniefalle 1: Leistung lohnt sich nicht.

In einem optimalen Team fällt der besondere Einsatz des einzelnen nicht mehr auf. Die Leitungskraft sieht nur noch die Gesamtleistung. Es bleibt dabei unbemerkt, daß ein Teammitglied, das „nicht so fit", sonst aber ein netter Kerl ist, von den anderen mitgetragen wird. Die Botschaft, die bei diesem Mitarbeiter ankommt, lautet nach dem Prinzip des Verstärkerlernens: Ich brauche mich nicht mehr anzustrengen. Mit der so freigesetzten Arbeitsenergie kann er durchaus „auf dumme Gedanken kommen" und beispielsweise zum informellen Führer avancieren.

Harmoniefalle 2: Ideen werden abgeblockt.

Freunde widersprechen sich nur ungern. Die Folge ist, daß die Diskussionen über Ziele, Arbeitsabläufe und Umsetzungsstrategien nur „lau" geführt werden. Schließlich wird der beste Kompromiß und nicht die beste Lösung umgesetzt. Viele, auch kreative Ideen werden erst gar nicht angesprochen, nur weil es vielleicht zum Streit kommen könnte. Es wird lieber mit mittelmäßigen Kompromissen weitergearbeitet, als die Freundschaft aufs Spiel zu setzen.

Harmoniefalle 3: Fehlentscheidungen werden toleriert.

Je enger sich die Teammitglieder zusammenschließen, desto größer ist die Gefahr, daß nicht mehr die Sache zählt, sondern die Person. Solch eine eingeschworene Gemeinschaft neigt zu Fehlentscheidungen, weil sie eher die Fehler der Freunde verteidigt, als wesentlich bessere Vorschläge von außen, das heißt von jemand, der nicht zum Team gehört, aufzugreifen. Wenn es aber gilt, Probleme zu lösen und Entscheidungen abzuwägen, muß dies ohne Rücksichtnahme auf die Verletzung freundschaftlicher Gefühle geschehen können. Das bedeutet: Professionelle Distanz zu wahren fällt in einem Team immer dann schwer, wenn das „Wir-Gefühl" zur Ideologie erhoben, Lust und Last zugleich wird.

5.3   Unser Team hat einen guten Stern

Nach all den professionellen Möglichkeiten der Fremdeinschätzung sollten wir doch Ihren Mitarbeitern die Möglichkeit geben, sich zu äußern. Dies kann mit einer einfachen Übung geschehen, die völlig anonym abläuft und von daher gerne angenommen wird. Der „Teamstern" ist eine eher spielerische Methode, um Stimmungen oder Befindlichkeiten in einem Team auszuloten und für die Gruppe selbst erfahrbar zu machen. Sie kann eine Gruppe bei dem Prozeß begleiten, ein Team zu werden und dieses dabei unterstützen, ein Team zu bleiben und nicht zu einer Gruppe zu degenerieren.

Der beste Zeitpunkt, ihrem Team diese Übung vorzuschlagen, ist, wenn Ihnen auffällt, daß „dicke Luft" herrscht, Sie zum Beispiel vermehrt solch interpretationswürdige Indizien beobachten wie lustlose Gesichter, ruppiger Umgang miteinander, aggressiver Umgangston, zunehmende Krankmeldungen und nachlassende

Konzentration bei der Arbeit. Warten Sie bitte nicht zu lange, um der Sache auf den Grund zu gehen, sonst schleifen sich diese negativen Verhaltensweisen ein und schädigen die sozialen Beziehungen im Team nachhaltig. Diese Übung eignet sich am besten für Arbeitsgruppen, die in der zweiten oder dritten Phase ihrer Teamentwicklung sind. Im Anfangsstadium einer Gruppe ist weder Interesse noch das nötige Vertrauen vorhanden, und wenn Sie einem „optimalen Team" diese Übung vorschlagen, könnten Sie auf ein mitleidiges Lächeln stoßen, denn das „hat man bereits hinter sich". Die Übung muß sorgfältig mit einigen Tips aus der Moderation vorbereitet und „präsentiert" werden. Der Zeitraum, den *Sie* und *Ihr Team* für die Übung benötigen, läßt sich für einen Außenstehenden schlecht einschätzen. Der Erfahrungswert liegt bei ca. 90 Minuten. Am besten läßt sich die Übung in eine Teamsitzung einbauen, dessen einziger Tagungsordnungspunkt sie sein sollte. Natürlich muß die „Verpackung" stimmen, denn wenn Sie eine Teamsitzung mit „Übung" ansetzen, haben Sie mit Sicherheit zwei Freistunden! Vielleicht gibt es aber einen Kummerkasten im Schwesternzimmer, der sich mittlerweile angefüllt hat, oder die Konfliktgespräche nehmen immer mehr Ihrer Zeit und Kraft in Anspruch, oder Sie brauchen eine hieb- und stichfeste Argumentationsgrundlage, um für den Personalbestand Ihres Teams bei den Vorgesetzten zu kämpfen. Das Thema für die Sitzung könnte dementsprechend lauten: „Konflikte im Team". Übrigens halten die „Modernisierer" unter den Chefs auch eine „verordnete" Supervision für ein geeignetes Mittel, um Konflikte, gleich welcher Art, zu beheben. Damit kein Mißverständnis aufkommt: Supervision ist *das* Mittel, wenn die Voraussetzungen stimmen, das heißt, wenn das Team von sich aus eine Supervision beantragt und wenn das Team mit dem Supervisor „kann". Und das ist völlig unabhängig davon, ob die „oberste Leitung" den Supervisor ihrerseits als o. k. einschätzt! In jedem Fall macht es Sinn, die Eigeninitiative bzw. die Selbsterhaltungsfunktion Ihres Teams zu stärken – und das zumindest leistet diese Übung. Die Themen Meinungsverschiedenheit und Mißverständnis sind immer ein „sensibles" Problemfeld, das man mit größter Vorsicht angehen muß. Einige Hinweise sollen Ihnen die Vorbereitung, den Einstieg und die Durchführung der Übung erleichtern.

Vorbereitung der Übung „Teamstern"

Die organisatorische Vorbereitung weicht wahrscheinlich etwas von den üblichen Gepflogenheiten ab. Raumgröße, Tageszeit und die Zusammensetzung der Teilnehmer spielen zwar immer eine Rolle, für den Erfolg dieser Übung sind sie jedoch ausschlaggebend. Der Raum sollte groß genug sein und etwas abseits vom allgemeinen Betrieb liegen, damit eine ungestörte „Einzelarbeit" gewährleistet ist. Die Wahl des Zeitpunktes ist auch nicht unerheblich. Kurz vor Dienstschluß ist für diese Übung keine Konzentration mehr zu erwarten. Bei der Auswahl der Teilnehmer kann es unter Umständen Schwierigkeiten mit dem Dienstplan geben. Trotzdem sollten Sie darauf achten, daß alle, die es angeht, dabei sein können. Organisieren Sie außerdem genügend Arbeitsblätter (Abb. 25), einen Flip-chart, Filzstifte, Kulis, Klebepunkte, mehrere Scheren und genügend Konzeptpapier. Für Sie persönlich wichtig ist zu überlegen, mit welcher Fragestellung Sie Ihrem Team diese Übung vorstellen wollen. Ihr *Ziel* ist es herauszufinden, was die Beziehungen stört und unzufrieden macht. Drei Fragen könnten unter anderem dieses Problem umschreiben:

- Welche Eigenschaften sollte ein kooperatives Team haben?
- Welche Eigenschaften sollte mein Team haben, damit ich mich wohlfühlen kann?
- Welche Eigenschaften sollte ein gutes Arbeitsteam haben?

Zur gedanklichen Vorbereitung auf Ihre Teilnehmer sollten Sie sich einige Fragen durch den Kopf gehen lassen: Wie in etwa sieht das informelle Soziogramm aus? Wie ist Ihrer Einschätzung nach die Beziehung zu dem/der informellen Führer/Führerin? Von wem erwarten Sie Widerstand? Wie groß ist Ihrer Meinung nach das Interesse des Teams an der Klärung der Mißstimmung? Wie sicher fühlen Sie sich in Ihrem Team? Allein durch die Beantwortung dieser wenigen Fragen können Sie sich auf die Situation einstellen und gedanklich, aber auch gefühlsmäßig Verhaltensalternativen durchspielen. Je nachdem, wie Ihr situatives Gedankenexperiment ausfällt, sollten Sie entscheiden, in welchem „Ich-Zustand" Sie Ihrem Team die Übung präsentieren.

Arbeitsanweisungen für die Übung „Teamstern"

1. Die Teammitglieder sammeln Eigenschaften, die ihr Team charakterisieren. Dies geschieht durch Zuruf, während Sie die genannten Eigenschaften untereinander am Flip-chart notieren. Nach der Methode des „Brainstorming" dürfen während dieses Vorgangs keine kommentierenden oder wertenden Äußerungen fallen. Jeder sagt die Eigenschaft, die ihm wichtig erscheint. Es werden

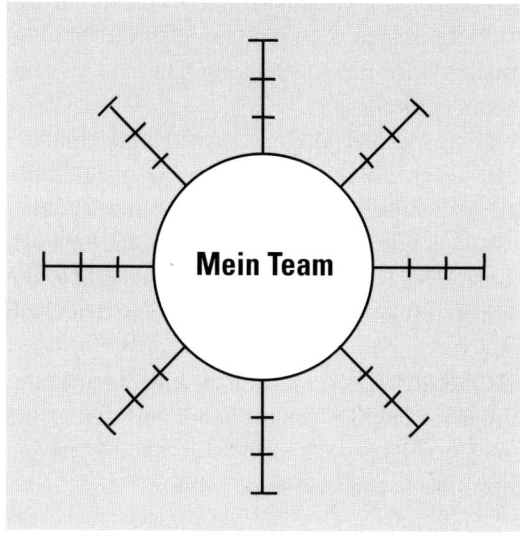

Der Teamstern   **Abb. 25**

8 Eigenschaften für den Teamstern benötigt, also sollten mindestens 13 zur Auswahl zusammenkommen.

2. Durch Punktvergabe wird nun eine Rangfolge erstellt. Jeder Mitarbeiter kann maximal drei Punkte vergeben, die er am Flip-chart einträgt.

3. Ist die Rangfolge der gesammelten Eigenschaften erstellt, werden diese näher definiert. Lassen Sie Kleingruppen bilden und verteilen Sie die Eigenschaften zur intensiven Bearbeitung durch das Operationalisieren. Über die Vorteile dieser Methode wurde bereits gesprochen. Eine Eigenschaft so zu erklären, daß sie nachvollziehbar und „sichtbar" von allen Beteiligten verstanden wird, ist nicht einfach. Lassen sich die Mitglieder eines Teams jedoch auf diesen Prozeß ein, ist das „lebendiges Lernen" in Reinform. Kein noch so versierter Theoretiker kann die Bedeutung der Subjektivität der Sprache vermitteln wie dieser einfache Vorgang. Für Beispiele, die Sie zur Anregung vorgeben sollten, sei auf die Liste der Operationalisierungen im Anhang verwiesen.

4. Die von den Gruppen erarbeiteten Operationalisierungen der wichtigsten Eigenschaften sollten anschließend dem Team vorgestellt werden, damit jedes Teammitglied weiß, was in *diesem Team* beispielsweise unter Vertrauen, Kritikfähigkeit und Kooperation verstanden wird.

5. Erst jetzt verteilen Sie die Arbeitsblätter. Entsprechend der Rangfolge werden auf diesen die wichtigsten acht Eigenschaften möglichst weit außen an die einzelnen Strahlen des Teamsterns geschrieben. Die Eigenschaft mit der höchsten Punktzahl steht dabei am senkrecht nach oben gerichteten Strahl und wird innen im Kreis durch eine 1 gekennzeichnet. Danach werden im Uhrzeigersinn die anderen Eigenschaften notiert.

6. Jedes Teammitglied schätzt nun für sich *allein*, ohne Absprache und Diskussion mit anderen, das Team unter der Fragestellung ein: Wie sehe ich mein Team in bezug auf die benannten Eigenschaften, wie zufrieden bin ich mit der Ausprägung dieser Eigenschaften im Team? Die Einschätzungen werden auf den Strahlen in den angebrachten Unterteilungen markiert. Je näher die Markierung am Kreis liegt, desto schwächer wird die Ausprägung bzw. das Vorhandensein dieser Eigenschaft im Team beurteilt.

7. Anschließend werden alle Markierungspunkte miteinander verbunden und der so entstandene Teamstern entlang dieser Linie ausgeschnitten. Damit fällt das individuelle Erkennungsmerkmal der handschriftlichen Eintragungen der Schere zum Opfer. Zum Schluß steht also nur noch eine 1 im Innenkreis, die die Position der wichtigsten Eigenschaft markiert. Die versprochene Anonymität ist damit gewahrt. Übrigens, als Leitungskraft sollten Sie Ihren eigenen Teamstern nicht vergessen!

8. Um die erste spontane Neugierde zu befriedigen, werden die einzelnen Teamsterne mit der 1 als Orientierung übereinander gelegt. Schon auf den ersten Blick kann festgestellt werden, welche Eigenschaften zufriedenstellend ausgeprägt sind bzw. welche nur ansatzweise vorhanden sind.

9. Eine Gesprächsrunde schließt die Übung ab. Sie könnten zum Beispiel fragen:
   - Wie fandet ihr die Übung?/Was hat euch die Übung gebracht?
   - Wie fühlt ihr euch jetzt?
   - Wie könnten wir diese Informationen sinnvoll weiter verwenden?

Nachbereitung der Übung „Teamstern"

Wenn Ihr Team wirklich konzentriert die gewählten Eigenschaften operationalisiert und danach die Einschätzung vorgenommen hat, liegen Ihnen wichtige Informationen vor:

- Welche Eigenschaften sind dem Team wichtig? Der Teamstern umfaßt sowohl Kriterien der formellen Arbeitsbeziehungen als auch die der informellen Sozialstruktur. Werden ausschließlich Eigenschaften für das zwischenmenschliche Verstehen genannt, ist dies ein Indiz dafür, daß es sich erst in zweiter Linie um ein Arbeitsteam handelt.

- Die Eigenschaften, für die sich Ihr Team in einer offenen Wahl entschieden hat, beschreibt die Soll-Vorstellung der Teamatmosphäre. Interessant ist, wenn damit die verschiedenen subjektiven Einschätzungen des Ist-Zustandes verglichen werden. Für diese einfache Auszählung brauchen Sie eine kleine Tabelle:

	zufrieden	weniger zufrieden	nicht zufrieden
1			
2			
3			
4			
usw.			

Können Sie aus den von den Teammitgliedern gewählten Eigenschaften und dem Vergleich der Soll/Ist-Daten Konsequenzen für Ihre Führungsentscheidungen oder die Wahl Ihrer Führungsmittel ziehen? Wenn zum Beispiel Vertrauen eine wichtige Eigenschaft ist, sehen Sie durch Personalgespräche eine Möglichkeit, Vertrauen aufzubauen?

- Bei der nächsten Teambesprechung sollten Sie Ihrem Team die Ergebnisse der Auszählung mitteilen. Nun ist es an der Reihe der Teammitglieder, Vorschläge zur kreativen Umsetzung dieser Informationen zu machen.

Die Übung „Teamstern" kann Ihr Arbeitsteam auf dem Weg zu einem echten Team begleiten, in welchem jeder weiß, *wovon* gesprochen wird und *woran* man sich zu halten hat. Es ist ein Stimmungsbarometer, das die Befindlichkeiten seiner Mitglieder anzeigt und Ihnen hilft, Ihr Team besser kennen und verstehen zu lernen.

6 Personalgespräche sind das wichtigste Führungsmittel

Personalgespräche gehören zu den Führungsaufgaben, die zumeist höchst ungern wahrgenommen werden. Da wird „ein Auge zugedrückt", weil die oder der Kollege ja ansonsten gut arbeitet, wird Verständnis gezeigt für private Probleme, die sich zwar hin und wieder auf die Arbeit auswirken, aber schließlich ist ja das Team in Ordnung! Häufig wird ein anstehendes Gespräch auf später verschoben in der Hoffnung, daß das Problem sich von selbst löst. Viele Leitungskräfte sind aber auch einfach unsicher, weil von ihnen etwas verlangt wird, dem sie sich so nicht gewachsen fühlen. Und das ist verständlich, denn Personalgespräche sind keine formlosen Gespräche, die mit der Tatsache, daß ein Gespräch stattgefunden hat, erledigt wären. Personalgespräche zu führen ist vielmehr ein rechtlich verankertes Muß im Sinne der Personalfürsorge und ein verpflichtendes Soll für den Nachweis Ihrer Führungskompetenz in einer Funktionsrolle. Daher gilt für alle Personalgespräche die gemeinsame Voraussetzung: Sie müssen nachweisbar begründet sein und mit einem für beide Seiten verbindlichen Ziel, einer Absprache bzw. Konsequenz, enden. Damit die Beweiskraft der getroffenen Vereinbarungen gesichert ist, nicht zuletzt auch für den Fall strittiger Auseinandersetzungen, müssen bestimmte formale Vorgaben eingehalten werden. Zumindest darüber sollten alle Leitungskräfte informiert sein, einmal um sich selbst zu schützen und den Mitarbeitern gerecht zu werden, aber auch um Schaden von der Einrichtung abzuwenden. Betriebsintern betrachtet sind Personalgespräche sowohl das wichtigste Führungsmittel als auch das Frühwarnsystem schlechthin, um atmosphärische Störungen rechtzeitig zu erkennen, die Arbeitszufriedenheit offensiv zu gestalten und die Verbindung der Mitarbeiter mit „ihrem Betrieb" zu festigen. Die vielbeschworene „corporate identity" wird nicht über Bezahlung und Bonusofferten erreicht, sondern über die persönliche Beziehung zu dem Vorgesetzten, dem vertraut werden kann, weil man nachweisbar gerecht und fair behandelt wird. Das gilt nicht nur für die Leistungsbeurteilung und den Personaleinsatz, vielmehr unterliegen professionell geführte Personalgespräche gewissermaßen einer standardisierten Regelung, die ihnen erst die Bedeutung und Aussagekraft des wichtigsten Führungsmittels verleiht. Um die verschiedenen Arten von Personalgesprächen effizient führen zu können, sind deshalb bestimmte Grundvoraussetzungen zu erfüllen, ohne die jedes Personalgespräch auf eine mehr oder weniger uneffektive Form emotionsbelasteter *Personengespräche* abgleitet. Denn:

> Ein Personalgespräch hat offiziellen Charakter durch den nachweisbar begründeten Anlaß und die für die Gesprächspartner verbindliche Konsequenz.

Die Voraussetzungen für Personalgespräche auf der Strukturebene sind eine vollständige Kenntnis der Organisationsstruktur, die bei dem Gespräch auch schriftlich vorliegen sollte. Darunter fallen:
- die Konzeption des Hauses, einschließlich des Marketingkonzepts der Einrichtung,
- die Stellen- und/oder Arbeitsplatzbeschreibungen der Einrichtung, einschließlich der ausgewiesenen Befugnisse,
- die Dienstordnung der Einrichtung,
- Führungsrichtlinien und Unterlagen des Beurteilungswesens,
- die Informationsstruktur der Einrichtung.

Diese Unterlagen sind unerläßlich, um
- Arbeitsleistung und Kompetenz des Mitarbeiters zu beurteilen,
- die Bruchstellen der Informationswege aufzuspüren,
- die Beurteilungs- und Kontrollmechanismen für den Mitarbeiter auf der Grundlage der Führungsrichtlinien und des Beurteilungswesens transparent zu machen.

Personelle Voraussetzungen sind
- die dienstliche und persönliche Biographie des Mitarbeiters (Personalakte) sowie
- der Inhalt vorangegangener Personalgespräche, soweit sie dokumentiert wurden.

Formale Voraussetzungen: Der geordnete Ablauf eines Personalgesprächs wird durch rechtzeitige Terminvereinbarung und eine ungestörte Gesprächsatmosphäre gewährleistet. Bitte beachten Sie grundsätzlich:
- Nach § 82 Abs. 2 Betriebsverfassungsgesetz kann jeder Arbeitnehmer ein Mitglied des Betriebs- bzw. Personalrates zu dem Personalgespräch hinzuziehen.
- Personalgespräche sollten Sie auch dann nicht allein führen, wenn der Mitarbeiter auf die Beteiligung des Betriebs- bzw. Personalrates verzichtet. In solchen Fällen sollte eine möglichst gemeinsam akzeptierte Person hinzugezogen werden.
- Ein Protokoll oder eine Gesprächsnotiz, die gegebenenfalls gegengezeichnet wird, dokumentiert nachweisbar den Anlaß und die Zielvereinbarung des Personalgesprächs und begründet nachvollziehbar die Konsequenz der Führungsentscheidung.

Halten wir fest:

Personalgespräche sind das wichtigste Führungsmittel, denn sie dienen der
▶ Motivation der Mitarbeiter,

▶ situationsgerechten Mitarbeiterführung,

▶ Informationssammlung für eine gezielte Personalentwicklung,

▶ themenzentrierten Konfliktprophylaxe.

6.1 Die wichtigsten Arten von Personalgesprächen

Personalgespräche mit dem bereits erwähnten offiziellen Charakter und den formalen Voraussetzungen gibt es nur wenige. Diese unterscheiden sich allerdings vom Anlaß und der intendierten Zielrichtung her und werden daher gesondert besprochen. Im Überblick sind die wichtigsten Personalgespräche:

● Einstellungs- oder Bewerbungsgespräch,

● Konfliktgespräch,

● Kritikgespräch,

● Fördergespräch,

● Orientierungsgespräch.

6.1.1 Das Einstellungs- oder Bewerbungsgespräch

Mit diesem Personalgespräch stellen Sie die Weichen für Ihre interne Personalpolitik. Hier haben Sie noch alle Chancen, die „Spreu vom Weizen zu trennen" und mit differenzierten Auswahlkriterien den Maßstab anzulegen, der Ihre personellen Ressourcen stabilisiert und auffüllt. Besondere Sorgfalt ist bei der Auswahl und Einstellung von Leitungskräften anzuraten. Bei ihnen ist nicht nur die fachliche Qualifikation wichtig. Hauptkriterien sollten soziale Kompetenz und methodische Fertigkeiten sein, denn sie sind mit die wesentlichen Voraussetzungen, um an der Führung eines qualitätsorientierten und kostenbewußten Dienstleistungsunternehmens erfolgreich mitzuwirken. So sind Rechtskenntnisse und betriebswirtschaftliche Methoden bereits heute für alle Leitungsfunktionen im sozialen Bereich wichtig und werden es in Zukunft immer mehr sein. Alles muß wirtschaftlich und kalkulierbar sein, wodurch zu Recht die Befürchtung entsteht, daß die Fragen und Probleme „rund um das Personal" wieder eine eher stiefmütterliche Behandlung erfahren. Es gilt jedoch zu bedenken, daß die „Atmosphäre des Hauses" und der Umgang mit den Kunden und deren Angehörigen weitgehend von den Mitarbeitern „vor Ort" gestaltet und bestimmt wird. So ist auf den ersten Blick die soziale Kompetenz der Führungskräfte zwar keine berechenbare Größe, aber die psychosoziale Fähigkeit der Mitarbeiterführung stellt ebenfalls eine Investition in die Zukunft einer Einrichtung dar, die sich dauerhaft bezahlt macht. Für ein Einstellungsgespräch sollten Sie daher genau wissen, *was* Sie wollen und brauchen. Je detaillierter Sie die Anforderungen formulieren, desto trennschärfere Entscheidungskriterien haben Sie für das Einstellungsgespräch. Im Bereich des mittleren Managements werden Einstellungsgespräche in der Regel zu zweit oder dritt geführt, zum Beispiel Heimleitung, Pflegedienstleitung und/oder Stationsleitung. Für ein aussagekräftiges Einstellungsgespräch benötigen Sie folgende Informationen:

- Zeugnisse und vorherige Beurteilungen des Bewerbers,
- Sockelaufgaben der Arbeitsplatzbeschreibung,
- spezielle Auswertungsgesichtspunkte aus dem Befähigungsprofil,
- Informationen über Eigenschaften und Verhaltensweisen, die in dem Team, mit bzw. in dem gearbeitet werden soll, aktuell sind. Diese Informationen erhalten Sie über Beobachtung, Soziogrammtechnik oder den Teamstern.

Bei der Auswahl und Beurteilung des Bewerbers helfen Ihnen eine effiziente Gesprächsführung, die Fragetechnik und letztlich auch die Beachtung der nonverbalen Signale des Gesprächspartners. Wichtig ist auch, daß Sie die Gesprächsanteile beachten. Das Gesprächsverhältnis sollte 1:2 betragen. Dabei ist Ihr Gesprächsanteil selbstverständlich der geringere, denn schließlich wollen Sie etwas über die Bewerberin oder den Bewerber erfahren. Nutzen Sie Ihren Gesprächsanteil für gezielte Fragen und Statements.

Zur Vorbereitung simulierter Einstellungsgespräche als Übung stellten Seminarteilnehmer folgende Punkte zur Beachtung zusammen:

1. Welche Qualifikationen, Fähigkeiten und Fertigkeiten sind für den Arbeitsplatz besonders wichtig?
2. Welche Eigenschaften und Verhaltensweisen sind in dem Team erwünscht, für das ein neuer Mitarbeiter gesucht wird?
3. Auf welche Punkte aus dem Personalhandbuch sollte besonders verwiesen werden? (z. B. die Dienstordnung; zum Inhalt des Personalhandbuchs siehe Anhang)
4. Rahmenbedingungen, die für das Einstellungsgespräch beachtet werden sollten:
   - Wo soll das Gespräch stattfinden, und wer ist noch anwesend?
   - Wie sollte der Bewerber begrüßt werden, wird ihm etwas angeboten?
   - Welche Grundsatzinformationen sollen ihm gegeben werden?
   - Die Struktur des Gesprächs sollte in groben Zügen festgelegt und abgesprochen sein. Was sollte alles gefragt werden und mit welcher Art von Fragen? Welche Rolle kommt dem/den anderen Teilnehmern an dem Einstellungsgespräch zu?

Halten wir fest:

▶ Einstellungsgespräche haben eine „Weichenfunktion", sowohl für Sie als Vorgesetzte als auch für Sie als Vertreter Ihrer Mitarbeiter der Einrichtung.

▶ Eine sorgfältige Vorbereitung ermöglicht gezielte Fragen und Statements. Wenn Sie genau wissen, was Sie wollen und brauchen, sinkt die Wahrscheinlichkeit, daß Sie „sehenden Auges" einen Fehlgriff für Ihr Haus tun.

▶ Ein Vertreter des Bereiches, für den ein neuer Mitarbeiter gesucht wird, sollte an dem Einstellungsgespräch beteiligt werden, zumindest aber die Möglichkeit haben, bei der Vorbereitung des Gesprächs auf spezielle Probleme aufmerksam zu machen.

6.1.2   Das Konfliktgespräch

Das Konfliktgespräch ist unbestritten das am häufigsten geführte Personalgespräch. Auf den ersten Blick erscheint es als ein „naher Verwandter" des Kritikgesprächs. Häufig wird fälschlicherweise auch kein Unterschied zwischen diesen beiden Arten von Personalgesprächen gemacht. Bei näherer Betrachtung und genauem Hinterfragen der Gründe bzw. des Anlasses weisen diese beiden Gesprächsarten jedoch deutliche Unterschiede auf. Ein Konfliktgespräch ist immer dann angesagt, wenn das Verhalten von Personen zu Unstimmigkeiten, Mißverständnissen und Unzufriedenheit führt. Es geht hier also um das Betriebsklima und um den Betriebsfrieden, für die Vorgesetzte im Sinne der Personalfürsorge verantwortlich sind. Im Bereich der Pflege ist das Team die sensibelste Stelle und damit sowohl Anlaß und Auslöser für die meisten Konflikte. Nach der Häufigkeit ihres Auftretens lassen sich folgende Konfliktanlässe unterscheiden:

1. Spannungen im Team. Meist befindet sich die Gruppe dann noch in der ersten Phase der Teamentwicklung.
2. Der Konflikt zwischen zwei Mitarbeitern, die sich gegenseitig bei der Pflegedienstleitung oder Stationsleitung „anschwärzen".
3. Beschwerden bei dem nächst höheren Vorgesetzten, über die Fach- und/oder Führungskompetenz des unmittelbar Vorgesetzten. (Beispiel: Ein Mitarbeiter beschwert sich bei der Pflegedienstleitung über die Stationsleitung.)
4. Leistungsschwankungen und Auffälligkeiten im Verhalten eines Mitarbeiters.

Grundsätzliche Empfehlungen für ein Konfliktgespräch sind:

● Führen Sie ein Konfliktgespräch nicht allein. Einzige Ausnahme ist das Beispiel für den Konfliktanlaß Nr. 4. Meist liegt hier der Grund für den Konflikt im privaten Umfeld, und eine dritte Person könnte die vertrauensvolle Atmosphäre stören. Trotzdem sollte auch dieses Konfliktgespräch mit einer verpflichtenden Vereinbarung enden. Wird die getroffene Vereinbarung nicht eingehalten, ist die Voraussetzung für ein Kritikgespräch gegeben.

● Spannungen im Team können durch eine Teamsitzung, die Konflikte zum Thema hat, aufgearbeitet werden. Sie bereiten eine solche Sitzung am besten durch einen Moderationsplan vor, oder Sie steigen in das Thema „Konflikte im

Team" mit dem Moderationsinstrument „Problem-Analyse-Schema" ein. Die Übung „Teamstern" eignet sich ebenfalls sehr gut, um Konflikte im Anfangsstadium bewußt zu machen und aufzuarbeiten. Kommen Sie damit nicht zurecht, sollten Sie auf professionelle Hilfe nicht verzichten.

- Wenn sich Mitarbeiter gegenseitig beim Vorgesetzten „anschwärzen", sollten Sie erst die Darstellung von A in einem Einzelgespräch schriftlich aufnehmen und dem Mitarbeiter zur Kenntnis geben; danach mit der Version von B auf die gleiche Weise verfahren. Beiden Kontrahenten muß mitgeteilt werden, daß ein Konfliktgespräch zu dritt (plus einer neutralen Person) ansteht, um eine Lösung des Problems zu ermöglichen.

- Bei Beschwerden über einen Vorgesetzten gilt grundsätzlich: Sprechen Sie mit diesem Vorgesetzten, bevor Sie sich zu der Beschwerde äußern. Erst wenn dadurch keine Lösung des Problems erreicht wird, sollten sie mit den beiden Konfliktparteien und einer gemeinsam akzeptierten Person ein erneutes Konfliktgespräch ansetzen.

Halten wir fest:

▶ Konfliktgespräche zählen zu den Hygienefaktoren, die das Betriebsklima „entstören", den Betriebsfrieden sichern und somit wesentlich zur Arbeitszufriedenheit beitragen.

▶ Der Konfliktanlaß ist im Verhalten von Mitarbeitern, das zu Mißverständnissen, Unstimmigkeiten und Unzufriedenheit führt, begründet. Es werden Verhaltensregeln, die zum Beispiel in einem Team „ungeschriebenes Gesetz" sind, übertreten oder aufgrund ungelöster persönlicher Konflikte einfache „Benimmregeln" mißachtet. Das Übertreten von Verhaltensregeln ist eine Mißachtung der Soll-Anforderungen der formellen Beziehungsstruktur und wird mit sozialen Sanktionen seitens der anderen Teammitglieder geahndet.

▶ Konfliktgespräche, die frühzeitig angesetzt werden, haben zumeist eine entlastende Wirkung und dienen dem besseren Verständnis und Miteinander am Arbeitsplatz.

▶ Konfliktgespräche, deren Anlässe Leistungsschwankungen oder eine besondere Auffälligkeit im Verhalten von Mitarbeitern sind, sollten nicht mit persönlichen Beratungsgesprächen gleichgesetzt werden. Sie sind als Vorgesetzter im Rahmen der Personalfürsorge nur gehalten, einen Mitarbeiter in persönlicher Notlage zu beraten, an wen bzw. welche Stellen er sich wenden kann, damit ihm geholfen wird. Aus mitleidsvollem Verständnis für die persönliche Notlage eines Mitarbeiters „beide Augen zuzudrücken", schadet dem Betriebsfrieden und kann Vorgesetzte in unhaltbare Situationen bringen. Dazu ein praktischer Fall, der besser nicht als Beispiel deklariert werden sollte:

Seit zehn Jahren arbeitet eine Pflegedienstleitung in einer größeren Einrichtung mit einer Kollegin zusammen, die einen von drei Bereichen leitet, die der

Pflegedienstleitung unterstellt sind. Die beiden Arbeitskollegen kennen sich gut und mögen sich, haben aber keinen privaten Kontakt außerhalb ihres Dienstes. Seit „geraumer Zeit", es sind immerhin drei Jahre, weiß die Pflegedienstleitung, daß die Kollegin „ein kleines Alkoholproblem" hat, das immer dann verschärft auftritt, wenn „Frau M. wieder einmal von einem Freund verlassen worden ist". Trotz mehrfacher Appelle der Pflegedienstleitung, einen Therapeuten aufzusuchen oder sich einer Entzugstherapie zu unterziehen, unternimmt die Kollegin nichts. Es kommt zum Eklat, als Frau M. eines morgens stark betrunken im Bett einer Bewohnerin aufgefunden wird. Selbst nach diesem Vorfall ist sich die Pflegedienstleitung nicht schlüssig, wie sie reagieren soll. „Es wäre jetzt doch wohl ein Konfliktgespräch nötig", war ihr Kommentar, als der Fall in der Runde besprochen wurde.

Dieser Vorfall ist selbstverständlich kein Anlaß mehr für ein Konfliktgespräch, sondern kann nur mit einer sofortigen Abmahnung geahndet werden. Hätte die Pflegedienstleitung gleich zu Anfang der Verhaltensauffälligkeit richtig reagiert und mit der Kollegin verbindliche Auflagen abgesprochen, wäre es vielleicht gar nicht zu diesem Eklat gekommen. Deshalb sollten Personalgespräche, die sich auf Veränderungen oder Auffälligkeiten im Verhalten Ihrer Mitarbeiter beziehen, niemals aufgeschoben werden, sondern es muß grundsätzlich nach dem Motto „Wehret den Anfängen" gehandelt werden. Daher gilt auch die Regel, erst ein Konfliktgespräch zu führen, bevor ein Kritikgespräch angesetzt wird. Wird dieser Zeitpunkt versäumt, kommt es meist unweigerlich zu schwerwiegenden Störungen des Betriebsfriedens oder Fehlleistungen, die dann nur noch mit einem Kritikgespräch aufgearbeitet werden können.

6.1.3   Das Kritikgespräch

Ein Kritikgespräch sollte immer dann angesetzt werden, wenn gegen eindeutige Pflichten und Verhaltensrichtlinien, also *Muß*-Anforderungen verstoßen wird. Darunter fallen Verstöße gegen generelle Pflichten eines Arbeitnehmers, die er mit Unterzeichnung des Arbeitsvertrages übernommen hat (z. B. Arbeitsverweigerung). Aber auch das bewußte Übertreten oder Abweichen von festgeschriebenen Verhaltensrichtlinien, wie sie beispielsweise in einer Dienstordnung oder Dienstanweisung niedergelegt sind, gibt Anlaß für ein Kritikgespräch. Kritikgespräche sollten ausnahmslos nicht allein geführt werden. Der Grund für das Kritikgespräch ist entscheidend dafür, ob eine gemeinsam akzeptierte Person oder ein Mitglied des Betriebsrates zu dem Gespräch hinzugezogen wird. Es können zwei Anlässe für ein Kritikgespräch unterschieden werden:

- Der Anlaß ist eine unzureichende und fehlerhafte Arbeitsleistung des Mitarbeiters, die zu aktuellem Schaden führen könnte wie zum Beispiel zu abträglichen

Presseberichten, Rufschädigung oder negativer Flüsterpropaganda. Insbesondere das Fehlen der sogenannten Dienstleistungsmerkmale definiert eine unzureichende Arbeitsleistung. So sollte unter anderem die „wirksame Kommunikation" mit den Angehörigen nicht durch den Mangel an Höflichkeit, Zugänglichkeit und Ansprechbarkeit gefährdet werden.

Nach Klärung des Sachverhaltes und dem Aufzeigen möglicher Auswirkungen kann bei dieser Form des Kritikgesprächs immer noch die Möglichkeit für unmittelbare Einsicht und Besserung des Mitarbeiters offengehalten werden. In keinem Fall sollte jedoch versäumt werden, genaue, schriftlich fixierte Auflagen und Abmachungen zu vereinbaren, die bei nochmaligem Übertreten zur Abmahnung führen.

● Der Anlaß ist eine schwerwiegende Fehlleistung des Mitarbeiters, sowohl im Arbeitsbereich (z. B. Nachtwache versäumt, Schlaganfall eines Bewohners zu melden) als auch als ein anderes gefährdendes Verhalten am Arbeitsplatz (z. B. Alkoholprobleme).

Bei diesen Anlässen für ein Kritikgespräch kann eine sofortige Abmahnung die Folge sein. Sind die Gründe für eine Abmahnung (Beispiele siehe Anhang) gravierend, kann das Abmahnungsgespräch – nach Prüfung des Sachverhalts durch einen Juristen – auch zur Kündigung führen. Wichtig ist zu wissen, daß **begründete Kritikgespräche** nur geführt werden können, wenn

1. stichhaltige Beweise, wie zum Beispiel eigene Beobachtung, nachweisbare Auswirkungen, überprüfte Aussagen, vorliegen und
2. Versäumnisse, Verstöße oder Mißachtung von *bekannten* Arbeitsanforderungen oder Verhaltensrichtlinien benannt werden können, die in schriftlicher Form vorliegen müssen (z. B. Arbeitsplatzbeschreibung, Dienstanweisung und Dienstordnung).

Halten wir fest:

▶ Das Kritikgespräch dient der Regulierung des Arbeitsverhaltens und der Arbeitsleistung des Mitarbeiters. Damit zählt es zu den „begrenzenden Führungsmitteln" wie etwa auch die Kontrolle.

▶ Ein Kritikgespräch kann aus zwei verschiedenen Anlässen angesetzt werden: einmal dann, wenn eine fehlerhafte Arbeitsleitung zu *aktuellem Schaden* führen könnte, zum anderen, wenn eine *schwerwiegende Fehlleistung* des Mitarbeiters vorliegt.

▶ Ein Kritikgespräch kann nur dann einberaumt werden, wenn der Anlaß *nachweislich begründet* wird.

Auch dazu ein Fall aus der Praxis, der letztlich zu aktuellem Schaden und schwerer Störung des Betriebsfriedens geführt hat.

Das Team bekommt einen neuen Kollegen. Es ist ein gut aussehender, junger Mann, der vor seinem Medizinstudium erst praktische Erfahrungen sammeln möchte und eine berufsbegleitende Ausbildung zum Altenpfleger macht. Michael ist sowohl bei den Kolleginnen im Team als auch bei den Bewohnern und deren Angehörigen beliebt. Es wird ihm allerdings nachgesagt, er sei zu sensibel und auch ein bißchen zu schüchtern. Mit seiner Rolle als „Hahn im Korb" kommt er jedenfalls schlecht zurecht, und als ihm dann noch eine wesentlich ältere Kollegin eindeutige Avancen macht, ist er völlig verunsichert. Auf Drängen seiner Freundin vertraut er sich der Pflegedienstleitung an und fragt sie um Rat, wie er sich denn verhalten solle. Die Pflegedienstleitung nimmt die Geschichte jedoch eher von der heiteren Seite und meint: „Ich würde das eher als Kompliment auffassen!" Ab diesem Zeitpunkt versucht der junge Mann, die Sache auf andere Art zu regeln. Er verschließt sich gegenüber den Kolleginnen, sondert sich ab und weist insbesondere die betreffende Kollegin mehrmals barsch zurück. Die Zurückgewiesene bringt daraufhin das Gerücht in Umlauf, daß Michael schwul sei. Als er eines Tages einige Pickel im Gesicht hat, setzt sie noch „einen drauf" und berichtet jedem, der es hören will: „Michael ist schwul und hat Aids!" Natürlich spricht sich so etwas schnell herum, bis hin zu den Bewohnern. Niemand möchte sich mehr von Michael anfassen lassen. Schließlich erreicht das Gerücht auch die Angehörigen, und es kommt zu Beschwerden bei der Pflegedienstleitung mit der Bitte um Stellungnahme. Doch die Pflegedienstleitung zögert auch jetzt noch einzugreifen und fährt zunächst zu einer Fortbildung.

In Diskussionen und einem mehr oder weniger authentischen Rollenspiel wurde auf dieser Fortbildung das dringend anstehende Kritikgespräch vorbereitet. Wir haben dazu die Transaktionsanalyse zu Hilfe genommen und die mögliche Abfolge des Dialogs festgehalten (Abb. 26).

Abfolge der Transaktionen:

1. „Mir ist zu Ohren gekommen, was Sie über Ihren Kollegen Michael gesagt haben: Er soll homosexuell sein und Aids haben. Ist das wahr oder nicht?"
2. „Woher haben Sie denn das? Das habe ich nie gesagt!"
3. „Erst beantworten Sie meine Frage: Haben Sie das gesagt, ja oder nein?"
4. „Was soll ich gesagt haben?"
5. „Haben Sie mir nicht zugehört?"
6. „So was würde ich nie machen!"
7. „Unterstellen Sie damit, daß Ihre Kollegen lügen? Ich habe da mehrere Zeugen."
8. „So was habe *ich* nie über den Michael gesagt. Da haben die sich etwas zusammengereimt, um mir eins auszuwischen!"
9. „Das muß ich klarstellen. Ich rufe jetzt die Kollegen, denen Sie das erzählt haben."

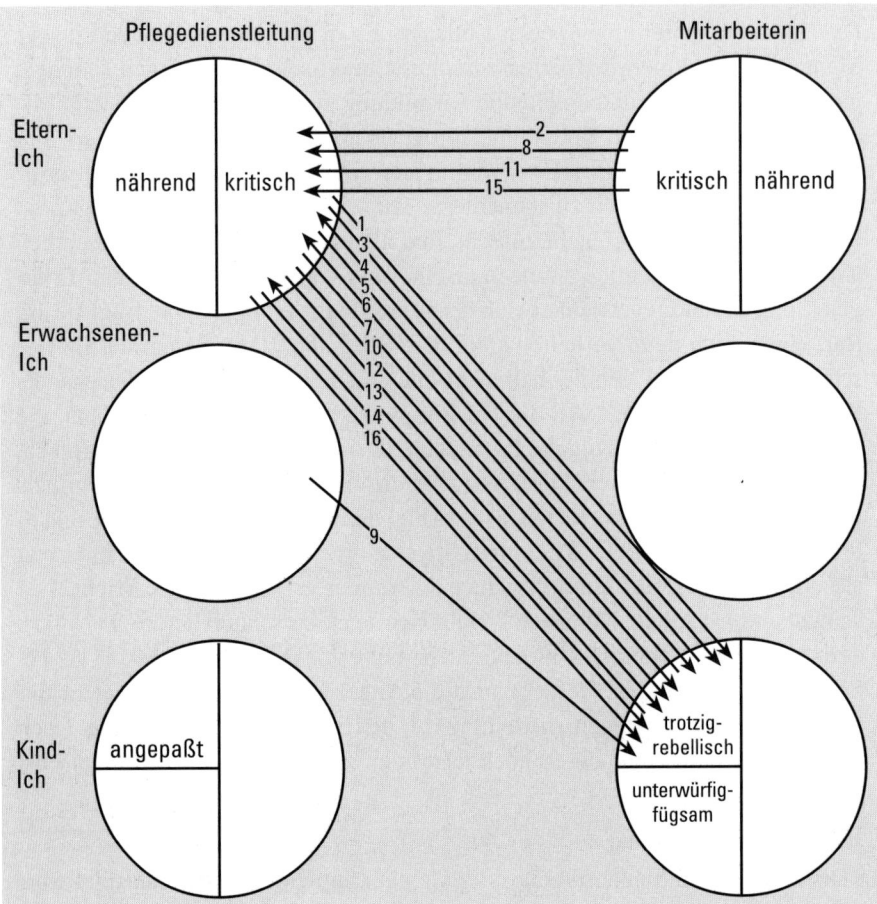

Abb. 26 Darstellung eines Kritikgesprächs mit Hilfe der Transaktionsanalyse (Ziffern siehe Text S. 169: Abfolge der Transaktionen)

Hier besteht die erste Möglichkeit, daß das Gespräch „kippt". Entweder reagiert die Mitarbeiterin emotional oder sie geht zum Angriff über.

Zu den Kollegen gewandt: „Wann und mit welchen Worten hat Ihnen die Kollegin die Geschichte über Michael erzählt?"

10. „Was haben Sie darauf zu sagen? Sie wollen doch wohl Ihre Kollegen nicht der Lüge bezichtigen!"
11. „Überstunden machen und einzuspringen, dafür war ich gut genug! Und jetzt reißen sie mich so rein! So ist es einfach nicht wahr!"
12. „Aber ich glaube den Kollegen."
13. „Dabei war ich es gar nicht, sondern die anderen haben so etwas gemunkelt. Ich habe das Gerücht bloß aufgegriffen. Und jetzt bin ich die Dumme!"

14. „Das tut überhaupt nichts zur Sache. Sie haben es rumerzählt und sich nicht vor Ihren Kollegen Michael gestellt. Sonst wären Sie zur Stationsleitung oder zu mir gekommen. Daß Sie das nicht gemacht haben, ist mir Beweis genug."
15. „Ja, wenn das so ist, dann muß ich hier eben aufhören..."
16. „Gut, das ist Ihre Entscheidung, und ich nehme sie zur Kenntnis. Nur verlange ich, daß Sie sich bei Ihrem Kollegen entschuldigen und die Angelegenheit vor den anderen Mitarbeitern klarstellen. Vergessen Sie nicht, daß dieses Fehlverhalten in gewisser Form im Zeugnis erwähnt werden könnte. Ganz abgesehen davon: Michael könnte zu einem Anwalt gehen wegen übler Nachrede. Schmerzensgeld usw. könnten die Folgen sein. Sie kämen also mit einem blauen Auge davon, wenn Sie sich hier und jetzt bei Michael entschuldigen."

Wie Sie aus dem Beispiel ersehen können, wurde die Pflegedienstleitung strikt in ihr „kritisches Eltern-Ich" verbannt, denn bei der Kollegin handelte es sich laut Aussage um eine äußerst selbstbewußte Person.

6.1.4   Das Förder- und Orientierungsgespräch

Bei diesen beiden Personalgesprächen geht es darum, sowohl den „Bedarf" des einzelnen Mitarbeiters als auch den der gesamten Mitarbeiterschaft zu ermitteln. Diese Gespräche werden deshalb häufig auch als *Bedarfsanalyse-Gespräche* bezeichnet. In einem Fördergespräch schlagen Sie dem Mitarbeiter aufgrund Ihrer Beobachtung und Einschätzung, zum Beispiel anhand des Kompetenzprofils, vor, eine zusätzliche Aufgabe zu übernehmen oder die Entscheidungsverantwortung seines bisherigen Aufgabenbereiches zu vergrößern. In Absprache und Übereinstimmung treffen Sie Ihre Führungsentscheidung und geben damit Ihrem Mitarbeiter eine Chance zu zeigen, „was in ihm steckt". Fördergespräche sind eine hervorragende Gelegenheit, gezielt zu motivieren, und leisten einen wichtigen Beitrag zur Arbeitszufriedenheit. Selbstverständlich verlangt die Veränderung oder die Erweiterung des Aufgabenbereichs nach wirksamen Angeboten der Hilfestellung. Fragen Sie daher Ihren Mitarbeiter, was er braucht, um sich in der neuen Verantwortung sicher zu fühlen. Nach dem gleichen Prinzip funktioniert das *Orientierungsgespräch*. Wird es konsequent durchgeführt, üblicherweise einmal im Jahr, besprechen Mitarbeiter und Vorgesetzter die Arbeitssituation. Bei dieser gemeinsamen Standortbestimmung sprechen Sie zum Beispiel mit Ihrem Vorgesetzten über Ihre Aufgaben und erfahren, wie die Arbeit des vergangenen Jahres und Ihre persönliche Leistung eingeschätzt werden. Es handelt sich dabei um eine Art des Beurteilungsgesprächs, bei dem Sie zu einer direkten Stellungnahme aufgefordert sind. Anschließend werden gemeinsam allgemeine Fragen zur Bedarfsanalyse überprüft:

- Was kann/sollte an Ihrer sachlichen Aufgabenstellung, insbesondere im Hinblick auf die Qualitätsanforderungen, verändert werden?
- Was kann Ihr Vorgesetzter tun, um Ihre persönlichen Arbeitsbedingungen zu verbessern und die Zusammenarbeit mit ihm, Ihren Kollegen und anderen Bereichen effizienter zu gestalten?
- Welche Weiterbildungsmaßnahmen könnten Ihre Arbeit im Hinblick auf derzeitige oder künftige Aufgaben unterstützen?

> Durch die Fragen zur Bedarfsanalyse erfahren Sie, was Ihr Mitarbeiter zu seinen persönlichen Arbeitsbedingungen zu sagen hat, welche Verbesserungsvorschläge er hat und welche Hilfestellung für ihn wichtig wäre.

Eine aussagekräftige Standortbestimmung muß jedoch die momentane Situation genauer hinterfragen. Dem Mitarbeiter wird damit die Gelegenheit gegeben, seine Arbeit sachbezogen zu reflektieren und Anstöße zur Verbesserung oder Veränderung seiner Aufgabenstellung zu geben. Situationsfragen beziehen sich allgemein auf folgende Punkte:

- die Aufgabenstellung,
- die Arbeitsbedingungen,
- die Veränderungswünsche,
- die Weiterbildung.

Was für Sie und Ihre Einrichtung bei der Standortbestimmung inhaltlich wichtig ist, bleibt Ihnen überlassen. Nachfolgende Punkte sollten aber in jedem Fall berücksichtigt werden, damit das Orientierungsgespräch gelingt:

1. Der Inhalt und die Art der Fragen müssen durchgängig gleich, also standardisiert sein.
2. Wenn Sie wirklich etwas erfahren wollen, müssen Sie *offen* fragen, zum Beispiel: „Was hat Ihnen an Ihrer Arbeit gefallen, was hat Ihnen nicht gefallen?" Operieren Sie dagegen mit geschlossenen Fragen wie: „Sind Sie mit Ihrer derzeitigen Aufgabenstellung zufrieden?", erfahren Sie nichts, außer vielleicht einer halbherzigen Zustimmung von denjenigen Mitarbeitern, die es sich nicht leisten können, ihren Job zu verlieren. Mit freudlosem Gesicht und allen anderen nonverbalen Anzeichen einer „Null-Bock-Haltung" sitzt dann jemand vor Ihnen und beantwortet die Frage mit „ja". Eine solche Situation frustriert im Zweifelsfall sowohl Sie als auch Ihren Gesprächspartner. Wollen Sie also Frust vermeiden und Informationen erhalten, müssen Sie methodisch richtig, und das heißt mit offenen Fragen arbeiten.
3. Wenn jemand auf eine offene Frage ehrlich antwortet, ist das ein Beweis des Vertrauens. Daher sind diese Informationen streng vertraulich zu behandeln und dürfen niemals gegen den anderen, in diesem Fall gegen einen Ihrer Mitar-

beiter, verwendet werden. Selbst eine nachlässige Bemerkung wie die folgende kann das mühsam errichtete Gebäude aus Motivation und Vertrauen zum Einsturz bringen: „Ich habe ja erfahren, daß Sie die Arbeit nicht wirklich interessiert und Sie am liebsten alles anders machen würden!"

4. Alle Informationen in Form von Hinweisen, Vorschlägen und Wünschen sind individuelle Lösungsvorschläge, die berücksichtigt werden wollen. In der Industrie wird schon seit langem von den Lösungs- und Verbesserungsvorschlägen der Basis profitiert, sie sind mehr oder weniger zu einem integralen Bestandteil der Unternehmenskonzeption avanciert. Auf jeden Fall *muß* der Wunsch nach Weiterbildung berücksichtigt werden. Das Recht zu Fort- und Weiterbildung ist eine gesetzliche Vorgabe.

Und nun zu den einzelnen Fragekategorien des Orientierungsgesprächs:

Informationen zur Aufgabenstellung

Fragen zur Aufgabenstellung, die sich auf den vergangenen Zeitraum beziehen, könnten sein:

- *Was waren Ihre Aufgabenschwerpunkte?*
  Sie erhalten Informationen über die Kernaufgaben Ihres Mitarbeiters und können diese mit der Arbeitsplatzbeschreibung und/oder dem Befähigungsprofil abgleichen. Sie gewinnen zusätzliche Kriterien zur Überprüfung des Personaleinsatzes.

- *Was hat Ihnen an Ihrer Arbeit gefallen?/Was fanden Sie interessant?*
  Sie erhalten Informationen über die Interessen Ihres Mitarbeiters. Er erwähnt vielleicht neue Aufgabenschwerpunkte, die bisher keine Berücksichtigung fanden.

- *Fühlten Sie sich Ihren Fähigkeiten entsprechend eingesetzt?*
  Sie erhalten Informationen über mögliche Ressourcen und Fähigkeiten, die Ihr Mitarbeiter hat oder zumindest annimmt, sie zu haben. Für Sie besteht so unter Umständen die Möglichkeit, ihn seinen Fähigkeiten entsprechend anders einzusetzen als bisher.

- *War Ihre Leistung zufriedenstellend?*
  Informationen über die Selbsteinschätzung ihrer Mitarbeiter sind für Vorgesetzte immer aufschlußreich. So mancher kräftezehrende Intrarollenkonflikt entsteht ja deshalb, weil die Selbsteinschätzung des Mitarbeiters nicht seinem eigenen Wunschbild von der Leistung entspricht. Vielleicht haben Sie als Vorgesetzter durch das Gespräch die Möglichkeit, diese subjektive Wahrnehmung zu entzerren und Ihrem Mitarbeiter eine zufriedenstellende Leistung zu bestätigen.

- *Welche Situation(en) macht/machen es Ihnen besonders schwer, Ihre Aufgaben zu erfüllen?*

Wird Ihnen diese Frage ausführlich beantwortet, erhalten Sie Informationen und Verbesserungsvorschläge zur Arbeitsorganisation des Bereichs, möglicherweise auch brauchbare Hinweise zur Dienstplangestaltung. Strukturelle Schwachstellen können hier ebenfalls zur Sprache kommen, wie zum Beispiel das leidige Kompetenzgerangel.

Fragen zu den Arbeitsbedingungen

Über die Einhaltung der betriebsrechtlichen Bestimmungen erhalten Sie Informationen, wenn Sie Fragen zu Sicherheit und Gesundheitsschutz am Arbeitsplatz stellen, sich nach der Qualität der Arbeitsmittel erkundigen und die persönlichen Stellungnahmen zur Arbeitszeit und Arbeitsbelastung Ihres Mitarbeiters entgegennehmen. Besonders interessant sind die Einschätzungen der Mitarbeiter, wenn es um Fragen der Zusammenarbeit mit dem Vorgesetzten, den Kollegen und anderen Bereichen geht. Reibungslose Zusammenarbeit ist, wie wir gesehen haben, ein „Qualitätssiegel" für Struktur und Organisation. Ihre Mitarbeiter an der Basis können am besten beurteilen, wo die Schwachstellen liegen und was verbesserungswürdig ist. Aber auch die berüchtigten schwelenden Konflikte werden durch Fragen zur Zusammenarbeit indirekt angesprochen. Es lohnt sich in jedem Fall, den Antworten auf diese Fragen ein offenes Ohr zu schenken und sich unter der Rubrik „Verbesserungsvorschläge" Notizen zu machen.

Fragen zu Veränderungswünschen

Wie bedauerlicherweise zumeist üblich wird auch am Arbeitsplatz Stillschweigen mit Einverständnis gleichgesetzt und nicht weiter hinterfragt. Die Frage nach den Wünschen Ihrer Mitarbeiter ist für diese daher motivierend, stärkt ihr Selbstwertgefühl und vermittelt ihnen ein Gefühl der Akzeptanz. Fragen Sie also einfach, ob Ihr Mitarbeiter neue Aufgaben in seinem Bereich übernehmen möchte oder ob er für sich andere Chancen zur Veränderung innerhalb des Hauses sieht.

Fragen zur Weiterbildung

Die Qualifikation und Qualifizierung von Mitarbeitern wurde in den Qualitätsanforderungen nach § 80 Pflegeversicherungsgesetz ausdrücklich in die Vereinbarungen für die stationäre Pflege aufgenommen. Das bedeutet, daß eine berufsbezogene Fort- und Weiterbildung sowie die regelmäßige Aktualisierung des Fachwissens sicherzustellen sind. Der Nachweis eines Personalfortbildungsplanes wird als Beleg für die Erfüllung dieser Anforderungen gewertet. Von daher muß dem Wunsch nach Weiterbildung entsprochen werden, wobei die Themen der Fortbildungsveranstaltungen den erhobenen Qualifikationsdefiziten der Mitarbeiter entsprechen sollten. Eine Möglichkeit, diese Daten zu erheben, sind die Auswertungen anhand des Befähigungsprofils. Die Qualifikationsdefizite ergeben sich aus der Differenz zwischen der Soll- und Ist-Einschätzung der Anforderungen. Für eine individuelle und gezielte Personalentwicklung einzelner Mitarbeiter können zusätzlich vereinbarte Weiterbildungsmaßnahmen in einem persönlichen Entwicklungsplan festgehalten werden.

Fassen wir zusammen:

▶ Das Orientierungsgespräch ist das mobilste und flexibelste Personalgespräch. Der unbestrittene Vorteil liegt darin, daß die gesamte Belegschaft, die „Chefetage" mit eingeschlossen, in diesen Bedarfsanalyseprozeß mit einbezogen wird. Von Nachteil sind der Zeitaufwand für die inhaltliche Auswahl und Standardisierung der Fragen, die Terminplanung für eine turnusmäßige Durchführung des Gesprächs und nicht zuletzt der verbindliche Beschluß, was mit den eingebrachten Vorschlägen für Verbesserungen bzw. Änderungen geschehen soll. Das Orientierungsgespräch ist nicht als „party talk" gedacht; und wenn die Mitarbeiter den Eindruck gewinnen, daß sie nur befragt werden, ohne daß daraus irgendeine Konsequenz erfolgt, werden sie völlig „abblocken". Eine sorgfältige Abwägung der Vor- und Nachteile des Orientierungsgesprächs ist daher notwendig.
▶ Das Orientierungsgespräch integriert wesentliche Anteile der wichtigsten Personalgespräche, zum Beispiel des Beurteilungsgesprächs, des Fördergesprächs und nicht zuletzt des Konfliktgesprächs.
▶ Das Orientierungsgespräch liefert *praxisbewertete* Informationen zur Arbeitsorganisation, zur Zusammenarbeit und zur individuellen Leistungsbewertung, die Grundlage für gezielte Reorganisationsmaßnahmen sein können.

6.2 Effiziente Vorbereitung auf Personalgespräche

Für das Führen von Personalgesprächen ist die persönliche Vorbereitung wichtig. Neben den bereits genannten organisatorischen und formalen Voraussetzungen gibt es einige Problemkriterien zu beachten, die Ihnen dabei helfen, sich auf den Gesprächspartner und das anstehende Personalgespräch einzustellen. Die in Abbildung 27 aufgeführten Beurteilungskriterien wie Arbeitsleistung/Umgang mit den Bewohnern, Arbeitsmotivation, soziale Stellung im Team, Führungsverhalten des Vorgesetzten und Krankenstand des Mitarbeiters sichern zusammen mit den dazugehörigen Instrumenten den begründeten und nachzuweisenden Anlaß für das Personalgespräch ab. Die Grundlage für alle Personalgespräche ist das effiziente

Beurteilungs-kriterien	Konfliktbereich + Konfliktart	Instrumente	Gesprächsform	Hilfsmittel (Transaktions-analyse, effizientes Gesprächs-verhalten)
1. Arbeits-leistung/Um-gang mit den Bewohnern				
2. Arbeits-motivation				
3. soziale Stellung im Team				
4. Führungs-verhalten des Vorgesetzten				
5. Krankenstand				
6. Sonstiges				

Abb. 27   Checkmatrix zur Vorbereitung auf Personalgespräche

Gesprächsverhalten. In Tabelle 3 wird es an den Fragen des Orientierungsgesprächs erläutert. Aufgrund seiner Bedeutung soll jedoch auf die vier wichtigsten Merkmale des effizienten Gesprächsverhaltens an dieser Stelle näher eingegangen werden:

1. Zuhören und präzisieren

Dieser Punkt ist auch unter der Bezeichnung „aktiv zuhören" bekannt. Es geht darum, den Standpunkt des Gesprächspartners zunächst so gut wie möglich zu erfassen und wesentliche Aussagen in eigenen Worten zu wiederholen: „Wenn ich Sie richtig verstanden habe,..." Mißverständnissen, die zum Beispiel durch „partielles Zuhören" entstehen, kann so erfolgreich vorgebeugt werden. Überdies wird dem Gegenüber die Möglichkeit gegeben, seine Aussagen nochmals zu verdeutlichen und klarzustellen.

Tab. 3 Methodik des Orientierungsgesprächs

Fragenkategorie	Fragetechnik	Effizientes Gesprächsverhalten	Motivatoren, Motivationsbotschaften
I. Aufgabenstellung	offene Fragen Die W-Fragen (was, wie, welche, wo, wann, aus welchen Gründen) provozieren ausführliche Antworten.	aktiv zuhören bzw. „präzisieren" (Verstandenes in eigenen Worten wiederholen) und ggf. bestätigen: bei emotionalen Äußerungen zuerst auf das Gefühl eingehen und Ein-druck bzw. Vermutung äußern („Sie machen auf mich den Eindruck... verärgert, lustlos, erfreut..." etc.)	Stärkung des Selbstwertgefühls des Gesprächspartners mit der Botschaft: „Ich akzeptiere dich."
II. Arbeitsbedingungen	Alternativfragen und Meinungsfragen – „Wie beurteilen Sie ...?" – „Was halten Sie von ...?" – „Was sagen Sie zu...?"	aktiv zuhören persönliche Begründung: – „In meiner Funktion als ..." – „Meine Aufgabe ist es ..." und ggf. Selbsteröffnung: – „Ich habe mir lange überlegt ..." – „Ich fühle mich zunehmend in die Rolle gedrängt ..."	Der Gesprächspartner wird einbezogen, respektiert und akzeptiert. Es wird an seine Urteilsfähigkeit appelliert.
III. Veränderungswünsche	Informationsfragen – „Was brauchen Sie...?" – „Welche Voraussetzungen...?" Alternativfragen, offene Fragen	aktiv zuhören, bestätigen, persönliche Begründung	Unterstützung und Hilfe anbieten Akzeptanz?
IV. Weiterbildung	Aufforderungsfragen (Zögern überwinden, Entscheidung erleichtern) – „Hätten Sie damit nicht mehr Möglichkeiten?" – „Wäre das nicht eine gute Lösung?"	aktiv zuhören und bestätigen, ggf. mit persönlicher Begründung argumentieren	Aufwertung des Gesprächspartners Motivationsmethode Herausforderung, damit Stärkung des Bedürfnis nach Selbstwert

2. Die Bestätigung

Dieses Merkmal effizienten Gesprächsverhaltens bezieht sich auf das Wahrnehmen der Gefühle des anderen. Kommt zum Beispiel ein Mitarbeiter mit allen nonverbalen Anzeichen des Ärgers, der Wut oder Enttäuschung zu Ihnen und sagt im eindeutigen Ton: „Wenn man nur genau kontrolliert, dann findet man an jedem etwas auszusetzen!", sollten Sie sich möglichst zuerst auf diesen emotionalen Teil der Botschaft konzentrieren. „Sie sind offensichtlich über mich und meine Art der Kontrolle verärgert und fühlen sich ungerecht behandelt", wäre ein Beispiel für eine Bestätigung. Bestätigungen sind die präziseste Form des „aktiven Zuhörens" und erfordern Konzentration und Einfühlungsvermögen in den Gesprächspartner. Der Sinn einer Bestätigung liegt letztlich darin, daß ich meinem emotionsgeladenen Gesprächspartner signalisiere: Deine *Gefühle* werden von mir wahrgenommen und akzeptiert. Die sachbezogenen Aussagen sind davon selbstverständlich nicht betroffen. Aus Erfahrung wissen wir vielleicht alle, daß man erst mit jemand „vernünftig", und das heißt sachlich reden kann, wenn dieser seine Gefühle in irgendeiner Form abreagiert hat. Um diesen Prozeß erfolgreich abzukürzen, ist es ratsam, nicht so zu tun, als würde man die offensichtliche Gefühlslage des anderen nicht wahrnehmen. Manche Menschen, insbesondere solche männlichen Geschlechts, haben da einen erheblichen „Übungsrückstand".

3. Die Selbsteröffnung

Unter der Selbsteröffnung wird verstanden, daß ich von mir, meiner Einstellung und auch von meinem Gefühl spreche. Dieses Merkmal des effizienten Gesprächsverhaltens ist *äußerst sparsam einzusetzen* und wäre zum Beispiel bei einem Kritikgespräch völlig fehl am Platz. In partnerorientierten Gruppensituationen dagegen, in denen es um gemeinsame Problemlösungen geht, wirkt sich ein Verzicht auf Selbsteröffnung eher negativ aus. Denn ein direkter, offener und authentischer Kontakt lebt von Selbsteröffnungen.

4. Die persönliche Begründung

Fühlt man sich in Personalgesprächen verunsichert, ist die persönliche Begründung nahezu ein rettender „Notanker". Bei diesem Merkmal des effizienten Gesprächsverhalten können Sie begründet in Ihre Funktionsrolle schlüpfen und aus ihr heraus argumentieren: „In meiner Funktion als Stationsleitung muß ich…" oder „Meine Aufgabe ist es…" Wenn Sie mit der persönlichen Begründung Ihrer Funktionsrolle Forderungen stellen, wirken diese weniger als Angriff und geben dem anderen das Gefühl, in der unterlegenen Position zu sein. Nicht Sie als Person, sondern *Sie in Ihrer Funktion* geben eine Anweisung, stellen Anforderungen und führen auch Personalgespräche. Das macht es für den anderen um vieles leichter, die Berechtigung zu bestimmten Handlungsweisen anzunehmen.

Hinweise zur Checkmatrix: Vorbereitung auf Personalgespräche (Abb. 27)
Die Checkmatrix wird von Seminarteilnehmern häufig auch als Standard zur Vorbereitung auf Personalgespräche bezeichnet. Dies geschieht hauptsächlich deshalb, weil das wichtigste „juristisch Bedenkenswerte" verzeichnet ist. Auf den ersten Blick wird für viele der Begriff „Standard" in Verbindung mit „Personal" eher ein ungewöhnlicher Gedanke sein, der nur zusätzliche Arbeit und Streß verheißt. Andererseits sind Sie in einer Leitungsfunktion gehalten, Personalgespräche zu führen. Insbesondere muß jede Führungskraft in der Lage sein, verbindliche Aussagen über die Leistung eines Mitarbeiters zu machen. Die Kriterien für die Leistungsbeurteilung sollten festgelegt sein und müssen transparent gemacht werden (sie sind Bestandteil des Personalhandbuches). Um überhaupt einigermaßen vergleichbare und objektive Aussagen über die Leistung von Mitarbeitern machen zu können, müssen alle Mitarbeiter dasselbe Raster mit den gleichen Kriterien durchlaufen haben. Dennoch wird sich die subjektive Verzerrung der Wahrnehmung nie ganz vermeiden lassen. Aber die Chancen, Fairneß gegenüber jedem Mitarbeiter walten zu lassen, steigen doch erheblich, wenn alle durch die gleiche Brille betrachtet werden.

Daher ist es wichtig und dient nicht zuletzt Ihrem eigenen Schutz, daß Sie sich einen Gesamteindruck des Gesprächspartners verschaffen, und das möglichst vor dem offiziell angesetzten Gesprächstermin. Das gilt ganz besonders für ein Kritikgespräch, aber auch für das Konfliktgespräch ist es hilfreich zu wissen, woran man ist, damit die verbindlichen Vereinbarungen für angestrebte Verhaltensveränderungen eine solide Grundlage haben und nicht auf Beobachtungen aus der Erinnerung oder gar auf Hörensagen beruhen.

Der erste Schritt bei der Vorbereitung für ein Personalgespräch mit der Checkmatrix ist die *Beurteilung der Arbeitsleistung und des Umgangs mit den Bewohnern*. Die einfache standardisierte Mitarbeiterbeurteilung (Abb. 13) verschafft Ihnen einen Überblick über die wichtigsten Kritierien, die zählen. Wie die meisten Instrumente, die ich Ihnen vorgestellt habe, entstand auch dieses im „Expertenrating" und in Diskussionen mit den Fachleuten der Praxis und ist als Anregung für Sie gedacht, wie man es machen könnte. Nehmen wir an, Sie stufen einen Ihrer Mitarbeiter wie folgt in die Kategorien der Mitarbeiterbeurteilung (s. Abb. 13) ein: I Anwendung der Kenntnisse: Sorgfalt/Genauigkeit 2; psychosoziale Betreuung 6; hygienische Maßnahmen 4; Zuverlässigkeit 2, und entsprechend in den folgenden Kategorien: Kategorie II Arbeitseinsatz: II 2, 4, 2, 4 – Kategorie III Arbeitsverhalten in unterschiedlichen Situationen: III 2, 0, 0 – Kategorie IV Teamfähigkeit: IV 2, 0, 4, 2. Erst nach dieser Beurteilung können Sie eine generelle Aussage über seine Arbeitsleistung und den Umgang mit den Bewohnern machen. Übertragen Sie die Werte in das erste Feld der Checkmatrix. Neben „Arbeitsleistung/Umgang mit den Bewohnern" steht also nun untereinander: I 2, 6, 4, 2; II 2, 4, 2, 4; III 2, 0, 0; IV 2, 0, 4, 2.

.

In der Kopfzeile der Checkmatrix über dem ausgefüllten Feld ist vermerkt: „Konfliktbereich und Konfliktart". Sie haben also die Möglichkeit, sich zu überlegen, warum Ihre Beurteilung des Arbeitsverhaltens und der Teamfähigkeit Ihres Mitarbeiters relativ unzureichend ist. Schwelt da beispielsweise ein Konflikt aufgrund von Kompetenzüberschreitung? Und wie wird dieser Konflikt zwischen dem Team und diesem einen Mitarbeiter ausgetragen? Ist dieser Punkt für Ihr Gespräch wichtig, müßten Sie zusätzlich notieren: Es handelt sich um einen Konflikt im Bereich der Rahmenbedingungen, also A (siehe Abb. 2), und dieser wird zwischen dem Team und dem Mitarbeiter ausgetragen, also interpersonal.

In der Kopfzeile steht über der nächsten Spalte „Instrumente". Hier sollten Sie das bzw. die verwendeten Instrumente eintragen, welche(s) zur Beurteilung der Arbeitsleistung herangezogen wurden. In diesem Fall ist es die standardisierte Mitarbeiterbeurteilung. Zusätzlich könnte das Befähigungsprofil Verwendung finden.

Überprüfen Sie nun die *Arbeitsmotivation* (zweite Zeile) Ihres Mitarbeiters. Hierfür leistet das Instrument der Motivationskategorien (Abb. 14) gute Dienste und regt Sie unter Umständen zu den gezielten Fragen an: „Hätten Sie Interesse an einer Fortbildung in Sachen...?" In der Spalte „Instrumente" werden die „Motivationskategorien" als „Arbeitshilfe" für Ihre Beurteilung vermerkt.

Was können Sie über die *soziale Stellung im Team* dieses Mitarbeiters aussagen? Offensichtlich handelt es sich (nach Einschätzung mit Hilfe des Instruments der Mitarbeiterbeurteilung) bei dem Mitarbeiter um jemand, der schlecht Kritik verträgt (IV 0), Informationen eher „hinter dem Berg" hält (IV 2), seine Kompetenz des öfteren überschreitet (IV 4) und geringe Fähigkeit zur gemeinsamen Lösung von Aufgaben zeigt (IV 2). Für weitere Überlegungen zur sozialen Stellung im Team dieses Mitarbeiters steht die soziometrische Methode zur Verfügung. In der Spalte „Instrumente" können Sie also die Bewertung der Kategorie IV aus der Mitarbeiterbeurteilung eintragen und/oder Informationen, die sich aus dem Soziogramm ergeben haben.

Die Reflexion die eigene Person betreffend, *Führungsverhalten des Vorgesetzten*, sollten Sie nicht auslassen. Hinweise, die vielleicht für Sie interessant sind, erhalten Sie durch die Instrumente Verhaltenskriterien im Vergleich Selbstbild/Fremdbild (Abb. 17), das Egogramm (Abb. 22) und das Kompetenzprofil (Abb. 16).

Nun wird noch der *Krankenstand* des Mitarbeiters überprüft und eventuelle Auffälligkeiten im Verhalten unter *Sonstiges* vermerkt. Damit ist die Checkmatrix ausgefüllt. Jetzt müssen Sie nur noch entscheiden, welche Gesprächsform für das anstehende Personalgespräch angebracht ist und welche Methoden des effizienten Gesprächsverhaltens und/oder Kommunikationsverhaltens für die Eröffnung des Gesprächs für Sie hilfreich sind. Ganz besonders gründlich sollten Sie sich die Art der Fragen überlegen, damit Sie das Gespräch führen und sich nicht unversehens in einer Rolle wiederfinden, in der Sie durch vehemente Anklagen oder steinerweichende Begründungen zu einer Entscheidung geführt und letztlich zu verständnisvollem Mitleid verführt werden.

Die Beurteilung, die wir hier vorgenommen haben, könnte zum Beispiel Ausgangspunkt für ein gezieltes Kritikgespräch sein. Solange jedoch keine Verstöße gegen Muß-Anforderungen vorliegen, die zur Abmahnung führen könnten, ist ein Kritikgespräch „zu hoch" angesetzt. Der Rat von Experten mit langjähriger Berufserfahrung gilt hier wieder: Frühzeitig angesetzte Konfliktgespräche machen den Großteil der Kritikgespräche überflüssig. Daß dieser Rat durchaus seine Richtigkeit hat, haben wir an den beiden Fallbeispielen gesehen. Aber auch für ein Konfliktgespräch benötigen Sie die Beurteilung der Arbeitsleitung und des Teamverhaltens des Mitarbeiters, um sich eine Meinung bilden zu können, in welchen Punkten bzw. wie weit er von den erwarteten Soll-Anforderungen entfernt ist.

Zum Schluß sei angemerkt, daß Sie natürlich nicht jedes Personalgespräch so intensiv und ausführlich vorbereiten können. Es gibt jedoch Situationen, in denen Ihre Führungskompetenz nicht zuletzt daran gemessen wird, wie Sie mit „schwierigen Zeitgenossen" zu Rande kommen, und zwar so, daß Sie hieb- und stichfest nachweisen können, warum jetzt endgültig „Schluß mit lustig" ist.

Halten wir zum Schluß fest:

▶ Personalgespräche sind ein wichtiges die Leistung und das Verhalten regulierendes Führungsmittel.

▶ Personalgespräche erfüllen die gesetzlichen Vorgaben der Personalfürsorge und Personalentwicklung.

▶ Personalgespräche bedürfen im Unterschied zu Personengesprächen einer Vorbereitung, damit zu treffende Vereinbarungen und Entscheidung nachweislich begründet sind.

Literatur

Bandler R, Grinder J, Satir V. Mit Familien reden – Gesprächsmuster und therapeutische Veränderung. München: Rowohlt 1978.

Bredo U, Fischer D, Hoiker H, Roßtauscher G, Sarian K. Qualitätsentwicklung in ambulanten Diensten. Hannover: Vincentz 1994.

Czichos R. Coaching, gleich Leistung durch Führung. München: Reinhardt 1991.

Herzberg F, Mausner H, Snydermann WR. The motivation to work. New York: Wiley 1959.

Knebel H, Schneider H. Die Stellenbeschreibung. Heidelberg: Sauer 1993.

Lotmar P, Tondeur E. Führen in sozialen Organisationen. Bern, Stuttgart, Wien: Haupt 1994.

Maslow A. Motivation und Persönlichkeit. Hamburg: Rowohlt 1981.

Murphy J. Dienstleistungsqualitat in der Praxis. Wien: Hanser 1994.

Schneck O. Managementtechnik. Frankfurt: Campus 1995.

Stemme F. Die Entdeckung der emotionalen Intelligenz. München: Goldmann 1997.

Van Stewart JJ. Die Transaktionsanalyse, eine neue Einführung in die TA. Freiburg: Herder 1999.

Vogel HC, Bürger B, Nebel G, Kersting H. Werkbuch für Organisationsberater. Aachen: Schriften des Instituts für Organisationsberatung und Supervision 1994.

Zuschlag B, Thielke W. Konfliktsituationen im Alltag. Stuttgart: Verlag für angewandte Psychologie 1992.

Anhang

Führungsrichtlinien

Führungsrichtlinien haben den Zweck, die Form der Zusammenarbeit in einer Einrichtung verbindlich sicherzustellen. Sie erfüllen den Zweck dann, wenn sich Leitungskraft und Mitarbeiter der Einrichtung verpflichten, die aufgestellten Regeln einzuhalten.

Der besondere Auftrag einer Leitungskraft besteht darin, innerhalb vorgegebener Richtlinien und Ziele den Mitarbeitern ihrer Einrichtung erfolgreiche Arbeit zu ermöglichen, die „Kultur" der Kommunikation und Zusammenarbeit zu gestalten, um damit zum Gesamterfolg des gemeinsamen pädagogischen Auftrages beizutragen.

I. Arbeitsteilung

Delegation von Aufgaben und Verantwortung (Delegationsliste)

- Aufgaben und Verantwortung eines jeden Mitarbeiters müssen eindeutig beschrieben und leistbar sein. Sie werden in Stellen- bzw. Arbeitsplatzbeschreibungen festgelegt.
- Außer der Aufgabe müssen auch alle zu ihrer Erfüllung notwendigen Befugnisse übertragen werden.
- Bei der Wahl der Arbeitsmethoden soll ein Höchstmaß an Freiheit und Selbständigkeit möglich sein. Dabei trägt der Stelleninhaber die volle Verantwortung für das, was er tut oder unterläßt.
- Eine übernommene Aufgabe oder eine dafür notwendige Entscheidung darf nicht „zurückdelegiert" werden.
- Sieht sich ein Stelleninhaber nicht in der Lage, eine Aufgabe zu erfüllen, ist es seine Pflicht, rechtzeitig Rat und Hilfe anzufordern.

II. Mitarbeiterführung

1. Zielbestimmung
- Verantwortliche und erfolgsorientierte Arbeit erfordert klare Ziele.
- Die Arbeitsziele für den jeweiligen Delegationsbereich werden von der Leitungskraft verantwortet und festgelegt. Sie hat Richtlinienkompetenz.
- Die Zielvorgaben müssen fachlich fundiert, aufgabenorientiert, klar überprüfbar und erreichbar sein.
- Das Team soll in geeigneter Weise an der Festlegung der Ziele beteiligt werden.

2. Leistungsbeurteilung
- In regelmäßigen Zeitabständen ist die Arbeitsleistung zu beurteilen.
- Wichtigstes Kriterium hierbei ist die Frage, inwieweit die vereinbarten Ziele erreicht wurden.
- Die Beurteilung von Stärken und Schwächen muß sich an nachvollziehbaren Kriterien orientieren, die zu Beginn der Tätigkeit bekannt sein müssen (internes Anforderungsprofil).
- Inhalte und Ergebnisse der Beurteilungs- und Orientierungsgespräche werden schriftlich festgehalten. Die Protokolle sind als Grundlage für die Ausfertigung von Zeugnissen und Bescheinigungen verbindlich.
- Die Leistungsbeurteilung wird von der Leiterin der Einrichtung durchgeführt.

3. Dienstaufsicht und Erfolgskontrolle
- Eine Leitungskraft muß jederzeit ein zutreffendes Urteil über den Leistungsstand ihrer Einrichtung abgeben können.
- Regelmäßige Teambesprechungen/Dienstbesprechungen dienen der Verlaufskontrolle.
- Eine Führungskraft hat in ihrem Zuständigkeitsbereich das Recht, Dienstanweisungen zu erteilen, um unmittelbare Gefahren und Schäden für die Einrichtung abzuwenden.
- Das Weisungsrecht beinhaltet jedoch nicht die Erlaubnis, Aufgaben der Mitarbeiter unmittelbar zu korrigieren oder zu übernehmen. Jeder Mitarbeiter muß Gelegenheit haben, Fehler nach einem entsprechenden Hinweis selbst zu korrigieren.
- Dies gilt insbesondere, wenn die davon betroffenen Mitarbeiter selbst Führungsaufgaben wahrnehmen (Gruppenleitung). Ihre Autorität und ihr Ansehen darf nicht durch unmittelbare Eingriffe in ihre Zuständigkeit oder durch wertende Kommentare gegenüber Dritten beschädigt werden.

4. Personalverantwortung
- Eine Leitungskraft ist für die angemessene und qualifizierte Personalausstattung ihrer Einrichtung verantwortlich.

- Sie muß im Rahmen ihrer Befugnisse und Zuständigkeiten dafür sorgen, daß freie Stellen umgehend besetzt werden können.
- Sie muß durch klare Anforderungen an Bewerber sicherstellen, daß die Qualifikationen des Bewerbers den Erfordernissen des Arbeitsbereiches entsprechen.
- Zur Förderung und Erhaltung der beruflichen Qualifikation und bei offensichtlichen Leistungsmängeln müssen angemessene Bildungsmöglichkeiten angeboten werden.

5. Mitarbeiterinformation

- Durch regelmäßige Informationsgespräche soll den Mitarbeitern die Möglichkeit gegeben werden, den Stellenwert ihrer Aufgabe im Gesamtzusammenhang zu erkennen.
- Informationsgespräche dienen der Leitungskraft zur kritischen Überprüfung eigener Vorstellungen und sollen sicherstellen, daß die Kenntnisse und Erfahrungen der Mitarbeiter in notwendige Entscheidungen mit einfließen.

6. Führungsverhalten

- Das Verhalten der Führungskraft muß von Sachlichkeit und situationsbezogenen Informationen bestimmt sein.
- Für den kollegialen Umgang mit ihren Mitarbeitern und den Arbeitseinsatz in der Einrichtung sollte in erster Linie die Leistung bestimmend sein. Bevorzugungen oder Benachteiligungen aufgrund persönlicher Neigungen dürfen nicht vorkommen.
- Kritik muß in jedem Falle allein vom Sachverhalt her bestimmt sein. Sie darf sich nicht auf persönliche Eigenschaften oder private Belange beziehen und in keinem Fall persönlich verletzend oder demütigend sein.
- Kritik darf niemals vor Dritten geäußert werden.
- In einem vertraulichen Gespräch muß dem Mitarbeiter Gelegenheit zur Stellungnahme gegeben werden. Erst danach ist die Angelegenheit zu beurteilen.
- Kritik dient ausschließlich der sachlichen Rückmeldung zur Verbesserung der Leistung und der Korrektur von Fehlern, niemals jedoch der Bestrafung.

7. Fürsorge

- Zu den Führungsaufgaben gehört auch beobachtende Aufmerksamkeit in bezug auf das Wohlergehen der Mitarbeiter am Arbeitsplatz.
- Durch geeignete Rahmenbedingungen soll dauerhafte Überforderung oder Unterforderung vermieden werden.
- Persönliche Belange sowie vorübergehende besondere Belastungen der Mitarbeiter, die ihren Ursprung nicht in der Arbeit haben, sollen bei der Gestaltung der Arbeitsbedingungen wohlwollend berücksichtigt werden, soweit die betrieblichen Belange dies zulassen.

Beschreibung von Kernaufgaben

Die folgende Zusammenstellung stammt aus Seminaren, wobei die einzelnen Aufgaben für den Arbeitsablauf gekennzeichnet waren, und zwar:

- Entscheidung/Eigenständigkeit: E
- Aufgabenkatalog/Anweisung: A
- Kontrolle/Verantwortungsbereich der leitenden Pflegekraft: K

Beispiel 1: examinierte Altenpflegerin

- Grundpflege an Schwerstpflegebedürftigen   E
- Durchführung der pflegerelevanten Prophylaxe   E
- Durchführung der Mobilisation   E
- Verabreichung von Medikamenten jeder Art
  (ausgenommen intramuskuläre Injektionen)   E K
- Behandlungspflege   E
- Führen der Dokumentation   E
- Anleitung von Pflegehelfern, Hilfskräften,
  Schülern (Praxisanleitung/Mentoren)   E
- Dienstübergaben   E
- Gewährleistung der psychosozialen Betreuung   E K
- Organisation der Tagesgestaltung   E K
- Koordination diesbezüglicher Arbeitsabläufe   A K
- Umsetzung der Standards in der Arbeit   E K
- Kontakt zu den Hausärzten   E K
- Medikamentenbeschaffung und Aufbewahrung   E K

Text für Arbeitsplatzbeschreibung:

Die Aufgaben, die der eigenverantwortlichen Ausführung obliegen, sind:
- Durchführung der Grundpflege an Schwerstpflegebedürftigen
- Durchführung der Mobilisation
- Verabreichung von Medikamenten
- Durchführung von Desinfektionsmaßnahmen
- Sicherstellung von fachgerechten Dienstübergaben
- fachgerechte Anleitung von Schülern, neuen Mitarbeitern und Pflegehelfern

In Absprache mit Vorgesetzten und anderen Bereichen:
- Koordinierung der Tagesabläufe zwecks Tagesgestaltung der Bewohner
- Umsetzung der Standards
- Kontakt zu den Hausärzten
- Medikamentenbeschaffung und -aufbewahrung

Beispiel 2: Altenpflegehelferin

- Grundpflege durchführen   E
- Dokumentation führen   E K
- hauswirtschaftliche Tätigkeiten
  (genau definieren: z. B. Wäsche, Kleidung)   E
- Behandlungspflege   A K
- aktivierende Pflege und Mobilisation   A E
- Verabreichung von Essen   E
- Verabreichung von Sondennahrung   A K
- Austeilung von Medikamenten   A K
- Begleitung bei Amtsbesuchen und Einkäufen   E
- Dienstübergaben   E K

Text für Arbeitsplatzbeschreibung:

Die Aufgaben, die der eigenverantwortlichen Ausführung obliegen, sind:
- Durchführung der Grundpflege
- hauswirtschaftliche Tätigkeiten
  (genau definieren: z. B. Wäsche, Kleidung)
- Verabreichung von Essen
- Begleitung bei Amtsbesuchen und Einkäufen

In Absprache mit Vorgesetzten und anderen Bereichen:
- Behandlungspflege
- Verabreichung von Sondennahrung
- aktivierende Pflege und Mobilisation
- Behandlungspflege
- Führen der Dokumentation

Operationalisierungen von Fähigkeiten und Eigenschaften

Bei den folgenden Beispielen handelt es sich um Gruppenergebnisse für das Befähigungsprofil und die Teamanalyse.

Führungsqualität

- Häufigkeit, Stimmungen bei den Mitarbeitern zu erkennen und darauf einzugehen
- Häufigkeit, eigene Fehler zu erkennen und nach Lösungen zu suchen
- Häufigkeit, sachliche Diskussionsbeiträge zu akzeptieren

Überzeugungskraft

- Treffsicherheit, mit der durch sachliche Argumente eine möglichst einheitliche Lösung erreicht wird

Organisationstalent

- Häufigkeit, von Vorschlägen für Veranstaltungen und der Durchführung von Veranstaltungen
- Häufigkeit, geeignete Veranstaltungen vorzuschlagen, die die Bedürfnisse möglichst aller berücksichtigen
- Treffsicherheit, mit der finanzielle Möglichkeiten bei der Planung und Organisation von Veranstaltungen berücksichtigt werden

Fachkenntnisse

- Treffsicherheit beim Erkennen von fachlichen Fehlern bei anderen
- Treffsicherheit in der Begründung von Maßnahmen, die spezielle Fachkenntnisse voraussetzen
- Häufigkeit neuer Informationen, die auf das eigene Fach bezogen sind
- Häufigkeit, mit der Fehler bei anderen erkannt werden, die den Verdacht auf Unkenntnis nahelegen

Kritikfähigkeit

- Häufigkeit, mit der die Bereitschaft gezeigt wird, über sich selbst nachzudenken
- Häufigkeit, mit der die Bereitschaft gezeigt wird, angemessene Kritik zu ertragen
- Häufigkeit, mit der die Bereitschaft gezeigt wird, angemessene Kritik zu üben
- Häufigkeit, mit der die Bereitschaft gezeigt wird, eigenes Verhalten zu reflektieren und zu ändern
- Häufigkeit, mit der angemessene Kritik (Ton, Wortwahl!) ohne „Retourkutsche" angenommen werden kann
- Häufigkeit, mit der die Bereitschaft gezeigt wird, andere auf Fehler anzusprechen

Wirtschaftliches Denken

- Häufigkeit von preisgünstigen Einkäufen
- Häufigkeit von effizientem Personaleinsatz
- Treffsicherheit bei der Einweisung von Mitarbeitern im Umgang mit Material
- Häufigkeit, mit der der Aufsichtspflicht nachgegangen wird bei der Überwachung der Mahlzeiten, der Umgruppierung von Bewohnern, der Ausgabe von Materialien

Empathie (Nähe – Distanz)

- Treffsicherheit, sich in andere Menschen einzufühlen

- Häufigkeit, mit der die Bereitschaft gezeigt wird, zuzuhören und sich auch selbst zu öffnen

Sprachliche Gewandtheit
- Häufigkeit, mit der komplizierte Inhalte ohne Wiederholung verständlich gemacht werden
- Häufigkeit, mit der sachliche Argumente emotionsfrei vorgetragen werden

Einsatzbereitschaft
- Häufigkeit, mit der unaufgefordert Aufgaben übernommen werden
- Häufigkeit, mit der kranke oder unabkömmliche Kollegen vertreten werden

Verantwortungsbewußtsein
- Ausmaß des Interesses, mit dem die Anliegen der Mitarbeiter und Heimbewohner vertreten werden
- Häufigkeit, mit der in Krisen und Konfliktsituationen Lösungen gefunden werden
- Ausmaß der Belastbarkeit in Streßsituationen

Motivationstalent
- Treffsicherheit, die Einsatzbereitschaft der Mitarbeiter zu erkennen und zu fördern
- Häufigkeit, mit der es gelingt, eigene Motivation auf andere zu übertragen
- Häufigkeit, mit der andere überzeugt werden können
- Häufigkeit, mit der „Führungsmittel", z. B. Lob und Delegation, eingesetzt werden

Teamgeist
- Häufigkeit, den anderen ausreden zu lassen
- Häufigkeit, die andere Meinung erst mal kritiklos zu akzeptieren
- Bereitschaft, dem anderen zu vertrauen
- Bereitschaft, gemeinsame Ziele zu erarbeiten und sich damit zu identifizieren
- Bereitschaft, gleichberechtigtes Verhalten zu zeigen

Kooperation
- Häufigkeit, klar, gezielt und rechtzeitig zu informieren
- Häufigkeit, mit der Kompromißbereitschaft gezeigt wird
- Häufigkeit, unterschiedliche Zielsetzungen zu erkennen und zu akzeptieren
- Häufigkeit, „Störungen" wahrzunehmen und zu bearbeiten

Beobachtungsgabe
- Treffsicherheit, mit der Unstimmigkeiten und Konflikte zwischen Bewohnern und Mitarbeitern erkannt werden

- Treffsicherheit im Erkennen von Krankheitsbildern
- das Ausmaß der pflichtgemäßen Kontrolle von Sicherheitsvorschriften

Aufgeschlossenheit
- Häufigkeit, mit der Neuerungen bzw. Vorschläge von Mitarbeitern aufgenommen werden
- Häufigkeit, mit der Fortbildung gefördert wird

Vertrauen
- Häufigkeit, mit der eigene Schwächen und Fehler zugegeben werden
- Häufigkeit, mit der bei Problemen andere um Hilfe gebeten werden
- Häufigkeit, mit der Rat von anderen eingeholt wird
- Häufigkeit, mit der man andere um etwas bitten kann

Konfliktfähigkeit
- Häufigkeit, mit der kontrovers diskutiert werden kann, ohne persönlich zu werden
- Häufigkeit, mit der andere Meinungen zugelassen werden
- Treffsicherheit, mit der Konflikte wahrgenommen und angesprochen werden

Inhalt des Personalhandbuchs

1. Allgemeine arbeitsrechtliche Bestimmungen
- Betriebsanweisungen des Arbeitgebers
  (Konkretisierung der Haftungs- und Sorgfaltspflichten des Arbeitnehmers)
- Zuständigkeiten der Personalvertretung bzw. des Betriebsrates
- Treue- und Fürsorgepflichten des Arbeitgebers und Arbeitnehmers
- Festlegung der Probezeit
- Regelung der Nebentätigkeiten
- Arbeitszeitregelung

2. Gestaltung der Arbeitsbedingungen
- Stellen- und Arbeitsplatzbeschreibungen
- Richtlinien des Informationstransfers und deren Realisierung
  (turnusmäßige Informationen/Jour-fix-Infos/Ad-hoc-Infos)
- grundsätzliche Verhaltensrichtlinien
  (Benennung des Verantwortlichen bzw. Coach)
- Beurteilungswesen (frei, standardisiert)
- Beurteilungskompetenz
- Kriterien für Beurteilungs- und Kritikgespräche
  (Zielvereinbarung, Beförderung, Beschwerden)

- Personalentwicklung und Fortbildung
  (Orientierungsgespräche, Bedarfsanalyse-Gespräche, individuelle Defizitentwicklung)
- Personalfortbildungsplan (Schulungsthemen)
- Bildungs-Controlling

Checkliste der Gründe für eine Abmahnung

- häufige Unpünktlichkeit
- unentschuldigtes Fehlen
- keine oder unvollständige Erfüllung arbeitsvertraglicher Aufgaben
- Arbeitsverweigerung
- Alkohol- bzw. suchtmittelbedingtes Fehlverhalten
- unerlaubte Nebentätigkeit
- Nichtbeachtung von Sicherheitsvorschriften
- fehlende Führungsqualitäten
- Verletzung der Anzeigepflicht bei Krankheit
- Verletzung der Nachweispflicht bei Krankheit
- eigenmächtiger Urlaubsantritt
- eigenmächtige Urlaubsveränderung
- Weigerung des Arbeitnehmers, in Notfällen andere Arbeiten zu übernehmen
  oder auszuführen als im Arbeitsvertrag vereinbart (Verletzung des Direktionsrechts des Arbeitgebers)
- häufige Fehlzeiten durch Arbeitsbummelei
- wiederholte Nichterfüllung von Zielvorgaben
- häufiges unbefugtes Verlassen des Arbeitsplatzes
- Weigerung des Arbeitnehmers, Arbeits- oder Gesundheitszeugnisse vorzulegen
- unerlaubte private Telefonate
- Verstöße gegen den Datenschutz
- unerlaubte Abfrage von geheimen Daten
- Verstoß gegen betriebliche Verbote (z. B. Alkohol-, Rauchverbot)
- Verletzung der Geheimhaltungspflicht
- Verstoß gegen Wettbewerbsbestimmungen
- Nichtbeachtung von Arbeitsschutzvorschriften
- Belästigungen oder Beleidigungen am Arbeitsplatz
- Verletzung der Zurückhaltungspflicht bei Meinungsäußerungen zum Arbeitgeber in der Öffentlichkeit
- Verstoß des Arbeitnehmers gegen Offenbarungspflicht (z. B. Strafverfahren
  gegen Kraftfahrer wegen Verkehrsdelikten)

Sachverzeichnis

Der Mensch im Mittelpunkt

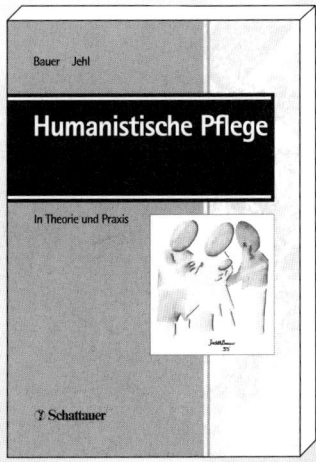

Bauer/Jehl (Hrsg.)
Humanistische Pflege
in Theorie und Praxis

2000. 192 Seiten,
20 Abbildungen,
3 Tabellen, kart.
DEM 49,90/ATS 364,–/CHF 46,–
ISBN 3-7945-2032-7

Arbeitsbelastung und -dichte im Pflegebereich haben in den letzten Jahren weiter zugenommen und somit auch den Spielraum für eine persönliche Betreuung des einzelnen Patienten verringert. Um so wichtiger erscheint es daher, die Würde des kranken Menschen im Denken und Handeln bewusster zu berücksichtigen.

Dieses Buch vermittelt in gut strukturierter und verständlicher Form sowohl die theoretischen Ansätze als auch die praktischen Konzepte zur Umsetzung des Zieles, den Menschen wieder in den Mittelpunkt zu stellen.

Praktische Methoden (z.B. Klientenzentrierte Gesprächsführung, Soziales Kompetenztraining, Kunsttherapie, Systemische Körperpsychotherapie, Psychodrama, Aromapflege, Case-Management) werden ebenso beleuchtet wie alternative Techniken (Therapeutische Berührung, Energiefeldpflege, Meditation, Geführte Phantasie) zur Erhaltung der eigenen Kraft und Gesundheit der Pflegenden.

Das Buch wendet sich an Schwestern und Pfleger in Klinik und Praxis, Pflegeschülerinnen und -schüler bzw. Studierende und Lehrer für Pflegeberufe. Es soll dazu beitragen, die wachsende Entfremdung von diesem fordernden, aber gerade wegen seiner unmittelbaren Menschlichkeit auch befriedigenden Beruf zu mindern und neue Freude daran zu vermitteln.

Medizinische und psychosoziale Grundlagen für die Pflege alter Menschen

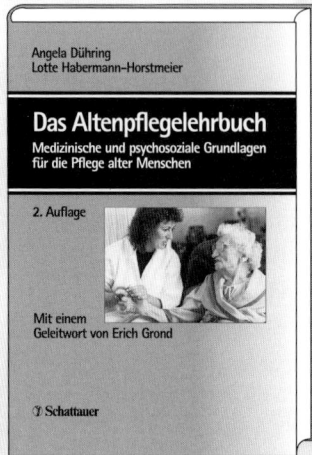

Angela Dühring
Lotte Habermann-Horstmeier

Das Altenpflegelehrbuch
Medizinische und psychosoziale Grundlagen
für die Pflege alter Menschen

2. Auflage

Mit einem
Geleitwort von Erich Grond

🦉 Schattauer

Dühring/Habermann-Horstmeier
Das Altenpflegelehrbuch
Medizinische und psychosoziale
Grundlagen für die Pflege alter Menschen

Geleitwort von Erich Grond

2., vollständig überarbeitete und
erweiterte Auflage 2000. 576 Seiten,
317 Abbildungen in 433 Einzel-
darstellungen, 82 Tabellen, geb.
DEM 69,–/ATS 504,–/CHF 63,–
ISBN 3-7945-1945-0

Die Pflege alter Menschen gewinnt in der heutigen Zeit zunehmend an Bedeutung. Grundlegend für eine kompetente Betreuung sind Kenntnisse der normalen physiologischen Alterungsvorgänge sowie der häufigsten Erkrankungen im Alter. Zusätzlich muss die Pflege auch die psychosozialen Aspekte berücksichtigen, also „ganzheitlich" handeln, um den Menschen in seiner Gesamtheit zu erfassen.

Auch in der 2. Auflage wurde das Grundkonzept des Lehrbuchs, das eigentlich zwei Bücher in einem beinhaltet – ein medizinisches und ein pflegerisches – beibehalten. Dabei wurde das Buch vollständig überarbeitet, aktualisiert und in wesentlichen Aspekten inhaltlich wie didaktisch optimiert.

Zentrales Thema des allgemeinen Teils ist die ganzheitliche, aktivierende und re-

habilitative Pflege und Betreuung alter Menschen. Zusätzlich werden die medizinisch-biologischen Grundlagen des menschlichen Körpers und des Alterns sowie das Berufsbild des Altenpflegers/der Altenpflegerin beschrieben.

Der spezielle Teil ist nach Organsystemen gegliedert: Im Anschluss an Anatomie, Physiologie und Krankheitslehre werden die speziellen pflegerischen Aspekte des Organsystems unter Berücksichtigung des Modells der „Aktivitäten des täglichen Lebens" besprochen.

Neu in der 2., vollständig überarbeiteten Auflage sind die Kapitel über das Pflegeversicherungsgesetz, die Umsetzung der Qualitätsvereinbarungen in die Praxis sowie eine große Zahl beispielhafter Standards für die Pflege.

www.schattauer.de